ブックス

新版 臨床栄養学〔第5版〕

田中　　明
加藤　昌彦
編著

朝倉　　徹
熊谷　裕通
佐藤　容子
藤岡　由夫
矢後　文子
共著

はしがき

　臨床栄養学は，栄養学的なアプローチにより疾患を治療する方法を学ぶ学問です。しかし，その前提として疾患の病態についての知識が不可欠です。すなわち，疾患の病態についての十分な知識を持つことにより，はじめて，「なぜ，このような栄養療法を行わなければならないか」，「なぜ，このような栄養療法が有用なのか」を理解することができるのです。臨床栄養学を学ぶうえで，栄養療法の知識をただ丸暗記するのではなく，「なぜ，このような栄養療法を行わなければならないか」，また，「なぜ，このような栄養療法が有用なのか」を常に考え，理解しようとすることが大事です。また，そうして得た知識はすぐに忘れてしまうことはなく，真に自分のものとなり，実際に役に立つものになると思われます。このような考え方から，本書は栄養療法に関する知識とともに，疾患の病態に関しても十分に学べるように配慮し，その疾患の栄養療法を行う理由を理解してもらえるように努めました。臨床栄養学を学ぶにあたり，「なぜ，このような栄養療法が有用なのか」を考え，理解することを常に心がけてほしいと思います。

　近年，病院においてはチーム医療による治療体制が確立され，管理栄養士は栄養のプロとしての高度な専門的知識が要求されるようになりました。また，医療チームの一員として，医師，看護師，薬剤師など多職種とのコミュニケーションを保ち，傷病者の治療全般にかかわるようになれば，栄養学的知識はもちろん，薬物療法など他の治療法や疾患の病態全般についての広い知識も必要になります。したがって，本書では，栄養療法のみでなく，薬物療法など治療法全般についても十分学べるよう配慮しました。

　本書は，2002（平成14）年に初版本として『Nブックス 臨床栄養学』が出版されました。その後，6年余りが経過して，2008（平成20）年には，大幅な改訂を行い『Nブックス 新版臨床栄養学』といたしました。

　6年の間にメタボリックシンドロームや慢性腎臓病（CKD）などの新しい疾患概念が確立し，これらを項目として取り入れる必要が生じました。また，2002年に栄養士法が改正され，新たなカリキュラムによる栄養士・管理栄養士の養成，教育が開始されてから6年を経過しましたが，その間の教育経験を取り入れる必要が生じました。さらに，2005（平成17）年の管理栄養士国家試験から新しい出題基準による試験問題が出題されました。2008年までに4回の管理栄養士国家試験が実施されましたが，問題の難易度，出題傾向は定まりつつあると思われ，これらに対応した内容を取り入れる必要が生じました。

　2008年の改訂では，栄養士・管理栄養士が知識として知らなければならない疾患にしぼって，できるだけ簡潔に，わかりやすく，平易に解説をし

ました。その際，栄養士・管理栄養士養成の新カリキュラムによる6年間の教育経験，また，すでに実施された管理栄養士国家試験出題問題の難易度および出題傾向を十分考慮しました。

　具体的には，新しく確立した疾患概念であるメタボリックシンドロームや慢性腎臓病（CKD）の項目を追加しました。また，高脂血症は脂質異常症に変更し，新しく提唱された脂質異常症の治療法を追加しました。その他，各疾患分野においても診断・治療法の発展・進歩は著しく，これらの新しい方法・技術についても追加しました。疾病の発生，栄養摂取の推移，栄養と疾病との関係などの総論的な内容は省略し，ビタミン欠乏症およびミネラル異常症，水・電解質異常，酸–塩基平衡は，それぞれ関連の深い代謝性疾患および腎疾患に含めました。各章（疾患）のはじめには「予備知識」の項目を置き，その疾患を学ぶに当たり，あらかじめ知っておくべき重要な「解剖学，生理学，生化学などの知識」，「用語」，「概念」などを解説し，内容を理解しやすくなるようにしました。

　その後，2010（平成22）年には糖尿病の新しい診断基準，2011（平成23）年には肥満症診断基準が示され，2012（平成24）年には「動脈硬化性疾患予防ガイドライン」「CKD診療ガイドライン」がそれぞれ改定されたため，関連記述を改訂して「第2版」が出版されました。その後，2014年度以降，おおよそ4年に一度管理栄養士国家試験出題基準の改定が行われ，また，毎年のように各疾病ガイドラインが公表されています。今般，2022年度の管理栄養士国家試験出題基準改定を鑑み，さらに「動脈硬化性疾患ガイドライン2022年版」「肥満症診療ガイドライン2022」「糖尿病治療ガイド2022–2023」など，最新の疾病ガイドラインを反映して「第5版」を上梓します。

　本書を学んだ読者諸氏が，栄養のプロとしての高度な専門的知識とともに，疾患病態に関する広い知識を兼ね備えた栄養士，管理栄養士になられることを期待しています。

　最後に，本書の編集にあたり，各執筆者には編者のさまざまな要求を快く受け入れていただきましたことを心から感謝致します。また，本書の出版にあたり，建帛社編集部の皆様には多大なご助力をいただきましたことを深謝致します。さらに，今後，教科書としてご採用いただく先生方，読者諸氏の忌憚ないご意見をいただければ幸いです。

　2023年6月

田中　　明

加藤　昌彦

臨床栄養学
目　次

臨床栄養学
目　次

第 1 章

代謝性疾患

1. 肥　　満

1.1　予備知識

（1）食欲中枢

　食欲を調節する中枢（摂食中枢および満腹中枢）は間脳の視床下部に存在する。血糖値が上昇すると，満腹中枢が刺激されて満腹感を生じ摂食を中止する。血糖値が低下すると，摂食中枢が刺激されて空腹感を生じ食欲が亢進する（図1-1）。

（2）遺伝性肥満

1）レプチン

　肥満遺伝子は脂肪細胞から**レプチン**を発現・分泌させる。レプチンは視床下部に存在する満腹中枢の受容体に結合し，満腹中枢を刺激し，食欲を抑制する。レプチンの欠損，あるいはレプチン受容体異常のため満腹中枢が刺激されず過食となり，肥満を生じる**遺伝性肥満**の存在が明らかにされた。単純性肥満患者は高レプチン血症を認め，受容体への結合能低下が原因と考えられる。

2）β3アドレナリン受容体および脱共役たんぱく質（UCP-1）

　交感神経は褐色脂肪細胞や骨格筋に作用して熱産生およびエネルギー消費を促進し，褐色脂肪細胞のβ3アドレナリン受容体を刺激し熱産生を亢進する。また，UCP-1（uncoupling protein-1）はエネルギー代謝に関係するミトコンドリア内で熱産生に関与する。β3アドレナリン受容体およびUCP-1遺伝子異常では熱産生が低下し，肥満の

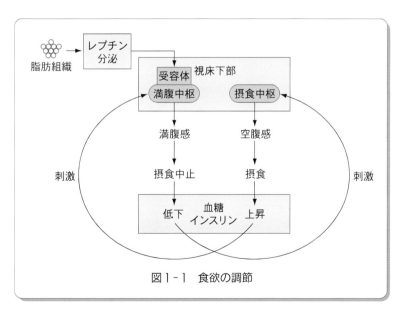

図1-1　食欲の調節

原因となる。視床下部は交感神経系の中枢であり，レプチンによる満腹中枢刺激は交感神経系を活性化し，褐色脂肪細胞や骨格筋での熱産生やエネルギー消費を活発にし，肥満を抑制する。

（3）痩せ（るいそう）

脂肪組織や筋の減少により，標準体重の－20％以下に体重が減少した状態をいう。原因としては，①神経性食欲不振症や悪性腫瘍による食欲低下，②飢餓，③消化器疾患による食欲低下や栄養吸収障害，④糖尿病による栄養の喪失や脂肪組織の異化促進，⑤甲状腺機能亢進症や発熱時のエネルギー利用の増加があげられる。

1.2　肥　　満
（1）定　　義

肥満とは，脂肪組織に脂肪が過剰に蓄積した状態であり，正確には**体脂肪量**を測定する必要がある。

（2）分　　類
1）原発性肥満と二次性肥満

肥満の多くは過食と運動不足を主な原因として生じる**原発性肥満**である。二次性肥満は特定の疾患に基づいて生じる肥満で，視床下部性，内分泌性，遺伝性，薬剤性肥満がある。

2）脂肪の分布による分類

上半身（りんご型）肥満と下半身（洋梨型）肥満，内臓脂肪型肥満と皮下脂肪型肥満に分類される。内臓脂肪型肥満は皮下脂肪型肥満に比べて，糖尿病，高血圧，脂質異常症，動脈硬化性疾患などを合併する頻度が高い。

（3）病　　因

肥満の病因としては，過食，運動不足，摂食パターンの異常，遺伝的素因，熱産生障害がある。

1）過食と運動不足

摂取エネルギーが消費エネルギーを上まわる結果，体脂肪蓄積が増加し，肥満を生じる。過食が起こる原因としては食欲の調節機構の異常が考えられる。

2）摂食パターンの異常

肥満者に特有な摂食パターンがあり，それが肥満の原因となる。①「かため食い」：食事回数が少ないと空腹感が強くなり，過食をする，②「ながら食い」：テレビなどに注意が行き，無意識のうちに過食をする，③「早食い」：満腹感を覚える前に過食してしまう，④「代理摂食」：空腹感がないのにさまざまな原因で過食をする，などがある。「代理摂食」には「いらいら食い」：精神的なイライラから過食してしまう，「つき

あい食い」：食事を誘われると空腹でないのにつきあってしまう，「衝動食い」：おいしそうな料理を見るとつい食べてしまう，「残飯食い」：残すのがもったいないという気持ちから過食してしまう，などがある。

3）遺伝的素因

レプチンを発現する肥満遺伝子や脱共役たんぱく質（UCP-1）遺伝子，$\beta 3$ アドレナリン受容体遺伝子の異常のように遺伝的素因から肥満が生じることが明らかにされた。

4）熱産生障害

脱共役たんぱく質（UCP-1）遺伝子や $\beta 3$ アドレナリン受容体遺伝子の異常は，熱産生障害を生じ，肥満の原因となる。

（4）　診　　断

1）肥満の診断方法

①　皮脂厚計による方法

皮脂厚計で肩甲骨下部と上腕部の 2 カ所の皮下脂肪をはさみ，その厚さを測定する。合計した数値が男性 40 mm，女性 45 mm を超えた場合，異常と判定する。

②　インピーダンス法

生体に微量の電流を流し，その抵抗の変動により体脂肪率を計算する。

③　体格指数（body mass index：BMI）による方法

体重 kg/（身長 m）^{2} を計算する。日本人では 18.5 未満を低体重，18.5 以上 25 未満を普通体重，25 以上を肥満，35 以上を高度肥満とする。

④　肥満度による方法

標準体重は，BMI 22 が最も有病率が低いことから，BMI 22 になるような体重 として，（身長 m）^{2}×22 を計算する。肥満度％は，［（現体重－標準体重）/標準体重］×100 を計算して 20 ％以上を肥満とする。

⑤　体脂肪の蓄積状況による方法

ａ）ウエスト周囲長，腹囲（W）/腰囲（H）比測定法：日本人ではウエスト周囲長が男性 85 cm，女性 90 cm 以上，W/H 比が男性 1.0，女性 0.9 以上を上半身肥満とする。

ｂ）CT スキャンによる方法：臍の高さで腹部 CT スキャンを撮影し，腹腔内の内臓脂肪面積（V）が 100 cm^2 以上を内臓脂肪型肥満とする。内臓脂肪面積 100 cm^2 はウエスト周囲長の男性 85 cm，女性 90 cm に相当する。

2）肥満症および高度肥満症の診断

①　肥満症の診断

肥満（BMI 25 以上）と診断されたもののうち，以下のいずれかの条件を満たす場合，肥満症と診断し，疾患として取り扱う。

ａ）表 1‐1 に示す「肥満症の診断に必要な健康障害」を合併する場合，肥満症と診断する。

ｂ）ウエスト周囲長によるスクリーニングにより内臓脂肪蓄積を疑われ，腹部 CT

表1-1　肥満症の診断に必須な健康障害（日本肥満学会，2022年）

1．耐糖能障害（2型糖尿病・耐糖能異常など）
2．脂質異常症
3．高血圧
4．高尿酸血症・痛風
5．冠動脈疾患
6．脳梗塞・一過性脳虚血発作
7．非アルコール性脂肪性肝疾患
8．月経異常・女性不妊
9．閉塞性睡眠時無呼吸症候群・肥満低換気症候群
10．運動器疾患（変形性関節症：膝関節・股関節・手指関節，変形性脊椎症）
11．肥満関連腎臓病*

* 肥満関連腎臓病は肥満症と腎障害を合併した病態で，BMI≧25の肥満を有し，尿検査のたんぱく質定性試験（＋）以上で，糖尿病性腎症および高血圧性腎硬化症が否定されるものである。

スキャン検査等によって内臓脂肪面積≧100 m²が測定され，内臓脂肪型肥満と診断されれば，現在健康障害をともなっていなくても，肥満症と診断する。

② 高度肥満症の診断

BMI≧35の高度肥満のうち肥満に起因ないし関連し減量を要する健康障害，または内臓脂肪蓄積をともなう場合，高度肥満症と診断する。

（5）治　　療

肥満症，高度肥満症の治療には，①食事療法，②運動療法，③行動療法，④薬物療法，⑤外科療法があるが，基本は食事療法と運動療法である。この両者を進めながら行動療法による生活指導を取り入れる。

1）食 事 療 法

治療目標体重は患者の病態により異なることから，一律に標準体重（BMI 22）を目標にするのではなく，個々の患者に応じた目標体重を定める。

エネルギー制限食が基本であるが，できる限り炭水化物50〜65％，たんぱく質13〜20％，脂質20〜30％のバランスを保つ。

① エネルギー摂取量

ａ）肥満症治療食：25≦BMI＜35の肥満症では25 kcal/kg目標体重/日以下を目安に摂取エネルギー量を算定し，現体重から3〜6か月で3％以上の減少を目指す。BMI≧35の高度肥満症では20〜25 kcal/kg目標体重/日以下を目安に摂取エネルギーを算定し，現体重から5〜10％の減少を目指す。

ｂ）超低エネルギー食（VLCD）：高度肥満症では600 kcal/日以下のVLCDも選択される。長期治療は困難で1〜3週間が一般的である。不整脈などの副作用が出現する可能性があり，入院治療が原則である。栄養のバランスを確保することは困難で，必要なたんぱく質，炭水化物，ビタミン，ミネラルを確保するために規格食品（フォーミュラ食）が用いられる。

②　糖　　質

極度の制限は脂肪の分解による**ケトン体**が増加するので，80～100 g/日の確保が必要である。菓子類やジュースなどの嗜好品は禁止する。

③　たんぱく質

必要量を確保することは体組織の崩壊を防ぎ，生体に必要なアミノ酸を供給するために重要である。1.0～1.2 g/kg 標準体重/日は必要である。

④　脂　　肪

必須脂肪酸を確保する意味から，20 g/日以上の摂取が望ましい。1,000 kcal/日未満の食事ではビタミン，ミネラルが不足するので，別に補充する必要がある。

⑤　そ　の　他

アルコールは高エネルギーであり避けるべきである。香辛料も食欲を増進し，エネルギー過剰摂取の原因となるので避ける。食物繊維は減量に有用であり 20 g/日以上の摂取が望ましい。

2）運 動 療 法

運動は体脂肪の消費，インスリン抵抗性の改善，心肺機能の増強をもたらす効果がある。有酸素運動が有用で，運動強度は (220−年齢)×0.75 の心拍数，ややきつい程度を目安にする。1回 10～30 分を 1 日 1～2 回，週 3 回以上を目安にする。コントロール不良の高血圧・糖尿病，肝・腎障害，症状のある心血管疾患，BMI 35 以上の重症肥満，急性感染症を合併する場合は，運動療法禁忌である。

3）行 動 療 法

日常生活のなかで肥満に結びつく行動を明らかにし，それを改善する療法である。早食い，かため食い，間食，ながら食い，代理摂食などの食行動異常を改善するために，規則正しい食事(時間，場所，回数)，間食の禁止，食物からの隔離，ながら食いの禁止，咀嚼の矯正，箸置きなどを指導する。

4）薬 物 療 法

わが国では，BMI 35 以上の場合，食欲抑制薬（マジンドール）が使用可能である。肥満治療の動機付け，減量後の体重維持の補助として使用される。

5）外 科 療 法

BMI 40 以上あるいは BMI 35 以上で重症の合併症のある肥満症が適応である。胃縮小術や消化吸収抑制術（小腸バイパス術など）が行われる。

1.3　メタボリックシンドローム

（1）定　　義

メタボリックシンドローム(Mets)とは，内臓脂肪蓄積，高血圧，糖尿病，脂質異常症，インスリン抵抗性など複数の動脈硬化危険因子を合併し，最終的に動脈硬化性疾患を引き起こす**動脈硬化高リスク状態**である。個々の危険因子は軽症でも，重複することにより大きな動脈硬化リスクとなるのが特徴である。

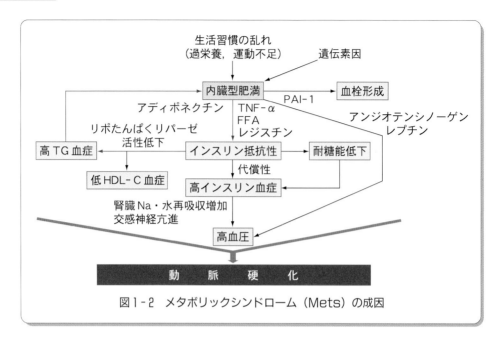

図1-2　メタボリックシンドローム（Mets）の成因

（2）成　　因（図1-2）

　過食，運動不足などの生活習慣の乱れから生じる**内臓脂肪蓄積**が基盤的成因である。脂肪蓄積の増加した脂肪細胞は腫瘍壊死因子-α（TNF-α），遊離脂肪酸，プラスミノーゲン活性化抑制因子-1（PAI-1），レプチン，レジスチン，アンジオテンシノーゲンなどの**アディポサイトカイン**という機能物質を分泌する。TNF-α，遊離脂肪酸，レジスチンは**インスリン抵抗性**を促進し，糖尿病，高トリグリセリド（TG）血症，低HDLコレステロール（HDL-C）血症を惹起する。また，代償性に生じた高インスリン血症は高血圧を惹起する。レプチンは食欲を抑制するが，その過剰は交感神経系の活性化を介して高血圧を惹起し，アンジオテンシノーゲンは直接高血圧を惹起する。PAI-1は血栓溶解を抑制する作用があり，直接，動脈硬化促進に働く。これら因子はお互いに関連しあいながら最終的に動脈硬化性疾患を惹起する。アディポネクチンは善玉のアディポサイトカインで，インスリン抵抗性を改善し，糖尿病や動脈硬化を抑制する作用があり，脂肪蓄積が増加すると分泌が減少する。

（3）診　　断

　日本のMetsの診断基準（表1-2）は，ウエスト周囲長で示される**内臓脂肪蓄積**の存在が必須項目で，これに高TG血症または低HDL-C血症の脂質異常症，高血圧，空腹時高血糖の3項目のうち2項目以上で診断される。ウエスト周囲長は軽呼気時，臍レベルで測定する。男性85 cm，女性90 cmのウエスト周囲長基準はCTスキャンで測定した内臓脂肪面積100 cm²に相当する。脂質異常症，高血圧，糖尿病に対する薬剤治療を受けている場合は，それぞれの項目ありとする。高LDLコレステロール（LDL-C）血症はMetsのリスクとは異なるため，診断基準の項目には含まれない。

表1-2　メタボリックシンドローム（Mets）診断基準（日本内科学会誌, 2005）

腹腔内脂肪蓄積	
ウエスト周囲長	男性≧85 cm
（内臓脂肪面積100 cm²に相当）	女性≧90 cm
上記に加えて以下のうち2項目以上	
高トリグリセリド血症　　かつ/または 低 HDL コレステロール血症	≧150 mg/dL <40 mg/dL（男女とも）
収縮期血圧　　かつ/または 拡張期血圧	≧130 mmHg ≧85 mmHg
空腹時高血糖	≧110 mg/dL

（4）治　　療

1）メタボリックシンドロームの管理

　治療目標は動脈硬化性疾患の発症・再発の予防である。食事・運動療法は，基盤的成因である生活習慣の乱れ，内臓脂肪蓄積を改善し，各動脈硬化危険因子を同時に治療することが可能である。まず，1つのリスクを見つけたら，他のリスクの有無を検査し，どのようなリスクを持つ症例かを総合的に把握する。ウエスト周囲長を測定し，それを目安にして，脂質異常，高血圧，高血糖の経過をみる。内臓脂肪は皮下脂肪に比較して代謝の活発な組織であり，食事・運動療法によく反応する。

　喫煙は動脈硬化の直接のリスクであり，禁煙を指導する。

2）食 事 療 法

　摂取エネルギーは標準体重当たり25 kcal/日として，たんぱく質，炭水化物，脂質を適正に配分し，ビタミン，ミネラルを補充する。ウエスト周囲長，体重の5％減少を目標にする。メタボリックシンドロームは軽度肥満が多く，リバウンドを避ける意味でも，過度のエネルギー制限は避けるようにする。

　個々の危険因子を軽減する食事療法も並行して行う。高血圧では食塩制限，高 TG 血症では糖質・アルコール摂取制限が重要である。

3）運 動 療 法

　運動は内臓脂肪減量に有効である。特に，有酸素運動が有用で，運動強度は最大強度の50％前後，自覚的にややきつい程度，脈拍120/分（60歳以上は100/分）程度とする。1回30分程度を2回/日，週に3〜5日以上行う。速歩が手軽だが，肥満例では加重のかからない自転車，水泳が適している。重症高血圧，心機能・腎機能低下例などは運動禁忌である。

4）行 動 療 法

　体重や食事内容を記録して，問題点を明らかにする。肥満になりやすい食行動を是正する。すなわち，規則正しい食事（時間，場所，回数），間食の禁止，食物からの隔離，ながら食いの禁止，咀嚼の矯正，箸置きなどを指導する。ウエスト周囲長，体重

の減少により，脂質異常症，高血圧，血糖値の改善を確認することが最も有効な治療続行の動機付けとなり，家族など周囲の励まし，サポートも重要である。

5）薬物療法

ウエスト周囲長や体重の減少によっても，脂質異常症，高血圧，高血糖が改善しない場合は，薬物療法が必要となる。脂質異常症，高血圧，高血糖は互いに強い関連性があり，高血圧治療薬や脂質改善薬が高血糖改善効果を示す場合がある。

2. 糖　尿　病

2.1　予備知識

（1）インスリンの生成と作用

インスリンは膵ランゲルハンス島の β 細胞において生成・分泌され，門脈，肝臓を経て全身の組織に送られる。インスリンは肝細胞，筋肉，脂肪細胞などにある**インスリン受容体**に結合し，細胞へのブドウ糖取込み，エネルギーの利用や貯蔵の促進などさまざまな作用をする。

（2）血糖調節機構

血糖値が常に一定の範囲に維持されるのは，血中における糖の供給と消失のバランスが保たれているためである。血中への糖の供給は，食事中にはブドウ糖が腸管から吸収されることにより行われ，空腹時には肝臓からの糖の放出による。血中からの糖の消失は肝臓，筋肉，脂肪細胞，腎臓での糖の利用による。

血糖値はホルモンや神経系の調節を受ける。**グルカゴン，成長ホルモン，甲状腺ホルモン，副腎皮質ホルモン**（糖質コルチコイド），**副腎髄質ホルモン**（カテコールアミン）は**血糖上昇**に作用し，インスリンのみは血糖低下に作用する。副交感神経の刺激はインスリン分泌を増加し，グルカゴン分泌を抑制する。交感神経の刺激はインスリン分泌を抑制し，グルカゴン分泌を増加する。

血糖値が上昇すると，膵からのインスリン分泌が促進され，グルカゴン分泌が抑制され，筋肉や肝臓へのブドウ糖取込みが増加し，血糖値が低下する。血糖値が低下すると膵臓からのグルカゴン分泌，副腎髄質からカテコールアミン分泌が促進され，肝臓に蓄えられていた**グリコーゲン**がブドウ糖に分解され，血糖値が上昇する。

（3）インスリン抵抗性

血中のインスリン濃度に見合ったインスリン作用が得られない状態である。インスリン抵抗性は糖尿病，高血圧，脂質異常症を生じ，動脈硬化を惹起する。肥満はインスリン抵抗性の原因となる。インスリン抵抗性は代償性に高インスリン血症を生じる。インスリン抵抗性の簡便な指標として HOMA-R＝空腹時血中インスリン値×空腹時血糖値/405 が用いられる。1.6 以下は正常，2.5 以上はインスリン抵抗性があると判定する。空腹時血糖値＜140 mg/dL の場合に使用可能である。

2.2 定　　義

　糖尿病は，インスリン作用の不足による慢性の高血糖を主徴とし，特徴のある代謝異常をきたす症候群である。急激な高度のインスリン作用不足により血糖値の著しい上昇，ケトアシドーシス，高度の脱水を生じ，糖尿病昏睡をきたす。慢性的な高血糖や代謝異常は網膜症，腎症，神経障害および動脈硬化症などの慢性合併症を惹起する。

2.3 分　　類

（1）成因に基づく分類（表1-3）

1）1型糖尿病

　自己免疫異常を基礎にした膵 β 細胞の破壊により絶対的なインスリン欠乏に至る糖尿病で，他の自己免疫疾患の合併が少なくない。発症初期の約70％の例にグルタミン酸脱炭酸酵素（GAD）抗体，抗膵島細胞抗体（ICA）などの自己抗体を認める。自己抗体を認める自己免疫性と認めない特発性に分類される。特異的な HLA(ヒト白血球抗原)型を認める。発症年齢は25歳以下が多く，非肥満が多い。発症形式は，急性発症，緩徐進行，劇症に分類される(表1-3)。急性発症1型は，一般に高血糖症状出現後3か月以内にケトーシスやケトアシドーシスに陥り，直ちにインスリン療法を必要とする。緩徐進行1型は，診断されてもケトーシスやケトアシドーシスには至らず，直ちにはインスリン療法を必要としない。劇症1型は，高血糖症状出現後1週間前後以内でケトーシスやケトアシドーシスに陥るなど，急激に重篤化する。

表1-3　糖尿病の成因による分類と特徴

	1型糖尿病	2型糖尿病
成　　　因	主に自己免疫を基礎にした膵 β 細胞分裂破壊。HLA などの遺伝因子に何らかの誘因・環境因子が加わって起こる。他の自己免疫疾患（甲状腺疾患など）の合併が少なくない	インスリン分泌の低下やインスリン抵抗性をきたす複数の遺伝因子に過食（特に高脂肪食），運動不足などの環境因子が加わってインスリン作用不足を生じて発症する
分　　　類	自己免疫性：自己抗体（＋） 特発性：自己抗体（－）	インスリン分泌低下を主体にするものと，インスリン抵抗性が主体で，それにインスリンの相対的不足を伴うものなどがある
病　　　態	ほとんどがインスリン依存状態 例外：緩徐進行	インスリン非依存状態が多いが，糖尿病昏睡を発症する場合がある
自 己 抗 体	GAD 抗体などの陽性率が高い	陰性
家　族　歴	家系内の糖尿病は2型の場合より少ない	家系内血縁者にしばしば糖尿病がある
発 症 様 式	急性発症，緩徐進行，劇症に分類される	緩徐に発症
発 症 年 齢	小児～思春期に多い。中高年でも認められる	40歳以上に多い。若年発症も増加している
HLA	特異的な型を認める	特異的な型を認めない
肥　満　度	肥満とは関係ない	肥満または肥満の既往が多い

出典）日本糖尿病学会（編）：『糖尿病治療ガイド 2022-2023』（2022）

2）2型糖尿病

インスリン分泌の低下やインスリン抵抗性に，過食・運動不足などの**環境因子**が加わり，インスリン作用の相対的不足を生じて発症する。インスリン分泌低下を主体とするものとインスリン抵抗性を主体にするものがある。発症に遺伝的素因が関係する。40歳以上になり肥満度の増加とともに徐々に発症する例が多い。自己抗体は認めない。

3）その他の特定の機序，疾患によるもの

糖尿病を発症する遺伝子異常が明確にされたものと，他の疾患や薬剤などに関連して二次的に糖尿病を発症するものがある。

4）妊娠糖尿病

妊娠中に初めて発見または発症した糖代謝異常で，明らかな糖尿病は含めない。診断基準等の詳細は，第12章 p.173 を参照されたい。

（2）糖尿病の病態による分類

インスリン依存状態および**インスリン非依存状態**の表現は，現在の病態を示すもので，両者は移行する（表1-4）。

1）インスリン依存状態（表1-4）

インスリンが絶対的に欠乏し，生命維持のために**インスリン治療**が不可欠な状態である。血糖値は高く不安定で，ケトン体がしばしば増加する。1型糖尿病のほとんどはインスリン依存状態であるが，緩徐進行の初期ではインスリン非依存状態でインスリン不要の時期がある。

2）インスリン非依存状態（表1-4）

自己のインスリン分泌能が維持されているがやや不足し，血糖コントロールにインスリンを用いなくても可能な場合とインスリンが必要な場合に分けられる。血糖値は安定しており，ケトン体の増加を認めることは少ない。2型糖尿病の大部分はインスリン非依存状態であるが，重症の感染や脱水により糖尿病昏睡をきたす場合がある。

表1-4　糖尿病の病態による分類と特徴

	インスリン依存状態	インスリン非依存状態
特　徴	インスリンが絶対的に欠乏し，生命維持のためにインスリン治療が不可欠	インスリンの絶対的欠乏はないが相対的に不足の状態。生命維持にインスリン治療は必要ないが血糖コントロール目的でインスリン治療選択の場合あり
病型との関係	1型糖尿病のほとんど 例外：重症の2型糖尿病で糖尿病昏睡を生じた場合	2型糖尿病の大部分 例外：緩徐進行1型糖尿病
臨床指標	血糖値：高い．不安定 ケトン体：著増することが多い	血糖値：比較的安定している ケトン体：増加するがわずかである
治　療	・強化インスリン療法　　・食事療法 ・運動療法（代謝が安定している場合）	・食事療法　　　　・運動療法 ・経口薬，GLP-1受容体作動薬またはインスリン療法
インスリン分泌能	空腹時血中Cペプチド 0.6 ng/mL 未満目安	空腹時血中Cペプチド 1.0 ng/mL 以上

出典）日本糖尿病学会（編）：『糖尿病治療ガイド2022-2023』，文光堂（2022）を参考に作成

2.4 病態・症状
（1）一 般 症 状

インスリン作用の不足により，筋肉・脂肪細胞などでのブドウ糖の取込み，利用が減少し高血糖となる。体内に増加したブドウ糖は尿に排泄され（尿糖），1日3,000〜5,000 mL の多尿，頻尿（浸透圧利尿）となる。多尿により水分が対外に失われると脱水になり，口渇を感じて多飲となる。

一方，筋肉・脂肪細胞などではエネルギー源となるブドウ糖が取り込まれず，エネルギー不足となり，易疲労感，飢餓感を生じる。ブドウ糖の供給が不足すると体脂肪がエネルギー源として利用され，急激な体重減少を生じる。また，脂肪の代謝産物であるケトン体が増加し，脱水の進行とともに糖尿病昏睡（ケトアシドーシス）に至る。

（2）合 併 症
1）急性合併症

糖尿病昏睡には，高度のインスリン作用不足により生じるケトアシドーシス昏睡と著しい脱水が先行して生じる高浸透圧高血糖症候群がある。ケトアシドーシス昏睡は著しいケトン体の増加とアシドーシス，高浸透圧血糖症候群は著しい高血糖と脱水が特徴である。また，糖尿病患者は感染症にかかりやすく，肺結核もまれではなく，尿路感染症，皮膚感染症，歯周囲炎が多い。

2）慢性合併症

長期の高血糖による血管障害の結果，網膜症，腎症，神経障害（以上を糖尿病特有であるため糖尿病三大合併症という），動脈硬化症および壊疽を生じる。

① 眼の合併症

網膜症により，眼底に毛細血管瘤，出血，白斑，網膜剝離を生じ，失明に至る場合もある。白内障も生じ，視力低下の原因となる。

② 腎 症

たんぱく尿を生じる。初期には微量アルブミン尿を認め，進行すると大量になり，低たんぱく血症を生じ，浮腫の原因となる。高血圧も生じる。腎機能障害が進行すると尿毒症状態となり，透析療法が必要となる。糖尿病腎症を原因とする透析導入が増加している（透析導入原因疾患の第1位）。

③ 神 経 障 害

下肢の腱反射が減弱・消失する。下肢の振動覚低下，神経痛，異常知覚，知覚低下を生じる。自律神経も障害され，発汗異常，起立性低血圧，便秘，下痢，直腸膀胱障害などを生じる。脳神経の単麻痺もしばしば認める。

④ 動脈硬化症

脂質異常症，高血圧，肥満などの他の危険因子とともに，冠動脈疾患，脳梗塞，下肢の動脈硬化症を生じる。

⑤　壊　　　疽

神経障害に下肢の動脈硬化症が加わると壊疽を生じる。足の熱傷，靴擦れに注意する。

2.5　診　　　断

（1）糖尿病型，正常型，境界型の区分と判定基準

 ①　早朝空腹時血糖値 126 mg/dL 以上。

 ②　75 g 経口ブドウ糖負荷試験で 2 時間血糖値 200 mg/dL 以上。

 ③　随時血糖値 200 mg/dL 以上。

 ④　ヘモグロビン A1c（HbA1c）6.5％（NGSP 値）以上

 ⑤　早朝空腹時血糖値 110 mg/dL 未満。

 ⑥　75 g 経口ブドウ糖負荷試験で 2 時間値 140 mg/dL 未満。

 ①～④のいずれかが確認された場合は「**糖尿病型**」と判定する。

 ⑤および⑥の血糖値が確認された場合には「**正常型**」と判定する。上記の「**糖尿病型**」「**正常型**」いずれにも属さない場合は「**境界型**」と判定する。

（2）75 g 経口ブドウ糖負荷試験

10 時間以上絶食後，早朝空腹時に行う。ブドウ糖 75 g の負荷前および負荷後 30 分，1 時間，2 時間の血糖値を測定する。判定基準（表 1-5）に従い，**糖尿病型**，**境界型**，**正常型**のいずれかに判定する。

表 1-5　75 g 経口ブドウ糖負荷試験における判定区分と判定基準

	空　腹　時	2　時　間　値	
血糖値	126 mg/dL 以上　　または　　　200 mg/dL 以上		─→ 糖尿病型
	糖尿病型にも正常型にも属さないもの		─→ 境界型
	110 mg/dL 未満　　および　　140 mg/dL 未満		─→ 正常型

　正常であっても，1 時間値が 180 mg/dL 以上の場合は，180 mg/dL 未満のものに比べて糖尿病に悪化する危険が高いので，境界型に準じた取り扱いとする（日本糖尿病学会）。

（3）糖尿病の診断

①1 回の採血で①～③のいずれかと④が確認された場合には，糖尿病と診断できる。

②別の日に行った検査で，①～④のいずれかで糖尿病型が再確認できれば糖尿病と診断できる。ただし，初回検査と再検査の少なくとも一方で，必ず血糖値の基準（①～③いずれか）を満たしていることが必要で，HbA1c のみの反復検査では診断できない。

③血糖値で糖尿病型（①～③）を示し，かつ以下のいずれかが認められる場合は，初回検査のみで糖尿病と診断できる。

　1）　口渇，多飲，多尿，体重減少など，糖尿病の典型的な症状がある場合。

　2）　確実な**糖尿病網膜症**が認められる場合。

④現時点の血糖値が糖尿病型の基準値以下であっても，過去に①〜③の条件が満たされた記録があり，糖尿病があったと判定される場合は糖尿病として対応する。

2.6 治 療

（1）コントロール基準と患者教育

1）コントロール指標

空腹時および食後2時間血糖値，1,5-アンヒドログルシトール（1,5-AG）値，フルクトサミン値，糖化アルブミン値，HbA1c値を用いる。1,5-AG値は現在の，フルクトサミン値，糖化アルブミン値は過去1〜2週間の，HbA1c値は過去1〜2カ月間の血糖コントロール状態を反映する。

2）コントロール目標

日本糖尿病学会による血糖コントロール指標を表1-6に示した。その他，体重は(身長 m)²×22で計算される標準体重，血圧は130/80 mmHg 未満，血清 LDL-C 値120 mg/dL 未満（冠動脈疾患がある場合 100 mg/dL 未満），血清 HDL-C 値 40 mg/dL 以上，血清トリグリセリド値（早朝空腹時）150 mg/dL 未満，nonHDL-C 値は 150 mg/dL 未

表1-6　血糖コントロール目標（日本糖尿病学会，2013）

目　　標	HbA1c（NGSP 値）%
血糖正常化を目指す際の目標 ＊適切な食事療法や運動療法だけで達成可能な場合 ＊薬物療法中でも低血糖などの副作用なく達成可能な場合	6.0 未満
合併症予防のための目標 ＊対応する血糖値としては，空腹時血糖値 130 mg/dL 未満，食後2時間血糖値 180 mg/dL 未満をおおよその目安とする	7.0 未満
治療強化が困難な際の目標 ＊低血糖などの副作用，その他の理由で治療強化が難しい場合	8.0 未満

表1-7　高齢者糖尿病の血糖コントロール目標（HbA1c値）

患者の特徴，健康状態	カテゴリーⅠ 認知症なし ADL自立		カテゴリーⅡ 軽度認知症 手段的 ADL*低下	カテゴリーⅢ 中程度以上の認知症 基本的 ADL*低下
重症低血糖が危惧される薬剤（インスリン製剤，SU 薬，グリニド薬などの使用）　なし	7.0 未満		7.0 ％未満	8.0 ％未満
あり	65 歳以上 75 歳未満 7.5 ％未満 6.5 ％以上	75 歳以上 8.0 ％未満 7.0 ％以上	8.0 ％未満 7.0 ％以上	8.5 ％未満 7.5 以上

＊ 手段的 ADL：買い物，食事の準備，服薬管理，金銭管理などの能力。

＊ 基本的 ADL：着衣，移動，入浴，トイレの使用などの能力。

出典）日本糖尿病学会，日本老年医学会の合同委員会（2016 年）より改変

満（冠動脈疾患がある場合 130 mg/dL 未満）が目標値とされている。

　高齢者糖尿病の場合，特に重症低血糖の回避が重要であるため日本糖尿病学会と日本老年医学会合同委員会により高齢者の血糖コントロール目標が示された（表1-7）。

3）糖尿病患者教育

　糖尿病治療は診療側の一方的な治療のみでは不可能であり，患者の治療への理解と協力が不可欠で，患者教育が必要となる。医師，栄養士，看護師など診療側と患者およびその家族との連携を常に良好に保ちながら，相互信頼の上に立って糖尿病に対応することが重要である（チーム医療）。

（2）食事療法

　適正なエネルギー摂取とバランスのとれた食品構成が食事療法の基本である。腹八分目にして，食品の種類はできるだけ多くし，脂肪を控えめに，食物繊維を多く含む食品（野菜，海藻，きのこなど）を摂り，朝食，昼食，夕食を規則正しく食べる。一般にも有用な健康食である。食物繊維は血糖低下に有効である。人工甘味料の使用は少量にとどめる。濃い味付けは摂取エネルギー過剰になりやすく，薄い味付けとする。ショ糖を含む菓子や嗜好飲料を避ける。外食は栄養のバランスが悪くなりがちである。実際には糖尿病治療のための食品交換表（日本糖尿病学会編）が利用される。

1）適正なエネルギー摂取

　性，年齢，肥満度，身体活動量，血糖値，合併症の有無などを考慮してエネルギー摂取量を決める。これを指示エネルギー量という。1日エネルギー摂取量＝目標体重（kg）×エネルギー係数（表1-8）を計算する。目標体重は，65歳未満は（身長 m）^{2}×22 を，65歳以上の高齢者はフレイル，合併症，摂食状態などの病態に応じて（身長 m）^{2}×22〜25 を計算する。

2）バランスのとれた食品構成

　指示エネルギー内で，炭水化物，たんぱく質，脂質のバランスをとり，適量のビタミン，ミネラルを摂る。初期設定として指示エネルギー量の 40〜60 ％を炭水化物から摂取するが，一定の指示エネルギー量を守りながら，バラエティーに富んだ食品を選ぶためには 50〜60 ％が勧められる。たんぱく質は 20 ％以下とし，残りを脂質で摂る（25 ％以下）。

3）食品交換表

　食品を4群6表に分類し，80 kcal（1単位）の量を示している。したがって，同じ表

表1-8　エネルギー係数の目安（日本糖尿病学会）

身体活動レベル	エネルギー係数
軽労作（大部分が座位の静的活動）	25〜30 kcal/kg 目標体重
普通の労作（座位中心だが運動・家事，軽い運動を含む）	30〜35 kcal/kg 目標体重
重い労作（力仕事，活発な運動習慣がある）	35〜　 kcal/kg 目標体重

表1-9 糖尿病治療のための食品交換表 (第7版，日本糖尿病学会，2013)

群		表	食　品	1 単位 kcal 当たりの 栄養素含有の平均値 (g)		
				炭水化物	たんぱく質	脂質
I群	主に炭水化物を含む食品	表1	穀物，いも，炭水化物の多い野菜と種実，豆（大豆を除く）	18	2	0
		表2	果物	19	1	0
II群	主にたんぱく質を含む食品	表3	魚介，肉，卵，チーズ，大豆とその製品	1	8	5
		表4	牛乳と乳製品（チーズを除く）	7	4	4
III群	主に脂質を含む食品	表5	油脂，多脂性食品	0	0	9
IV群	主にビタミン，ミネラルを含む食品	表6	野菜（炭水化物の多い一部の野菜を除く），海藻，きのこ，こんにゃく	14	4	1
調味料			みそ，さとう，みりんなど	12	3	2

の中であれば，同じ単位で食品を交換しても栄養のバランスが崩れない（表1-9）。

　表1は穀類，いも類など炭水化物の多い，主食となる食品である。たんぱく質を10％含む。表2は果物類。炭水化物が多く，1日1単位とし，摂り過ぎないようにする。表3は魚介類，肉類およびその加工品，卵，チーズ，大豆製品でたんぱく質を主とする食品。表4は乳製品。表5は脂質を含む食品。表6は野菜など，ビタミン，ミネラルを含む。海藻，きのこ，こんにゃくはエネルギーがない。その他，付録として調味料，アルコール，菓子類など嗜好食品のエネルギーが示されている。

（3）運 動 療 法

　有酸素運動，レジスタンス運動はともにインスリン抵抗性を改善し，血糖や血清脂質を改善する。有酸素運動は，運動時の脈拍が100～120/分以内の「楽である」または「ややきつい」程度（最大酸素摂取量 VO_2max の50％前後）で，歩行なら1回15～30分を1日2回，1日の運動量として歩行は約1万歩，消費エネルギーとしては160～240 kcal 程度が適当とされる。毎日行うことが望ましいが，少なくとも3日/週以上は行う。経口薬，インスリン治療中の場合は低血糖に注意する。①糖尿病の代謝コントロールが極端に悪い場合（空腹時血糖値250 mg/dL 以上または尿ケトン体中等度以上陽性），②網膜症による新鮮な眼底出血がある場合，③腎不全，④虚血性心疾患や心肺機能に障害のある場合，⑤骨・関節疾患のある場合，⑥急性感染症，⑦糖尿病壊疽，⑧高度の自律神経障害などは運動の禁忌または制限が必要である。

（4）経口血糖降下薬

　食事・運動療法でコントロールできない場合に用いる。少量から開始し，徐々に増加する。妊娠中または妊娠する可能性の高い場合，授乳中は経口薬を使用しない。

①　**スルホニル尿素薬（SU 薬）**：インスリン分泌促進作用があり，低血糖に注意する。服用により**体重増加**をきたしやすく，肥満などインスリン抵抗性の強い例はよい適応ではない。

②　**速効型インスリン分泌促進薬（グリニド薬）**：インスリン分泌を促進し，服用後短時間で血糖降下作用を示す。食直前に服用し，食後高血糖改善に有用である。α グルコシダーゼ阻害薬との併用は有用である。

③　**α グルコシダーゼ阻害薬**：ブドウ糖の消化管での吸収を遅らせることにより食後高血糖を抑制する。食直前に服用する。低血糖時にはショ糖ではなく**ブドウ糖**の摂取が必要である。腹部膨満感などの副作用がある。

④　**ビグアナイド薬**：インスリン作用を増強する。体重が増加しにくいので，肥満例に有用である。

⑤　**チアゾリジン薬**：インスリン抵抗性改善作用がある。副作用に浮腫があり，心不全例には使用しない。

⑥　**DPP-4（ジペプチジルペプチダーゼ-4）阻害薬**：膵のインスリン分泌を促進する消化管ホルモンであるインクレチン（GLP-1）を分解・不活化する DPP-4 を阻害することにより，インクレチン濃度を高め，血糖低下作用を示す。グルカゴン抑制作用もあるインクレチンは食物の刺激により小腸粘膜から分泌される。血糖低下作用は血糖依存性であり，単独服用では低血糖の可能性は少ない。週 1 回服用製剤もある。

⑦　**SGLT（sodium glucose cotransporter：ナトリウム・グルコース共役輸送体）2 阻害薬**：近位尿細管でのブドウ糖の再吸収を抑制し，尿糖排泄を促進，血糖を低下させる。単独では低血糖を生じにくい。体重低下が期待される。副作用として脱水，尿路感染症がある。

⑧　**GLP-1 受容体作動薬**：膵 β 細胞の GLP-1 受容体を刺激し，インスリン分泌を促進して血糖低下作用を示す。血糖低下作用は血糖依存性であり，単独では低血糖を起こしにくい。同薬剤の注射薬を経口薬としたもの。グルカゴン分泌抑制作用，心・腎の保護作用がある。副作用として下痢，便秘，嘔気などの胃腸障害がある。

⑨　**イメグリミン**：ミトコンドリアへの作用を介してインスリン分泌促進作用を示す。血糖低下作用は血糖依存性であり，単独では低血糖の可能性は低い。ビグアナイド薬と作用機序が共通する部分があり，インスリン抵抗性改善作用もある。

（5）インスリン療法
1）インスリン療法の適応

絶対的適応は，①インスリン依存状態，②糖尿病昏睡，③重症の肝障害，腎障害，④重症感染症，外傷，中等度以上の外科手術，⑤糖尿病合併妊婦，⑥静脈栄養時の血糖コントロール，相対的適応は，①著明な高血糖（空腹時 250 mg/dL，随時 350 mg/dL 以上の血糖値）のあるインスリン非依存状態，②インスリン以外の薬物療法では良好な血糖コントロールが得られない場合，③痩せ型で栄養状態が低下している場合，④ステ

表1-10　インスリン製剤の作用時間

インスリン製剤	発現時間	最大作用時間	持続時間
超速効型	約15分	1～3時間	4～5時間
速効型	30分～1時間	1～3時間	5～8時間
中間型	1～3時間	4～12時間	18～24時間
持効型	1～2時間	ピークなし	約24時間

混合型は混合されたそれぞれのインスリン作用時間。
出典）日本糖尿病学会（編）：『糖尿病治療ガイド 2022-2023』より改変

ロイド薬治療時の高血糖，⑤糖毒性を積極的に解除する場合などである。

2）インスリン製剤

作用時間により，超速効型，速効型，中間型，持効型，混合型に分けられる（表1-10）。超速効型および速効型は食後の血糖上昇を抑制する。超速効型は食直前の投与が可能である。持効型は基礎インスリン分泌を補充し，空腹時血糖値の上昇を抑える。混合型は超速効型または速効型と中間型または持効型をさまざまな比率で混合したものである。通常は皮下に注射するが，糖尿病昏睡では速効型インスリンを静脈内投与する。皮下注はペン型注入器が多用されており，持続型皮下注入ポンプも使用される。

3）強化インスリン療法

良好な血糖コントロールを得るために，自己血糖測定を行い，1日にインスリンを頻回に注射する方法で，インスリン依存状態，血糖不安定な患者に有用である。

4）インスリン以外の注射薬（GLP-1受容体作動薬）

経口薬GLP-1受容体作動薬と同様の注射薬である。1日1回，2回注射薬と週1回注射薬，インスリンとの合剤もある。

3. 脂質異常症

3.1　予備知識

(1) 脂　　質

血中に存在する脂質にはコレステロール（Chol），トリグリセリド（TG），リン脂質（PL），遊離脂肪酸がある。

1）コレステロール

遊離型と，脂肪酸と結合したエステル型がある。生体内のCholの一部は食事として摂取（0.3～0.5 g/日）されるが，大部分は生体内で合成（1.0 g/日）される。

Cholの生合成は肝臓などで行われる。小腸で吸収あるいは合成されたCholは肝臓に運ばれる。肝臓のCholは胆汁酸（胆汁の成分）となり胆管から腸管に排泄され，脂質の消化を助ける。胆汁酸のほとんどは腸管壁から再吸収され，肝臓に戻る（腸肝循環）。また，Cholは細胞膜の重要な構成成分となり，副腎・性ホルモンの材料になる。Cholの過剰は胆石，動脈硬化症の原因となる。

2）トリグリセリド

TG はエネルギー貯蔵のための脂質である。生体では，脂肪酸が燃焼してエネルギーを生じるが，TG は脂肪酸の供給源となる。食事として摂取された脂質は消化されて脂肪酸になり，小腸から吸収される。脂肪酸は小腸壁で TG に再合成され，肝臓に運ばれる。余剰のエネルギーはすべて肝臓で TG に変換され，肝臓や脂肪組織に蓄積される。TG は肝臓から筋肉などの末梢組織に運ばれ，エネルギー源である脂肪酸を供給する。肝臓および脂肪組織の TG 過剰蓄積により脂肪肝および肥満を生じる。

3）リン脂質

レシチン，スフィンゴミエリンなどリンを持つ脂質をリン脂質（PL）という。肝臓，小腸で合成され，細胞膜，リポたんぱく質表層部の主要成分となる。

4）遊離脂肪酸

血中の脂肪酸の 90〜95 ％はエステル型（Chol，TG，PL と結合）で，遊離脂肪酸は少ないが，エネルギー供給脂質として重要な働きをしている。代謝が著しく速く，生理的変動が大きい。絶食，運動，ストレスにより増加する。

（2）リポたんぱく質

Chol，TG，PL などの脂質はたんぱく質と結合してリポたんぱく質という複合体を形成し，血中を循環する。リポたんぱく質を構成するたんぱく質をアポたんぱく質といい，リポたんぱく質代謝に重要な役割を果たしている。リポたんぱく質は中心部に疎水性の強い TG，エステル型 Chol が占め，その周りを疎水性の弱い PL，遊離型 Chol，アポたんぱく質が取り囲むような構造をしている。リポたんぱく質は構成する各脂質の量，アポたんぱく質の種類により分類される。リポたんぱく質は，比重の差により超遠心法で，荷電の差により電気泳動法で，粒子の大きさによりカラム法で分析される（図1-3）。各臓器間を移動して脂質を運搬し，脂質代謝に重要な役割を果たしている（図1-4）。

1）カイロミクロン（cylomicron）

最も大きく，比重が小さいリポたんぱく質である。脂質の約 85 ％は TG で，アポたんぱく質はアポ A-Ⅰ，A-Ⅱ，B 48，C-Ⅱ，C-Ⅲ，E などからなる。カイロミクロンは食事由来の脂質とアポたんぱく質から小腸壁で合成される。高カイロミクロン血症では 800 mg/dL 以上の著明な高 TG 血症となり，急性膵炎の原因となる。カイロミクロンの役割は食事性（外因性）の脂質を肝臓に運ぶことである。

2）超低比重リポたんぱく（VLDL）

VLDL は 2 番目に大きく，比重が小さいリポたんぱく質である。電気泳動法ではプレ β リポたんぱく質とよぶ。脂質の 55 ％は TG で，アポたんぱく質はアポ B 100，C-Ⅱ，C-Ⅲ，E などから構成される。VLDL は肝臓で合成された脂質やアポたんぱく質から肝臓で生成され，血中に分泌される。高 VLDL 血症では 150〜500 mg/dL の高 TG 血症となる。VLDL の役割は TG を肝臓から末梢組織へ運ぶことである。

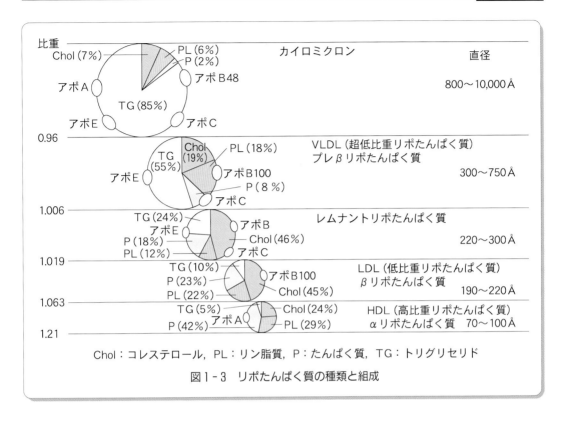

図1-3　リポたんぱく質の種類と組成

Chol：コレステロール，PL：リン脂質，P：たんぱく質，TG：トリグリセリド

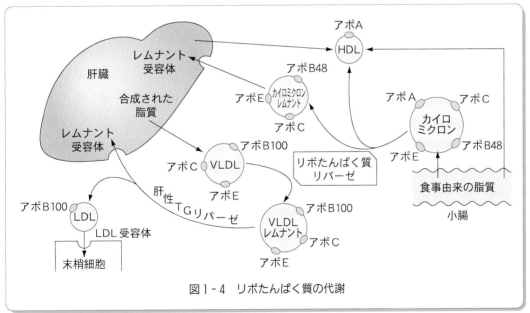

図1-4　リポたんぱく質の代謝

3）レムナントリポたんぱく質（レムナント；remnant）

　レムナントはカイロミクロンおよび VLDL の中間代謝産物（カイロミクロンレムナントおよび VLDL レムナント）である。高レムナント血症では Chol と TG 両者の増加

を認める。**中間比重リポたんぱく質**(IDL)は VLDL レムナントの一部である。高レムナント血症は電気泳動法では β からプレ β 位にかけて幅広い**ブロード β** を示し，アポ E の増加が特徴である。高レムナント血症は動脈硬化の危険因子である。

4）低比重リポたんぱく質（LDL）

LDL は高比重リポたんぱく質（HDL）の次に小さく，比重の大きいリポたんぱく質で，電気泳動法では β リポたんぱく質とよぶ。Chol 含量が多く，高 LDL 血症では血中 Chol 値が増加する。アポたんぱく質は**アポ B 100** のみである。肝臓や末梢細胞に存在する LDL 受容体は LDL 中のアポ B 100 を認識し，LDL を結合して取り込む。

遺伝性疾患の**家族性高 Chol 血症**は LDL 受容体の異常により LDL が細胞に取り込まれず，血中に停滞し，著明な高 Chol 血症を示す。

LDL の主な役割は Chol を肝臓から末梢組織へ運ぶことである。

5）高比重リポたんぱく質（HDL）

HDL は最も小さく，比重の大きいリポたんぱく質で，電気泳動法では α リポたんぱく質とよぶ。成分の約 50 ％はたんぱく質で，アポ A-Ⅰ，A-Ⅱ などからなる。HDL は小腸，肝臓から分泌されるほかに，カイロミクロンがリポたんぱく質リパーゼ（LPL）により代謝される際にも生成される（図 1-4）。HDL は動脈壁などの末梢組織から遊離 Chol を引き抜き，肝臓に転送する（逆転送）ことから抗動脈硬化作用に働く。

6）その他の動脈硬化危険因子となるリポたんぱく質

リポたんぱく質(a)は LDL のアポ B 100 にアポ(a)が結合したリポたんぱく質で，その増加は動脈硬化を進展させる。また，比重が重く，**小粒子の LDL**(small dense LDL)は動脈壁に侵入しやすく，酸化変性を受けやすいことから，動脈硬化危険因子となる。

3.2　定　　義

血中の LDL コレステロール（LDL-C），non-HDL コレステロール（non-HDL-C）や TG の増加，HDL コレステロール（HDL-C）の低下を**脂質異常症**という（表 1-11）。脂質異常症は動脈硬化危険因子である。LDL-C，HDL-C，TG の変動は，実際にはリポたんぱく質の変動を反映する。

3.3　分　　類

（1）病因別分類

1）原発性高脂血症

原因となる疾患がない場合で，遺伝性のものを**家族性高脂血症**という。

① 家族性高カイロミクロン血症

LPL 欠損，LPL を活性化するアポ C-Ⅱの欠損などによりカイロミクロン代謝が障害される遺伝性疾患で，800 mg/dL 以上の著明な高 TG 血症となる。

② 家族性高コレステロール血症

LDL 受容体の異常により，細胞への LDL 取込みが障害されて著明な高 Chol 血症

表1-11 脂質異常症診断基準（日本動脈硬化学会，2022年）

LDL コレステロール	140 mg/dL 以上	高 LDL コレステロール血症
	120～139 mg/dL	境界域高 LDL コレステロール血症**
HDL コレステロール	40 mg/dL 未満	低 HDL コレステロール血症
トリグリセライド	150 mg/dL 以上（空腹時採血）* 175 mg/dL（随時採血）*	高トリグリセライド血症
Non-HDL コレステロール	170 mg/dL 以上	高 non-HDL コレステロール血症
	150～169 mg/dL	境界域高 non-HDL コレステロール血症**

* 基本的に 10 時間以上の絶食を「空腹時」とする。ただし水やお茶などカロリーのない水分の摂取は可とする。空腹時であることが確認できない場合を「随時」とする。

**スクリーニングで境界域高 LDL-C 血症，境界域高 non-HDL-C 血症を示した場合は，高リスク病態がないか検討し，治療の必要性を考慮する。

● LDL-C は Friedewald 式（TC－HDL-C－TG/5）で計算する（ただし空腹時採血の場合のみ）。または直接法で求める。
● TG が 400 mg/dL 以上や随時採血の場合は non-HDL-C（＝TC－HDL-C）か LDL-C 直接法を使用する。ただしスクリーニングで non-HDL-C を用いるときは，高 TG 血症を伴わない場合は LDL-C との差が＋30 mg/dL より小さくなる可能性を念頭においてリスクを評価する。
● TG の基準値は空腹時採血と随時採血により異なる。
● HDL-C は単独では薬物介入の対象とはならない。

（ホモ型は 1,000 mg/dL，ヘテロ型は 500 mg/dL）となり，若年で高頻度に冠動脈疾患を発症する。常染色体優性遺伝で，ホモ型は 100 万人に 1 人であるが，ヘテロ型は 200～500 人に 1 人と高頻度である。**アキレス腱肥厚**や**皮膚黄色腫**，**角膜輪**を認める。

③ 家族性複合型高脂血症

LDL または **VLDL** の増加，あるいは両者の増加を示す患者が家族内に集積する遺伝性疾患である。発症頻度は 1％と高く，冠動脈疾患の原因として重要である。

④ 家族性III型高脂血症

レムナントの増加する遺伝性疾患である。アポ E 2 を持つため（アポ E 3 が自然型），肝臓のレムナント受容体に認識されず，レムナントは肝臓に取り込まれず高レムナント血症を生じる。高レムナント血症は冠動脈疾患の危険因子である。

⑤ 家族性高 TG 血症

VLDL 増加を示す患者が家族内に集積する遺伝性疾患である。高 TG 血症となる。

2）二次性高脂血症

原因となる疾患や薬剤により続発性に発症する高脂血症である。主な原因には，糖尿病，甲状腺機能低下症，クッシング症候群，ネフローゼ症候群，閉塞性黄疸，経口避妊薬服用，飲酒，ステロイド薬服用などがある。

（2）表現型分類（WHO 分類）

増加するリポたんぱく質の種類による分類で，治療に利用される。カイロミクロンのみ増加を I 型，LDL のみ増加を IIa 型，LDL と VLDL 増加を IIb 型，レムナント増加を III 型，VLDL のみ増加を IV 型，VLDL とカイロミクロン増加を V 型という。

3.4　病態，症状

脂質異常症は症状に乏しい。800 mg/dL 以上の高 TG 血症では急性膵炎を生じることがある。また，家族性高 Chol 血症，家族性III型高脂血症では腱や皮膚に黄色腫を認めることがある。高 LDL 血症，高レムナント血症，低 HDL 血症は冠動脈疾患の危険因子となる。

3.5　治　　療

食事療法，運動療法を行い，効果が十分でない場合，薬物療法を用いる。脂質異常症治療の目的は動脈硬化性疾患の予防であり，喫煙，肥満，糖尿病，高血圧などの危険因子を考慮した包括的管理が必要である（表1-12，表1-13）。

（1）食事療法（表1-14）

1）総摂取エネルギーと栄養素配分の適正化

①　摂取エネルギー量と栄養素のバランス

標準体重を目標に身体活動量に適した摂取エネルギー量と栄養素バランスを維持する。脂肪エネルギー比率を 20〜25 ％，炭水化物エネルギー比率を 50〜60 ％とする。

②　脂質（飽和脂肪酸と不飽和脂肪酸，コレステロール）

飽和脂肪酸，コレステロール摂取を減らす。脂身の少ない肉類を選び，肉類，乳製

表1-12　リスク区分別脂質管理目標値（日本動脈硬化学会，2022）

治療方針の原則	管理区分	脂質管理目標値（mg/dL）			
		LDL-C	non-HDL-C	TG	HDL-C
一次予防 まず生活習慣の改善を行った後，薬物療法の適用を考慮する	低リスク	<160	<190	<150（空腹時）*** <175（随時）	≧40
	中リスク	<140	<170		
	高リスク	<120 <100*	<150 <130*		
二次予防 生活習慣の是正とともに薬物治療を考慮する	冠動脈疾患またはアテローム血栓性脳梗塞（明らかなアテロームを伴うその他の脳梗塞を含む）の既往	<100 <70**	<130 <100**		

- 久山町の住民を対象にした臨床研究で予測される 10 年間の冠動脈疾患またはアテローム血栓性脳梗塞の発症リスクが 2 ％未満を低リスク，2〜10 ％未満を中リスク，10 ％以上を高リスクとする。ただし，「糖尿病（耐糖能異常は含まない）」，「慢性腎臓病（CKD）」，「末梢動脈疾患（PAD）」がある場合は高リスクとする。
- ＊　糖尿病において，PAD，細小血管症（網膜症，腎症，神経障害）合併時，または喫煙ありの場合に考慮する。
- ＊＊　「急性冠症候群」，「家族性高コレステロール血症」，「糖尿病」，「冠動脈疾患とアテローム血栓性脳梗塞」の 4 病態のいずれかを合併する場合に考慮する。
- ＊＊＊10 時間以上の絶食を「空腹時」とする。ただし，水やお茶などカロリーのない水分の摂取は可とする。それ以外の条件を「随時」とする。
- これらの値はあくまでも到達努力目標であり，一次予防（低リスク・中リスク）においては LDL-C 低下率 20〜30 ％も目標値となり得る。

表1-13　動脈硬化性疾患予防のための生活習慣の改善（日本動脈硬化学会，2022）

禁　　煙	・禁煙は必須。受動喫煙を防止
体重管理	・定期的に体重を測定する
	・BMI＜25であれば適正体重を維持する。BMI≧25の場合は，摂取エネルギーを消費エネルギーより少なくし，体重減少を図る
食事管理	・適切なエネルギー量と，三大栄養素(たんぱく質，脂質，炭水化物)およびビタミン，ミネラルをバランスよく摂取する
	・飽和脂肪酸やコレステロールを過剰に摂取しない
	・トランス脂肪酸の摂取を控える
	・n-3系多価不飽和脂肪酸の摂取を増やす
	・減塩し，食塩摂取量は6g/日未満を目指す
身体活動・運動	・中等度以上*の有酸素運動を中心に，習慣的に行う（毎日合計30分以上を目標）
	・日常生活の中で，座位行動**を減らし，活動的な生活を送るように注意を促す
	・有酸素運動の他にレジスタンス運動や柔軟運動も実施することが望ましい
飲　　酒	・アルコールはエタノール換算で1日25g***以下にとどめる
	・休肝日を設ける

*　中等度以上とは3METs以上の強度を意味する。METsは安静時代謝の何倍に相当するかを示す活動強度の単位
** 座位行動とは座位および臥位におけるエネルギー消費量が1.5METs以下の全ての覚醒行動
***およそ日本酒1合，ビール中瓶1本，焼酎半合，ウイスキー・ブランデーダブル1杯，ワイン2杯に相当する

表1-14　動脈硬化性疾患予防のための食事（日本動脈硬化学会，2022）

1．過食に注意し，適正な体重を維持する
　・総エネルギー摂取量(kcal/日)は，一般に目標とする体重(kg)**×身体活動量(軽い労作で25〜30，普通の労作で30〜35，重い労作で35〜）を目指す
2．肉の脂身，動物脂，加工肉，鶏卵の大量摂取を控える
3．魚の摂取を増やし，低脂肪乳製品を摂取する
　・脂肪エネルギー比率を20〜25％，飽和脂肪酸エネルギー比率を7％未満，コレステロール摂取量を200mg/日未満に抑える
　・n-3系多価不飽和脂肪酸の摂取を増やす
　・トランス脂肪酸の摂取を控える
4．未精製穀類，緑黄色野菜を含めた野菜，海藻，大豆および大豆製品，ナッツ類の摂取量を増やす
　・炭水化物エネルギー比率を50〜60％とし，食物繊維は25g/日以上の摂取を目標とする
5．糖質含有量の少ない果物を適度に摂取し，果糖を含む加工食品の大量摂取を控える
6．アルコールの過剰摂取を控え，25g/日以下に抑える
7．食塩の摂取は6g/日未満を目標にする

* 18歳から49歳：[身長(m)]²×18.5〜24.9kg/m²，50歳から64歳：[身長(m)]²×20.0〜24.9kg/m²，65歳から74歳：[身長(m)]²×21.5〜24.9kg/m²，75歳以上：[身長(m)]²×21.5〜24.9kg/m²とする

品，卵類の過剰摂取を避ける。飽和脂肪酸の摂取エネルギー比率は4.5％以上7％未満とする。トランス脂肪酸の過剰摂取は酸化LDLを上昇，HDL-Cを低下する。

　不飽和脂肪酸，特に魚油に含まれるn-3系多価不飽和脂肪酸（エイコサペンタエン酸：EPA, ドコサヘキサエン酸：DHA)はTG低下，血圧低下作用があり，積極的に摂取する。n-6系多価不飽和脂肪酸の過剰摂取はLDL酸化を促進し，HDL-Cを低下する。

③　炭 水 化 物

　炭水化物は糖質と食物繊維からなる。糖質の過剰摂取はTGを上昇し，HDL-Cを低下する。野菜，海藻，果物，いも類に多く含まれる食物繊維は腸管でのコレステロール吸収を抑制し，LDL-Cを低下する。

④　たんぱく質

　動物性たんぱく質は飽和脂肪酸やコレステロールを多く含むので，LDL-Cを上昇する。大豆たんぱく質はコレステロール低下作用がある。

⑤　食塩とアルコール

食塩の過剰摂取は血圧を上昇し，6 g/日未満を目標にする。適量のアルコール摂取はHDL-C を増加させ，冠動脈疾患を予防するが，過剰摂取は血圧，TG を上昇する。

2）危険因子を改善する食事

・**高 LDL-C 血症と食事**：総エネルギー摂取量を適正に管理し，LDL-C を上昇させる飽和脂肪酸，コレステロール，トランス脂肪酸の摂取量を減らす。飽和脂肪酸は一価不飽和脂肪酸か多価不飽和脂肪酸に置換する。飽和脂肪酸は摂取エネルギー比率7 ％未満，コレステロール摂取は 200 mg/日未満に制限する。食物繊維を積極的に摂取し，脂肪含有量の多い肉の脂身や動物脂（牛脂，ラード，バター），加工肉製品，乳類，臓物類，卵類を制限する。緑黄色野菜を含めた野菜，大豆・大豆製品の摂取を勧める。

・**高 TG 血症と食事**：適正体重の維持，または適正体重を目指し総エネルギー摂取量を考慮する。炭水化物エネルギー比率を 50～60 ％の設定の中でやや低めにし，アルコールの過剰摂取を制限する。果物や果糖含有加工食品の過剰摂取に注意する。n-3 系多価不飽和脂肪酸の摂取を増やす。高カイロミクロン血症では，脂質エネルギー比率を 15 ％以下とし，中鎖脂肪酸を主として用いる。運動療法の併用が効果的である。

・**低 HDL-C血症と食事**：適正体重を維持する。または適正体重を目指すように総エネルギー摂取量を考慮する。炭水化物エネルギー比率をやや低めにし，トランス脂肪酸を減らす。運動療法が効果的である。

（2）運動療法・薬物療法

運動療法は LPL を活性化し，VLDL を低下，HDL を増加する。特に，高 TG 血症で有用である。1 回 20 分以上の有酸素運動が有用である。1 日 60 分程度の速歩(200 kcal 程度の運動) を週 3 日以上行うことが望ましい。

薬物療法は**高 LDL 血症**に対しては，**コレステロール合成阻害薬**(HMG-CoA 還元酵素阻害薬) のスタチン系薬剤，消化管での Chol 吸収抑制薬のエゼチミブ，Chol 吸着剤の陰イオン交換樹脂，プロブコールを用いる。高 VLDL 血症に対しては，**フィブラート系薬剤**，ニコチン酸製剤，EPA を用いる。治療困難な家族性 Chol 血症に対して，LDL-C を低下させる PCSK 9 阻害薬（注射薬）が使用可能である。

（3）血　漿　交　換

冠動脈疾患を合併した家族性高 Chol 血症で，薬物療法で効果不十分の場合に用いられる。

4.　高尿酸血症

4.1　予　備　知　識

（1）尿酸の代謝 (図 1-5)

細胞の**核たんぱく質**はたんぱく質分解酵素により**核酸**とたんぱく質に分解され，核

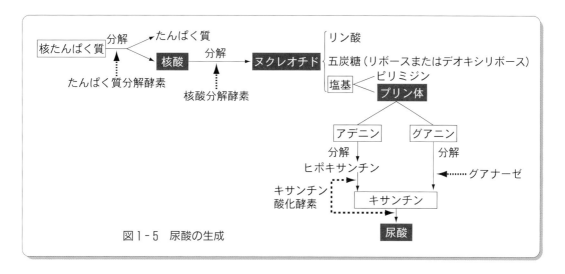

図1-5 尿酸の生成

酸は核酸分解酵素により多数の**ヌクレオチド**に分解される。ヌクレオチドは塩基(プリンまたはピリミジン)，**五炭糖**(リボースまたはデオキシリボース)およびリン酸から構成される。プリン塩基にはアデニンとグアニンがあり，分解されてヒポキサンチンおよびキサンチンを経て**尿酸**になる。体内には約1,200 mgの尿酸プールがあり，その約60％に当たる700 mgが1日に生成され，排泄されている。

（2）尿酸の産生と排泄

1）組織中核たんぱく質の分解

心筋梗塞，胃癌，飢餓，熱傷，白血病などで組織や白血球の崩壊が著しいときに，核たんぱく質の分解により尿酸が増加する（図1-5）。

2）食事性プリン体の摂取

プリン体含有の多い食品を摂取すれば，**プリン体**から尿酸を生じる（図1-5）。

3）プリン体の生合成

体内でヌクレオチドが合成され，尿酸を生じる。

4）尿酸の排泄

尿中へ1日500 mg，その他，汗，消化液とともに1日200 mg排泄される。

4.2 定　　義

高尿酸血症は尿酸の産生過剰や排泄低下により血中尿酸濃度が上昇する状態で，痛風の原因となる。

4.3 分　　類

高尿酸血症は尿酸増加の成因により，①産生過剰型，②排泄低下型，③両者の混合型に分類される。さらに，原発性および二次性に分類される。

1）産生過剰型高尿酸血症

原発性としてはプリン体の合成増加，二次性としては腫瘍，炎症，熱傷による組織崩壊による核たんぱく質分解の亢進により尿酸が増加する。

2）排泄低下型高尿酸血症

①腎不全，②サイアザイド系降圧利尿薬，ピラジナミド（抗結核薬）などの薬剤，③アシドーシス，重症糖尿病，飢餓などの尿の酸性化により，尿酸排泄が低下する。

4.4　痛　　風

痛風は体内の尿酸増加により尿酸結晶が析出し，急性関節炎，痛風結節，尿路結石，血管障害を生じる疾患である。

（1）病　　因

1）遺 伝 因 子

尿酸代謝に関連する遺伝性の酵素欠損による高尿酸血症が明らかになっている。

2）年 齢 と 性

中年男性に多いが，若年化傾向にある。男女比は50：1で圧倒的に男性に多い。

3）生 活 習 慣

たんぱく質，アルコールの過剰摂取，肥満，糖尿病および飢餓は尿酸を増加する。

4）薬　　剤

サイアザイド系降圧利尿薬，ピラジナミドは尿酸の排泄を低下させる。

（2）病態，症状

1）急性関節炎発作

過飽和状態の尿酸は関節内で針状結晶を析出する。針状結晶は炎症物質の分泌を刺激し，急性関節炎を生じる。結晶生成は温度の低下や酸性化により増加するため，下肢の小関節，特に，第1中足趾関節に生じやすい。足の運動，寒冷，ストレス，疲労，高プリン体食品・アルコールの過剰摂取などをきっかけに，突然発症し，患部の発赤，熱感，腫脹，疼痛を生じる。1日で炎症は最高となり，白血球増加，赤沈亢進，C反応性たんぱく（CRP）反応亢進を認め，3〜10日で鎮静化する。

2）慢 性 痛 風

尿酸結晶を結合組織が取り巻く形で，関節周囲や耳殻に痛風結節を生じる。これが進行すると骨，軟骨の破壊が起こる。

3）腎　障　害

尿細管内の尿酸結晶析出や尿細管変性により腎障害を生じる。また，尿路の尿酸結晶析出により腎盂腎炎も多い。

4）尿 路 結 石

全症例の20〜30％に認める。

5）そ の 他

肥満，糖尿病，高血圧，動脈硬化症の合併が多い。

（3）診　　　断

肥満の中年男性に多く，次の項目により診断される。

① 高尿酸血症。

② 特徴ある下肢の急性関節炎（繰り返す単関節炎，24時間で最大になる局部の発赤，腫脹，疼痛，熱感，第1中足趾関節に好発，X線による骨の打ち抜き像）の存在。

③ 関節液菌培養陰性。

④ 関節液内または痛風結節内に尿酸結晶を認める。

（4）治　　　療

関節炎発作および高尿酸血症の治療を行う。

1）食 事 療 法

高エネルギー食は尿酸を増加しやすく，肥満予防のためにも避ける。プリン体を多く含む臓物（肝臓，脳），獣鳥肉，大豆，ビールを避け，プリン体の少ない穀類，いも類，乳製品を摂る。高脂肪食は尿酸の尿中排泄を抑制する。炭水化物は肥満を予防するためにも過剰摂取に注意する。その他，尿中への尿酸排泄を促進するため1日2L以上の水分を摂取する。尿酸は酸性化により溶解度が低下するため，酸性食品（肉，卵など）を避け，アルカリ性食品（野菜，牛乳，果物など）を摂取する。アルコール，特に，ビールは尿酸を増加し，痛風発作を誘発するので避ける。

2）薬 物 療 法

痛風発作には**コルヒチン**や非ステロイド系消炎鎮痛薬を用いる。尿酸排泄低下型の高尿酸血症には尿酸排泄促進薬（プロベネシドなど），尿酸合成促進型には尿酸合成阻害薬（アロプリノール）を用いる。

5.　ビタミン異常症

　　ヒトに必要な栄養素には，たんぱく質，炭水化物，脂質，ミネラル，水分のほかにビタミンがある。ビタミンは生体内の代謝を円滑に進めるためには不可欠な栄養素で，その必要量は微量であるが，体内ではほとんど生成されないため大部分は外部から摂取しなければならない。現在，認められているビタミンは十数種類ある。

5.1　ビタミン過剰症

　　ビタミンには**脂溶性ビタミン**（A, D, E, K）と**水溶性ビタミン**（B群，C）があり，後者は多く摂ってもすぐに排泄されるのでビタミン過剰症を起こさないが，前者は体内からの排泄が遅いため過剰症を起こすことがある。

（1）ビタミンA過剰症

　長期にわたる過剰投与により生じる。症状は体重減少，頭痛，めまい，不安，微熱，下痢，鼻出血，食欲不振，皮膚の萎縮，脱毛，肝臓・脾臓の腫脹などがみられる。また，骨が脆弱になり自然骨折を起こしやすい。ビタミンAの投与中止により，症状は消失する。強化食品や総合ビタミン剤の乱用に注意する。

（2）ビタミンD過剰症

　くる病や骨軟化症，関節炎の患者にビタミンDを長期投与したときに，副作用として過剰症を起こすことがある。慢性の石灰沈着が骨，関節，腎臓，心筋，肺胞壁，副甲状腺，膵臓，皮膚，リンパ節，動脈，結膜，胃壁などに生じる。腎臓への石灰沈着は腎不全を生じることがある。また，食欲不振，悪心，嘔吐，下痢，貧血，不眠，脱力感，多飲，多尿，尿路結石，腎性高血圧，小児の成長障害などの症状を認めることがある。血清中のリンやカルシウム値は高値となる。ビタミンD投与の中止により徐々に症状は回復する。

5.2　ビタミン欠乏症

（1）ビタミンA欠乏症

　暗順応障害，夜盲，角膜乾燥，角膜軟化などの眼症状や全身の粘膜の乾燥角化を起こす。皮膚も乾燥角化を起こし，皮脂腺，汗腺が萎縮する。ビタミンAの成人推定平均必要量は男性600〜650，女性450〜500 μgRE/日で，妊娠・授乳期はさらに多くを必要とする。ビタミンAは**肝油**，乳製品，卵黄などに，前駆物質の**カロテン**はニンジン，トマト，カボチャなどに多く含まれる。

（2）ビタミンB₁欠乏症

　脚気，ウエルニッケ脳症を生じる。主な症状は神経系の障害（知覚鈍麻やしびれ感，運動障害，膝蓋腱・アキレス腱反射の減弱・消失など），循環器症状（心肥大，心不全），消化器症状（食欲不振，胃部膨満感，便秘など），浮腫などである。ビタミンB₁の成人推定平均必要量は男性1.1〜1.2，女性0.9 mg/日で，**米胚芽**，豆類，牛乳，豚肉，魚などに多く含まれる。

（3）ビタミンB₂（リボフラビン）欠乏症

　口角炎，舌炎，角膜炎などを起こす。ビタミンB₂の成人推定平均必要量は男性1.2〜1.3，女性1.0 mg/日で，牛乳，卵，肉類，肝臓などに多く含まれる。

（4）ニコチン酸（ナイアシン）欠乏症

　ペラグラを生じる。主な症状としては神経症状（知覚異常，認知症など）や皮膚の着色，舌炎，口内炎などを生じる。ニコチン酸の成人推定平均必要量は男性12〜13，女

性 9～10 mg/日で，肝臓，肉，牛乳，小麦，胚芽などに多く含まれる。

（5）ビタミン B₆ 欠乏症

皮膚炎，皮膚の着色，舌炎，口内炎，口角炎，神経炎などを生じる。ビタミン B_6 の成人推定平均必要量は男性 1.1，女性 1.0 mg/日で，肉，魚介類，卵，乳製品，豆類などに多く含まれる。

（6）葉酸欠乏症

巨赤芽球性貧血を生じる。葉酸の成人推定平均必要量は 200 μg/日で，肉類，内臓類，卵などに多く含まれる。治療には 1 日 5～20 mg の葉酸を経口投与する。

（7）ビタミン B₁₂ 欠乏症

巨赤芽球性貧血（悪性貧血）を生じる。ビタミン B_{12} の成人推定平均必要量は 2.0 μg/日で，肉，魚介類，乳製品などに多く含まれる。治療は 1 mg/回のビタミン B_{12} を週 1～2 回筋注する。

（8）ビタミン C（アスコルビン酸）欠乏症

壊血病を生じ，出血性素因により貧血を起こす。ビタミン C の成人推定平均必要量は 85 mg/日で，新鮮な野菜や果物に多く含まれる。治療は 1 日 1,000 mg を経口投与する。

（9）ビタミン D 欠乏症

成人では骨軟化症，小児ではくる病を生じ，骨の変形や成長障害を起こす。ビタミン D の成人目安量は 8.5 μg/日で，肝油，卵黄，魚類などに多く含まれる。治療はカルシウムに富んだ食事（カルシウム添加乳など）とビタミン D を投与する。

（10）ビタミン K 欠乏症

血液凝固因子の異常により出血性素因を生じる。ビタミン K の成人目安量は 150 μg/日で，植物油，緑黄色野菜，卵，ヨーグルトなどに多く含まれる。

6. 先天性代謝異常

遺伝子異常によりアミノ酸，糖質，脂質代謝異常などを生じる疾患。

6.1 アミノ酸代謝異常

アミノ酸代謝異常による疾患とその症状および治療法を表 1 - 15 にまとめる。

表1-15　アミノ酸代謝異常症

疾　　患	代　謝　異　常	症　　状	治　　療
フェニルケトン尿症	フェニルアラニン水酸化酵素欠損	知能障害，痙攣，発達遅延，皮膚色素脱失	フェニルアラニン除去・チロシン添加ミルク
メープルシロップ尿症	分枝ケト酸脱水素酵素欠損	哺乳困難，嘔吐，痙攣，昏睡，メープルシロップ様尿臭	分枝アミノ酸（バリン，ロイシン，イソロイシン）制限
ホモシスチン尿症	シスタチオニン合成酵素などの欠損	水晶体脱臼，白内障，知能障害，痙攣，骨粗鬆症，血栓症	低メチオニン・高シスチン食
チロシン血症	チロシン代謝にかかわる酵素異常	発達遅延，肝腫大・肝不全，知的障害，痙攣	チロシン・フェニルアラニン制限食

6.2　糖質代謝異常

　糖質代謝異常による疾患とその症状および治療法について表1-16にまとめる。

表1-16　糖質代謝異常症

疾　　患	代　謝　異　常	症　　状	治　　療
糖　原　病	グリコーゲン代謝に関連する酵素欠損	肝腫，低血糖，ケトン尿，発育遅延	ブドウ糖，でんぷんを投与し低血糖阻止
ガラクトース血症	ガラクトースからブドウ糖への代謝過程の異常	嘔吐，哺乳低下，発育障害，黄疸，肝脾腫，白内障，知能障害	乳糖除去ミルク

6.3　その他の代謝異常

　その他の代謝異常による疾患とその症状および治療法について表1-17にまとめる。

表1-17　その他の代謝異常症

疾　　患	代　謝　異　常	症　　状	治　　療
ウィルソン病	銅の転送に関係する遺伝子異常	肝障害，歩行障害，筋緊張亢進，カイザーフライシャー角膜輪*	D-ペニシラミンにより銅の排泄を促進
ムコ多糖症	ムコ多糖の分解酵素異常。ハーラー（Hurler）症候群，ハンター（Hunter）症候群，モルキオ（Morquio）症候群などがある。	ムコ多糖蓄積，肝腫大，特異な顔貌，関節障害，角膜混濁，心障害，知的障害，難聴	

＊ カイザーフライシャー（Kayser-Fleischer）角膜輪：角膜縁の緑褐色の色素沈着。

第 2 章

循環器疾患

1. 予備知識

　生命維持のために組織や臓器がその機能を果たすためには，全身の細胞や組織に酸素や栄養を供給する血液（動脈血）が送られなければならない。また代謝によって生じた二酸化炭素を処理するために血液（静脈血）は肺に運ばれる必要がある。体内の循環を営むシステムを循環器系といい，心臓，動脈，毛細血管，静脈，およびリンパ管からなる。

1.1　血液循環システム

（1）大循環と小循環

　肺静脈を経て左心房に流入した動脈血は左心室，大動脈，そこから枝分かれをして各臓器に向かう動脈，そして毛細血管へと流れて組織の細胞に運ばれる。1分間に左心室から拍出される量を心拍出量といい，通常は約5Lぐらいである。全身の細胞から毛細血管，静脈，大静脈へ流れてきた静脈血は右心房に戻る。これらの流れを大循環という。右心房から右心室へ流れた静脈血は，肺動脈，肺毛細血管を経て肺胞に達し，二酸化炭素（炭酸ガス）と酸素を交換して動脈血となり，肺静脈を経て左心房に戻る。これらの流れを小循環，または肺循環という。

（2）心臓・血管の解剖

　心臓には左右に心房と心室があり，それぞれの間には心房中隔，心室中隔がある（図2-1）。大きな圧力を生むために左心室は右心室より壁が厚い。高血圧が長期続くと左心室の壁厚が増加し，心肥大を起こす。一方，逆流性の弁膜症や心筋梗塞，拡張型心筋症などは心室の拡大を招き，心拡大を起こす。

　左心房と左心室の間には僧帽弁，右心房と右心室の間には三尖弁があり，

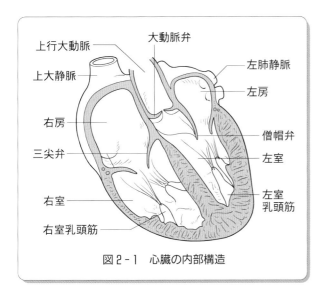

図2-1　心臓の内部構造

上行大動脈　大動脈弁　左肺静脈　左房　僧帽弁　左室　左室乳頭筋　上大静脈　右房　三尖弁　右室　右室乳頭筋

これらの弁は心室の乳頭筋の収縮弛緩に伴い，乳頭筋の先についている腱索によって開閉する。また左心室と大動脈の間には**大動脈弁**，右心室と肺動脈の間には**肺動脈弁**がある。これら4つの弁が血液の逆流を防ぐ。

（3）刺激伝導系

規則正しい心臓の動きは**刺激伝導系**とよばれる電気的刺激によって調節される。上大静脈が戻る付近の右心房壁にある**洞結節**（洞房結節）からの電気刺激*が，**房室結節**，**ヒス束**を経て心室中隔で左右の脚に分かれ，それぞれの心室筋にある**プルキンエ線維**に伝わり，左右の心筋が収縮する。

興奮，運動，発熱などで身体組織の酸素需要が増えた場合，交感神経の興奮が洞結節を刺激して心拍数を増やす。心収縮力も増強し，血圧が増加する。一方，副交感神経系を担う迷走神経は刺激を抑制し，心拍数は減少し，血圧も下がる。

（4）血圧の調節

生体にはおよそ**体重の8％程度**の血液がある。血液量は水分摂取量，代謝によって生じる水分量，皮膚や呼吸で蒸発する量，尿量のバランスで決定される。そして血圧は血管内を流れる血液量と血管の抵抗によって決まる。これらは神経性の調節と体液性の調節を受けている。

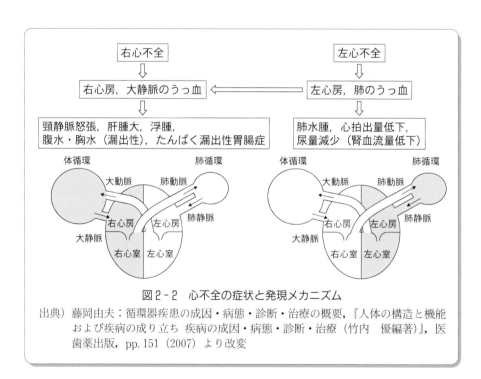

図2-2　心不全の症状と発現メカニズム

出典）藤岡由夫：循環器疾患の成因・病態・診断・治療の概要，『人体の構造と機能および疾病の成り立ち 疾病の成因・病態・診断・治療（竹内　優編著）』，医歯薬出版，pp. 151（2007）より改変

---

*：刺激伝導系と心電図との関係については，第16章 図16-3（p. 213）を参照。

　自律神経（交感神経と副交感神経）によって血管の収縮と心臓の収縮力が数秒単位で変化することにより，血圧が変動する（図2-2）。交感神経が興奮すれば，心拍数と心収縮力は増加する。延髄にある心臓中枢や血管運動中枢，大脳皮質や視床下部などによっても支配されており，ストレスや精神的不安などによって血圧は上昇する。また動脈壁にある**頸動脈球，頸動脈洞**や**大動脈弓**にある圧受容体によって圧力が感知されて迷走神経を介して中枢へ伝えられる。

　副腎髄質から分泌される**カテコールアミン（カテコラミン）**はドパミン，アドレナリン，ノルアドレナリンの総称で，心拍数と心収縮力を増加させる。

　腎臓の細動脈には傍糸球体装置があり，血漿量や血圧の低下を感知すると**レニン**が分泌される。レニンは肝臓から分泌される**アンジオテンシノーゲン**に作用して**アンギオテンシンⅠ**を作る。アンジオテンシンⅠは，主に肺に存在する**アンジオテンシン変換酵素(ACE)**により**アンジオテンシンⅡ**に変換される。アンギオテンシンⅡは強力な血管収縮作用を持つとともに，副腎皮質に作用して**アルドステロン**を分泌させる。アルドステロンは腎臓の主に遠位尿細管においてナトリウムの再吸収促進とカリウムの放出を促すことにより，血漿量貯留を引き起こし昇圧させる。血圧が上がって腎血流量が十分になるとレニン分泌は低下する。このような調節機構を**レニン-アンジオテンシン-アルドステロン系（RAA系）**という。

　アンジオテンシンⅡやアルドステロンは血管や心筋において局所的に作用し，動脈硬化や心肥大，線維化を起こす。このような構造の変化をリモデリングという。

1.2　循環器疾患の概略
（1）心　疾　患

　主な心疾患として，**虚血性心疾患（狭心症，心筋梗塞），弁膜症，心筋症**（肥大型や拡張型，拘束型），**心筋炎，心膜炎，不整脈，先天性心疾患，腫瘍**（粘液腫）などがある。栄養・内分泌代謝の異常は心筋にさまざまな代謝的・機能的異常を引き起こす。糖尿病や高血圧による障害のほか，ビタミンB_1欠乏による**脚気心**，貧血による心筋障害などがあり，内分泌疾患では甲状腺機能低下症に伴う粘液水腫，褐色細胞腫に伴う心肥大などがある。

（2）血管系の疾患

　代表的な血管疾患には，**大動脈瘤，大動脈解離，高安**（たかやす）**動脈炎**（大動脈炎症候群，大動脈とその分枝および肺動脈，冠動脈といった，主として弾性動脈に認められる原因不明の血管炎），**閉塞性動脈硬化症**がある（p.41，表2-5）。

（3）脳血管障害

　脳血管障害は血管壁の異常や血栓・塞栓による閉塞，口径の変化などによる異常である。**脳出血，脳梗塞，くも膜下出血**などを指す。

2. 心 不 全

2.1 概 略

（1）定義と病態

　心不全とは，心筋梗塞や弁膜症，心筋症などが原因となって，血液を拍出するポンプとしての心臓の機能が低下し(低心拍出性)，身体が必要とする血液量を供給できない状態で，通常はうっ血性心不全を指す。労作時呼吸困難，息切れ，尿量減少，四肢の浮腫，肝腫大などの症状が出現して生活の質的低下（QOL 低下）が生じ，日常生活が著しく障害される。また致死的不整脈も高頻度にみられ，突然死の頻度も高い。急速に心不全に陥る場合を急性心不全といい，突然になる状態をショックという。急性心筋梗塞や肺塞栓，大量出血などでみられる。ゆっくり機能が低下している状態，あるいは薬物療法などで低左心機能ながら症状が安定している状態を慢性心不全という。

（2）心筋のエネルギー源

　心筋はエネルギー源として脂肪酸，グルコース，乳酸を用いる。通常は脂肪酸の β 酸化が主体であり，飢餓状態になると脂肪酸の利用率が上昇し，また食後はグルコースの利用率が上がる。狭心症などで虚血に陥った心筋では脂肪酸の燃焼が抑制されるためグルコースへの依存率が高まるとともに，心筋細胞内に脂肪酸の蓄積が起こり収縮力低下，不整脈発生に関与する。

2.2 症 状

　臓器の低灌流とうっ血状態によってさまざまな症状が出現する。左心室または左心房の機能不全によって起こる場合を左心不全とよび，右心室または右心房の機能不全による場合を右心不全とよぶ（図2‐2）。

　左心不全の特徴は肺うっ血が起こることであり，夜間に発作性に生じる呼吸困難や，仰臥位では呼吸が苦しく座位をとる状態（起座呼吸），さらには心臓喘息とよばれる気管支喘息と判別が難しい喘鳴を伴った呼吸困難が起こる。これに対して右心不全は肺うっ血を伴わず，浮腫(立位の時間が長いと重力により下腿に浮腫が起こる。心不全が増悪して，または臥床時間が長いと顔面にも及ぶ)，腹水，頸静脈怒張などを呈する。ただし左心不全が徐々に増悪すると右心不全症状も併せて呈することになる。

2.3 診 断

　身体所見として心雑音，肺雑音を聴取する。脈拍や血圧の異常を認める。胸部単純X線，心電図，血液検査，心臓超音波検査やカテーテルを用いた心内圧測定などがある。

2.4 治 療

　心不全治療では心筋の収縮力保持および心保護作用，そして過剰になった前負荷(心臓に流入してくる血液量および圧力)の軽減を図ることが中心になる。そのために水分と

食塩制限が基本になり，栄養コントロールのうえでも重要である。また尿量を増加する利尿薬に加えて，神経・液性因子の影響を抑制する治療〔交感神経系を抑制するベータ（β）遮断薬や RAA 系を抑制するアンジオテンシン変換酵素（ACE）阻害薬やアンジオテンシンII受容体拮抗薬（ARB），アルドステロン拮抗薬〕が症状や予後を改善することが証明されている。

（1）急性心不全の治療

　原則は前負荷を軽減することと収縮力を増加させることになる。身体的・精神的に安静を保ち，飲水や食事は制限しながら，前負荷の軽減として利尿薬や静脈拡張のための硝酸薬などを経静脈的に投与する。また心収縮力の増加にカテコールアミンなどの強心薬を用いる。

（2）慢性心不全の治療
1）一般管理と薬物療法

　急性心不全と同様に身体的・精神的な負荷を避け，飲水や食塩摂取の適切な制限を含む栄養管理，適度の運動処方を考慮し，薬物療法を行う。利尿薬，ACE 阻害薬やARB，β 遮断薬が中心であるが，ジギタリスや強心薬，抗不整脈薬，抗凝固薬（ワルファリン）なども使用される。ワルファリン内服患者は納豆やビタミン K を多く含有する食品の摂取制限が必要である。

2）食 事 療 法

　慢性心不全にとっては水分と食塩の調節が最も重要であり，表 2 - 1 の病態を理解して必要なエネルギーや栄養素を確保することが大切である。栄養アセスメントとしては，％標準体重（％ IBW）がよく用いられる。また上腕三頭筋皮下脂肪厚や上腕筋囲を用いる。血液検査ではアルブミン値がよく用いられるが，代謝障害の変動が激しいときは半減期が短い rapid turnover protein（RTP）が栄養指標として利用できる。

①　投　与　法

　急性期は絶食が基本で，少しずつ飲水量を増やすことはできるものの，原則は末梢もしくは中心静脈栄養である。当初はグルコース投与が基本である。症状が改善してくれば経口摂取も可能であるが，人工呼吸器装着が長引いたり，嚥下障害などが反復したりすれば経腸栄養，静脈栄養，経皮内視鏡的胃瘻造設術（PEG）も考慮する。

②　水分の調節

　水分量は急性期において最も注意すべきである。尿量と心機能をみながら，徐々に水分投与量を増加させる。急性期を過ぎて病態が安定すると，一定量の水分摂取が可能になる。しかし高齢者では退院後に飲水量が減少したり，夏期の発汗の多い時期では脱水に陥ったりすることに注意する。

③　電　解　質

　急性期にはナトリウム制限が主体であり，症状が安定すれば食塩の投与量が決定さ

表2-1　栄養面からみた心不全に関連する主な異常

吸 収 不 良	吸収および蠕動運動が低下するため，消化吸収が減弱する たんぱく漏出や腹水貯留により低たんぱく血症が助長される
食 欲 不 振	腹水やうっ血による肝腫大や消化管運動低下による便秘で腹部膨満感が出現する。低ナトリウム血症の影響，ジギタリス製剤やワルファリンなどの内服薬による食欲不振やQOL低下などにより，うつ傾向の出現などがみられる
基 礎 代 謝	心筋呼吸筋の酸素消費量増加が起こる。基礎代謝量が増加する
電 解 質	水分貯留を引き起こし，浮腫や胸水貯留をきたす。ナトリウムは貯留する傾向になるが，利尿薬の大量投与によって低ナトリウム血症，低カリウム血症，低クロール血症に陥っている場合も多い。低ナトリウム血症は，全身倦怠感や意欲低下を引き起こす。低カリウム血症では心室頻拍や心室細動などの致死性不整脈を起こしやすい
酸塩基バランス	肺水腫からくる換気障害により，呼吸性アシドーシスと代償性代謝性アルカローシスが認められる
肝 う っ 血	摂取栄養素の利用障害を引き起こし，糖代謝異常（血糖コントロールの不安定化），たんぱく合成障害や免疫能力を低下させる

れる。通常は5〜7g/日とされている。利尿薬が使用されている場合，薬理作用により低ナトリウム血症，低カリウム血症，低クロール血症が進行することに注意する。一方，腎機能障害を合併していると高カリウム血症を起こすため，カリウム摂取量には注意しなければならない。

④　エネルギー量

　急性期は水分量の制限が優先されるためエネルギー量が減らされる傾向にあり，極端なエネルギー量不足になることがほとんどである。そのため輸液量や摂取量が増加できる段階になれば，慎重かつできる限り速やかに投与量を増加させる。投与エネルギー量はHarris-Benedict式より求められる基礎代謝量に活動係数と傷害係数（ストレス係数）を乗じて算出できる。心不全では代謝亢進を考慮して10〜20％増，重症では20〜40％増とされている。エネルギー組成は糖質60％，たんぱく質15％，脂質25％を目安とするが，窒素バランスを考慮してたんぱく質の割合を通常よりも増やす場合もある。

⑤　合　併　症

　糖尿病，脂質異常症，高血圧，肥満といった合併症がある場合はそれぞれの改善が望まれる。これらは心不全進展の危険因子とされ，例えば血糖コントロールが不良な場合は，インスリン製剤使用を早期から考慮する。

⑥　心臓悪液質

　心臓悪液質（cardiac cachexia）とは心臓疾患の期間が長く栄養状態が高度に障害された状態である。一般には筋肉量の減少とともに，脂肪組織量の減少，骨密度の減少を伴い，6カ月以上にわたり体重の減少（6％以上）を認める栄養不良状態をいう。悪

表2-2　心不全における食欲不
　　　振，摂食低下の原因

| 味覚や臭覚の変化 |
| 食塩やカロリー制限 |
| 腸管運動の低下 |
| 社会的孤立感 |

液質を伴う心不全患者の予後は，伴わない心不全患者と比べて極端に悪い。

　心不全患者ではさまざまな原因により食欲不振，食事摂取量低下をきたしており，心臓だけでなく多臓器の機能を低下させることになる(表2-2)。基礎代謝量が上昇する一方，エネルギー摂取量が減少しており，エネルギーバランスが負に傾く。また micronutrients とよばれるさまざまな栄養素(ビタミン類，セレン，L-カルニチンなど)が心不全患者の血液や心筋で欠乏し，病態を悪化させている可能性があり，micronutrients の欠乏状態を食事摂取の面から補正することが必要と考えられている。

3. 高 血 圧

3.1　基 礎 知 識

　血圧とは心臓から送り出された血液が血管壁に与える内圧のことである。心臓が収縮するときに最大になる血圧を最高血圧（または**収縮期血圧**）という。また拡張期には最低になることから最低血圧（または**拡張期血圧**）という。最高血圧と最低血圧の差を**脈圧**とよぶ。心臓の収縮期において大動脈は拡張するが，心臓の拡張期には大動脈の弾性が働いて収縮することにより拡張期血圧が保たれ，収縮期はもちろん拡張期でも各臓器や末梢組織に血流が維持される。

3.2　血圧に影響する因子

1）血 管 壁

　高齢者高血圧では，動脈硬化によって血管の弾性が減少し，拡張期血圧が低く**収縮期血圧が高い**（すなわち脈圧が大きい）場合が多い。

2）環 境 因 子

　ナトリウムの摂取量の増加（多くは食塩として）は血漿量の増加と交感神経の活性化を介して血圧を上昇させる。**体重増加**(肥満)ではナトリウム貯留により血圧が上昇する。**アルコール摂取**については，飲酒直後には血管を拡張させて降圧することがあるが，慢性的には交感神経を活性化させて血圧を上昇させる。**睡眠不足**や**精神的ストレス**は血圧を上昇させる要因になる。

3.3　診断と治療のポイント

1）診 断 基 準

　随時血圧測定で最高血圧が 140 mmHg 以上あるいは最低血圧 90 mmHg 以上を高血圧という。血圧測定には医療環境で測定する外来血圧（随時血圧）測定と家庭血圧測定とがある。近年，電子自動血圧計を使った家庭血圧測定が勧められている。外来血圧が高血圧で，家庭血圧が正常な状態を**白衣高血圧**というが，有害か無害かはまだ確定していない。一方，起床後早期の家庭血圧が特異的に高い状況を**早朝高血圧**といい，

早朝高血圧であるのに外来血圧が正常である場合を仮面高血圧とよぶ。早朝高血圧や仮面高血圧患者では心肥大，脳血管障害，腎障害などの危険が増加する。

2）高血圧の原因疾患と症状および合併症

原因が明確でない本態性高血圧と，明らかな基礎疾患がある二次性高血圧とに分類される。本態性高血圧は全体の9割近くを占め，遺伝的素因が想定されているが，上記の環境因子も関与する。二次性高血圧では糸球体腎炎などの腎実質性高血圧や，腎動脈狭窄などの腎血管性高血圧の頻度が高いが，昇圧作用を持つホルモン産生腫瘍（原発性アルドステロン症，先端肥大症，クッシング症候群，褐色細胞腫，バセドウ病など）による内分泌疾患もある。

高血圧だけでは自覚症状はほとんどない。重症では頭痛，悪心・嘔吐，視覚障害，痙攣（けいれん）などの神経症状をきたす高血圧性脳症が起こる。

合　併　症

高血圧は動脈硬化の主要な危険因子である。脳梗塞や脳出血，虚血性心疾患に加えて，腎障害や心不全の増悪因子である。

（3）高血圧の治療

1）降圧目標 （診察室血圧の値）

降圧目標は，75歳以上，脳血管障害（両側頸動脈狭窄や脳主幹動脈閉鎖あり，または未評価），CKD（たんぱく尿陰性）では 140/90 mmHg 未満，75歳未満，両側頸動脈狭窄や脳主幹動脈閉塞のない脳血管障害，冠動脈疾患，CKD（たんぱく尿陽性），糖尿病，抗血栓薬服用中では 130/80 mmHg 未満である（日本高血圧学会，高血圧学会治療ガイドライン，2019）。

2）生活習慣の改善

まず生活習慣の修正が大切であり，是正することによって降圧が可能である（表2-3，図2-3）。食塩摂取制限（6 g 未満/日），野菜・果物（カルシウム，カリウム，マグネシウム，食物繊維が多い）および多価不飽和脂肪酸や低脂肪乳製品の積極的摂取，コレステロール・飽和脂肪酸の摂取制限，適正体重の維持，アルコール制限を目的とした栄養指導を実施する。なお，腎障害患者では高カリウム血症をきたす可能性があり，野菜・果物の積極的摂取は推奨されない。また糖尿病や肥満患者には果物の積極的摂取は推奨されない。さらに適度な運動，禁煙，寒冷刺激の防止，睡眠不足の解消などがあげられる。しかし心不全や狭心症などの心血管病患者では運動療法が心機能に負担にならない程度に留める注意が必要である。

3）薬 物 療 法

一定期間生活習慣の修正を行っても降圧が不十分な場合は降圧薬を使用する。降圧の目的は血管や臓器の保護であり，心肥大の進展防止や退縮，腎障害や大動脈瘤の進行抑制などには厳重な血圧の管理が大切である。利尿薬，ACE 阻害薬や ARB，β 遮断薬，カルシウム拮抗薬が主に用いられる。

表 2 - 3　生活習慣の修正項目

1.　減　　　塩	6 g/日未満
2.　食塩以外の栄養素	野菜・果物の積極的摂取* コレステロールや飽和脂肪酸の摂取を控える 多価不飽和脂肪酸や低脂肪乳製品の積極的摂取
3.　減　　　量	BMI 体重（kg）÷身長（m）²が 25 未満
4.　運　　　動	心血管病のない高血圧患者が対象で，軽強度の有酸素運動を 定期的に（毎日 30 分以上または週 180 分以上）行う
5.　節　　　酒	エタノールで男性 20〜30 ml/日以下，女性 10〜20 ml/日以下
6.　禁　　　煙	（受動喫煙の防止も含む）

生活習慣の複合的な修正はより効果的である。
*カリウム制限が必要な腎障害患者では，野菜・果物の積極的摂取は推奨しない。糖分の多い果物の過剰な摂取は，特に肥満者や糖尿病などのカロリー制限が必要な患者では 80 kcal/日程度にとどめる。
出典）日本高血圧学会：『高血圧治療ガイドライン 2019』より改変

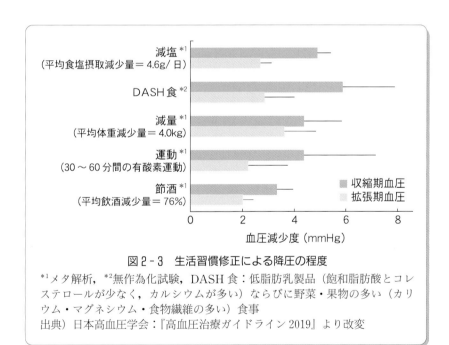

図 2 - 3　生活習慣修正による降圧の程度

[1]メタ解析，[2]無作為化試験，DASH 食：低脂肪乳製品（飽和脂肪酸とコレステロールが少なく，カルシウムが多い）ならびに野菜・果物の多い（カリウム・マグネシウム・食物繊維の多い）食事
出典）日本高血圧学会：『高血圧治療ガイドライン 2019』より改変

3.4　本態性低血圧症

　本態性低血圧症とは，心疾患や内分泌代謝疾患がなくて血圧が低いが，症状を伴うものをいう。二次性として糖尿病やパーキンソン病などの末梢神経障害，降圧薬や向精神薬による薬物性低血圧の場合がある。症状には疲労感，めまい，頭痛，耳鳴り，動悸などがある。治療は適切な運動が有効であるが，薬物療法を行うことがある。

4. 動 脈 硬 化

4.1 概　略

　動脈硬化とは血管壁が肥厚や硬化をきたす動脈病変の総称である。病理的に**粥状硬化**(アテローム硬化)，**中膜硬化**，**細動脈硬化**の3つに分かれる。このうち臨床的に最も重要な粥状硬化を狭義の動脈硬化とよぶ。粥状硬化では血管壁で細胞の増殖，脂質の沈着，結合組織の増加をきたした病変(**プラーク**)が形成される。脂質に富むプラークを**粥腫**(アテローム)とよぶ。LDL コレステロール値を低下させると，粥状硬化病変内の脂質が減り，プラークを被っている膜が線維化を強く起こして破綻しにくくなる。その結果，狭心症や心筋梗塞の発症を抑制できる。

　中膜硬化はメンケベルグ型とよばれ，中膜の石灰化が起きる。内膜の硝子化や線維性肥厚による細動脈硬化は腎や脳にみられ，高血圧が原因のことが多い。

4.2 動脈硬化の危険因子

　表2-4に動脈硬化性疾患の危険因子を示す。これらの危険因子を持っている人に冠動脈疾患を含めて動脈硬化性疾患の発症が多い。これらの因子がそれぞれ重症であるほど，また複数の因子が重なるほど，発症の危険が増加する。内臓脂肪組織の蓄積によりさまざまな代謝異常が引き起こされている**メタボリックシンドローム**も動脈硬化を起こしやすい病態と認識されている。

4.3 動脈硬化性疾患の種類と症状 (表2-5)

　動脈の支配領域において症状が認められる。動脈硬化は全身の病気であり，複数の臓器や組織にわたって病変を持つことが多いので，心筋梗塞や脳梗塞などの疾患が重なることが多い。

4.4 身体診察および検査

　狭窄部で発生する血管雑音を聴取したり，血流が低下した下肢の血管拍動が触知しにくくなり，皮膚温が低下したりする。上肢と下肢の血圧比 (ABI) は閉塞性動脈硬化症における有用な指標である。また**頸動脈エコー**で頸動脈の内膜中膜複合体 (IMT) の肥厚やプラークを観察する。

4.5 動脈硬化性疾患の治療

① LDL コレステロール値などの脂質異常，糖代謝異常，血圧異常，肥満の是正を杜として，危険因子を改善することが基本であり，**禁煙，食事療法，運動療法**を行う。ただし心疾患や膝関節症などの障害がある場合は運動の制限が必要である。

② 症状がある場合や，血圧や血清脂質値などが目標値に達しない場合は薬物療法を要する。血栓の予防も考慮する。

③ 薬物で症状がコントロールできない場合は，カテーテル治療や手術による血行

表2-4　動脈硬化性疾患の危険因子

危険因子	
脂質異常症	総コレステロール（TC）高値，LDL コレステロール高値，non-HDL コレステロール高値，HDL コレステロール低値，トリグリセライド高値（空腹時，非空腹時（随時）にかかわらず）
喫煙	受動喫煙も含む
高血圧	収縮期血圧 120 mmHg 未満かつ拡張期血圧 80 mmHg 未満を超えての血圧上昇
糖代謝障害	糖尿病，耐糖能異常（境界型も含む）
慢性腎臓病（CKD）	
加齢・性別(男性または閉経後女性)	加齢は最も強い危険因子，女性は 70 歳以降で心筋梗塞死亡率が増加
家族歴	冠動脈疾患の家族歴，特に第 1 度親近者（親，子，兄弟，姉妹）の家族歴，また早発性（発症年齢：男性 55 歳未満，女性 65 歳未満）冠動脈疾患の家族歴
飲酒	習慣的のみならずビンジ飲酒（不規則な多量飲酒）も含む
冠動脈疾患の既往	
脳血管疾患の既往	アテローム硬化を有する脳梗塞および一過性脳虚血性発作(TIA)の既往患者
末梢動脈疾患	
腹部大動脈瘤	
腎動脈狭窄	
非アルコール性脂肪性疾患（NAFLD）および非アルコール性脂肪肝炎（NASH）	
その他考慮すべき危険因子・マーカー	・高リポたんぱく(a)血症・MDA-LDL(マロンジアルデヒド修飾 LDL)の上昇・高レムナントリポたんぱく血症・食後高脂血症・Small dense LDL 高値・アポたんぱく B 高値・TC/HDL-C 比，non-HDL-C/HDL-C 比，LDL-C/HDL-C 比，アポたんぱく B/A 1 比の高値・フィブリノゲン，プラスミノゲン活性化因子インヒビター-1(PAI-1)高値

治療開始前に確認すべき危険因子として，1．喫煙，2．高血圧，3．糖代謝障害，4．脂質異常症，5．慢性腎臓病，6．肥満（特に内臓脂肪型肥満），7．加齢・性別，8．家族歴
出典）日本動脈硬化学会（編）：『動脈硬化性疾患予防ガイドライン 2022 年版』（2022）より筆者作成

表2-5　動脈硬化性疾患の種類と症状

冠　動　脈	狭心症，心筋梗塞，心臓突然死	胸痛，呼吸困難，ショックなど
脳　動　脈	脳梗塞，脳出血	意識障害，しびれ，四肢麻痺，視野障害など
大　動　脈	大動脈瘤，大動脈解離	胸痛，背部痛，しびれ，ショックなど
腎　動　脈	腎硬化症，腎血管性高血圧症	腎機能障害，血圧上昇など
四 肢 動 脈	閉塞性動脈硬化症	しびれ，冷感，間欠性跛行，安静時疼痛，潰瘍，壊疽など

再建術の適応となる。

5. 狭心症，心筋梗塞

5.1　虚血性心疾患

　　心筋が酸素不足に陥って生じる乏血状態を**心筋虚血**といい，虚血により一過性に胸痛などの胸部症状と心電図変化が出現することを**狭心症**という。狭心症ではクレアチ

ンホスホキナーゼ（クレアチンキナーゼ：CK）などの心筋逸脱酵素上昇を伴わない。一定時間以上の虚血により心筋が壊死を起こし，胸痛と心電図変化とともに心筋逸脱酵素上昇を伴うと心筋梗塞とよぶ。狭心症と心筋梗塞を合わせて虚血性心疾患という。

5.2　狭　心　症

1）狭心症の原因と分類

冠動脈の動脈硬化によって狭窄が生じることが原因である。高度になると労作によって心筋酸素需要量が増加して一過性に虚血をきたすことになる。これを労作性狭心症という。動脈硬化以外の原因として，冠動脈内皮細胞の機能障害によって局所性に一過性の血管の痙攣（けいれん）を起こして虚血になる場合がある。この現象を冠動脈攣縮（れんしゅく，spasm）といい，日本人に多い。攣縮の誘発因子としては喫煙やアルコール多飲がある。

2）狭心症の症状

胸部症状として絞扼感（締め付けられる），圧迫感，胸痛などがあり，ときに左肩への放散や背部痛，胸やけ，のどの痛みなどを訴えることもある。安静によって5〜10分程度で消失する。冠動脈攣縮の場合は早朝に多い。なお胸痛を伴わない一過性の虚血を無痛性心筋虚血，心筋梗塞の場合を無痛性心筋梗塞といい，高齢者や糖尿病患者で多く認められるので注意する。

3）狭心症の検査

心電図検査では非発作時は正常のことが多いが，発作時にはST低下やT波の変化を認める。労作性狭心症では運動負荷心電図検査で虚血を誘発して心電図の変化を確認する。また24時間連続記録のできるホルター心電計を装着して安静時，夜間や早朝の心電図の変化を確認する。心筋シンチグラフィでは運動負荷をかけて運動直後と数時間後の血流分布の異常な変化を確認できる。

高解像度CTやMRIを用いて冠動脈硬化による狭窄の有無を確認する。またカテーテル検査で狭窄部位の同定または薬物負荷により冠動脈攣縮が起こることを確認する。

（4）狭心症の治療

1）薬　物　療　法

薬物療法としては，硝酸薬，β遮断薬，カルシウム拮抗薬，抗血小板薬などがある。

2）観血的治療

狭窄のある部位に対して，カテーテルを用いてバルーンによる拡張やステント挿入による血管形成術を行う。外科的には冠動脈バイパス手術を行う。

3）冠危険因子の改善

症状改善のためには上記の治療が効果的である。しかし長期予後の改善には，禁煙や食事療法を含めた生活習慣の改善が基本であり，なかでも脂質異常，高血圧症，糖代謝異常のコントロールが不十分な場合には，これらに対する薬物療法が必要である。

特に LDL コレステロールを低下させることが重要であり，コレステロール低下薬のスタチンが用いられる。LDL コレステロールの低下により粥腫を安定化させて退縮させる効果が期待できるため，狭心症の悪化や心筋梗塞の発症，死亡率を減少させることができる。また飽和脂肪酸の制限と n-3 系多価不飽和脂肪酸の摂取が勧められる。

5.3　急性心筋梗塞

心筋虚血により心筋が壊死を起こした状態である。なお発症後 1 カ月後からは陳旧性心筋梗塞とよばれる。

（1）急性心筋梗塞の原因

プラークが破綻すると，潰瘍や血栓を形成して高度な狭窄や閉塞が生じ，その結果突然に血流が途絶することが，主要な原因と考えられている。発症の機序が同じであることから，不安定狭心症，急性心筋梗塞，突然死を合わせて急性冠症候群とよんでいる（図 2 - 4）。動脈硬化の危険因子があると発症率が高く，また危険因子が重なると発症率が上昇する。精神的ストレスも誘因になり，例えば震災後に心筋梗塞発症の増加が認められている。

（2）急性心筋梗塞の症状

一般に，冷汗などを伴う激しい胸痛が 30 分以上続き，ニトログリセリン（硝酸薬）

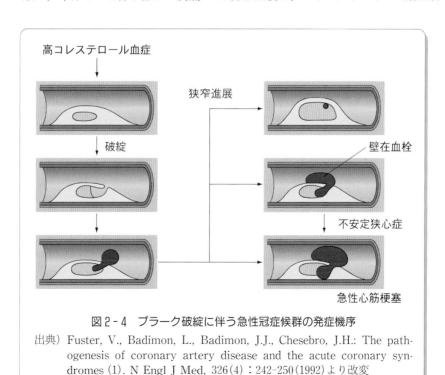

図 2 - 4　プラーク破綻に伴う急性冠症候群の発症機序

出典）Fuster, V., Badimon, L., Badimon, J.J., Chesebro, J.H.: The pathogenesis of coronary artery disease and the acute coronary syndromes (1). N Engl J Med, 326(4)：242-250(1992)より改変

を使っても症状はおさまらない。左肩，背部，頸部に放散することもある。しかし，ごく軽い場合や無症状の場合も認められる。急性期には心不全などの合併症の有無によって死亡率や長期予後が影響される。陳旧期になっても再発の危険度は強く，合併症として致死性の重症不整脈による突然死や意識障害，心不全がある。

（3）急性心筋梗塞の血液検査

　血液検査では，急性期には非特異的な白血球（WBC）の上昇に続いて，CK〔クレアチンホスホキナーゼ（クレアチンキナーゼ）〕，AST（GOT，アスパラギン酸アミノトランスフェラーゼ），LDH（乳酸脱水素酵素），C反応性たんぱく（CRP）が順に上昇する。安静時心電図検査ではST上昇，T波の陰性化，異常Q波の出現などがある。不整脈も出現する。心臓超音波検査では梗塞を起こした部位の壁運動異常や弁の異常などが認められる。冠動脈造影で閉塞部位を確認する。

（4）急性心筋梗塞の治療

　原則として冠動脈疾患集中治療室（CCU）で絶対安静を保ち，酸素投与，薬物治療と観血的治療を組み合わせる。薬物療法は狭心症と同様であるが，初期には点滴静脈注射で投与する。合併症である心不全や不整脈に対する薬物治療を要することが多い。観血的治療としてカテーテルによる血管形成術や，外科による冠動脈バイパス手術がある。

（5）急性期以後の治療

　治療の目的は再発予防と合併症の改善である。狭心症と同様，長期予後の改善には禁煙や食事療法を含めた生活習慣の改善が基本であり，LDLコレステロールなどの脂質異常，高血圧症，糖代謝異常に対する薬物療法が重要である。特にスタチンやβ遮断薬，ACE阻害薬あるいはARB，アスピリン少量療法の使用が有効である。心腔内に血栓ができるような場合は抗凝固薬（ワルファリン）が使われる。心臓リハビリテーション（心疾患患者用に作成された総合プログラム。運動療法，患者教育，生活指導，カウンセリングなどの活動を含む）も有用である。

6. 脳 卒 中

6.1　疾患の特徴

　脳卒中とは脳梗塞，脳出血，くも膜下出血を主に意味し，またそれらの総称である。

（1）脳出血の原因と病態

　脳出血は脳内の血管が破裂して起こる。多くは高血圧が原因で，その他，外傷によるものがある。出血する場所によって，被殻出血，視床出血，橋出血，小脳出血に分類され，四肢麻痺，感覚障害，眼球運動障害などの症状がさまざまな程度で生じる。

（2）脳梗塞の原因と病態

病型から，**ラクナ梗塞**，**アテローム血栓性脳梗塞**，**心原性脳塞栓**に分かれる。

① **ラクナ梗塞**は頻度が高く，高血圧や糖尿病，喫煙，加齢によって，脳動脈の**穿通枝**の狭窄や閉塞が生じるために起こる血行障害が原因である。

② **アテローム血栓性脳梗塞**は主幹動脈のアテローム硬化病変が原因である。高血圧や糖尿病，脂質異常，喫煙，加齢などが原因で，脳梗塞の中で約３割の頻度であるが，近年，その割合が増加している。病変に生じる血栓や脂質を含む小さな塞栓子により一過性に血管が閉塞して**一過性脳虚血発作**が生じることがある。症状は 24 時間以内に消失するため一過性とされるが，症状が回復しても大きな梗塞の予兆と考え，検査や治療などの対策を考える必要がある。

③ **心原性脳塞栓**は弁膜症やその人工弁手術後，あるいは心房細動などにより，心腔内に生じた血栓が遊離して脳血管が詰まることによる。特に心疾患や高齢者にみられる発作性の心房細動は今後増加することが懸念されており，**抗凝固薬**(ワルファリン）などの対策を考慮する必要がある。

（3）くも膜下出血

脳を囲む膜に存在する動脈にできる動脈瘤や脳動脈奇形（もやもや病など）の破綻によってくも膜下腔に出血した状態を**くも膜下出血**という。

6.2 診　　断

意識障害や吐き気，頭痛の程度，そして神経学的所見(四肢麻痺や感覚障害，眼球運動障害など）から脳血管障害を疑い，CT や MRI 撮影を施行する。必要に応じてカテーテル検査も行う。

6.3 治　　療
（1）急　性　期

脳卒中では脳浮腫の軽減と**血圧のコントロール**が基本である。脳出血では血腫の場所や大きさ，症状の程度から手術療法や脳室ドレナージを行うことがある。脳梗塞では早期治療として**血栓溶解療法**を行うことがある。くも膜下出血では破裂した動脈瘤をクリップで留める手術を行う場合がある。

（2）慢　性　期

四肢や嚥下運動，発語などの**リハビリテーション**を早期から行うことが将来の QOL 回復に向けて必要になる。そして血圧のコントロールが最も重要であるが，脳梗塞では再発予防のため薬物による抗血小板療法や抗凝固療法，そしてコレステロール低下療法が必要である。禁煙やアルコール摂取制限，減塩を含む食事療法，運動療法が勧められる。

第 3 章

消化管疾患

1. 予備知識

1.1 消化管の構造と機能

　私たちが摂取した食物を消化・吸収するために働く臓器を総称して消化器という。したがって，消化器には口から肛門まで続く消化管に加え，その付属器官である肝臓，胆嚢および膵臓が含まれる（図3‐1）。

　消化管は，口腔，食道，胃，小腸（十二指腸，空腸，回腸）および大腸（盲腸，結腸，直腸）からなり，肛門に続く全長約9mの器官である。食道から直腸までの消化管壁の基本構造は共通しており，管腔側から粘膜，粘膜筋板，粘膜下層，固有筋層，漿膜（ただし，食道には漿膜は存在せず，外膜という）から構成されている。

1.2 食欲不振（anorexia）

（1）概　　念

　食欲とは，何か食物を食べたいという欲求をいい，**食欲不振**とは食欲が低下あるいは消失した状態をいう。食欲は，間脳の視床下部外側野にある**摂食中枢**と，視床下部内側核にある**満腹中枢**のコントロールを受けている。

（2）食欲中枢に影響する因子

1）末梢神経からの情報

　胃内が食物で満たされると胃が伸張されて満腹感を感じ，空になると飢餓収縮が生じ空腹感が起きる。これは，空腹や満腹についての情報が，胃を支配している迷走神経を介して中枢に伝えられるためである。

2）化学物質からの情報

　血糖値が低下すると摂食中枢が刺激されて食欲が起こり，食後に血糖が上がると満腹中枢が刺激されて満腹感を感じる。遊離脂肪酸の上昇は摂食中枢を刺激する。また，胃から分泌されるペプチドホルモンである**グレリン**は食欲を増進させる働きを持つ。一方，脂肪細胞から分泌される**レプチン**は満腹中枢を刺激して食欲を抑制する。

（3）食欲不振をきたす代表的疾患

　食欲不振は，さまざまな疾患に伴って引き起こされる（表3‐1）。消化器疾患に最も

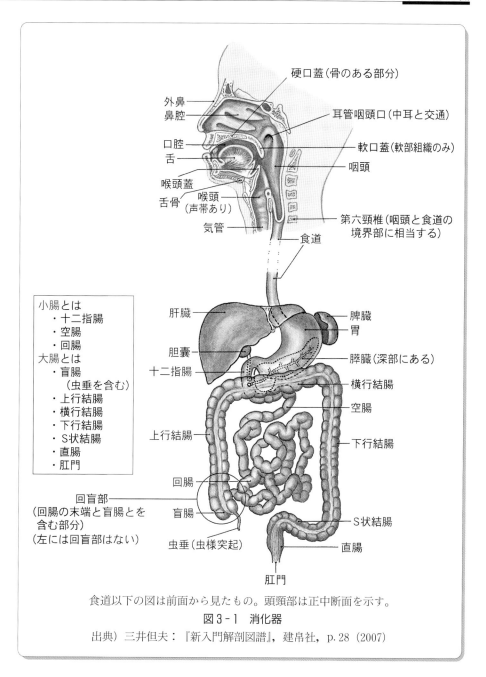

食道以下の図は前面から見たもの。頭頸部は正中断面を示す。

図3-1　消化器

出典）三井但夫：『新入門解剖図譜』，建帛社，p. 28（2007）

頻繁に認められる症状で，慢性胃炎，胃癌などの胃疾患のほか，急性肝炎，肝硬変，慢性膵炎，急性胆嚢炎などほとんどの消化器疾患でみられる。

1.3　嚥下障害（dysphagia）

（1）概　　念

摂食した食物や飲み物が口腔，咽頭，食道を通って胃に送り込まれる過程を嚥下と

表3-1　食欲不振をきたす代表的な疾患

消化器系	急性胃炎，慢性胃炎，胃・十二指腸潰瘍，急性肝炎，肝硬変，急性膵炎，慢性膵炎，急性胆嚢炎など
循環器系	うっ血性心不全など
呼吸器系	慢性閉塞性肺疾患，肺結核など
泌尿器系	腎不全など
内分泌系	アジソン病，甲状腺機能低下症など
精神・神経系	うつ病，神経症，神経性食欲不振症，脳腫瘍など
悪性疾患	すべての悪性腫瘍においてみられる。特に，胃癌，大腸癌，膵臓癌，胆嚢癌など，消化器系の悪性腫瘍では著明
その他	薬剤（ジギタリス，抗癌剤など），アルコール依存症，亜鉛欠乏症，妊娠悪阻（つわり）など

いう。嚥下運動は3相からなり，第1相（口腔期），第2相（咽頭期），第3相（食道期）に分けられる（図3-2）。この嚥下運動に際して，口腔期では随意運動が，咽頭期では反射運動（不随意運動）が，食道期では蠕動運動がスムーズに行えない結果生じる障害を嚥下障害という。嚥下障害には器質的障害と機能的障害がある（図3-3）。

　嚥下障害が存在すると，食事の摂取量が低下し栄養状態の低下を招く。さらに，誤嚥による肺炎（誤嚥性肺炎）をきたしやすいため，高齢者では予後を左右することも少なくない。

（2）嚥下障害の診断と評価
　ベッドサイドで行える嚥下機能の評価法がいくつか考案されている。

　1）反復唾液嚥下テスト（repetitive saliva swallowing test：RSST）
　30秒間に空嚥下が何回できるかをみるテスト。30秒間に3回以上観察されないときは嚥下障害があると判定する。

　2）改定水飲みテスト（modified water swallowing test：MWST）
　3mLの冷水を嚥下させ，むせや呼吸の変化を観察する。

　3）食物テスト（food test：FT）
　約4gのプリンを食べさせるテスト。水飲みテストと同様に，むせや呼吸の変化を観察し，同時に口腔内の残留状況を観察する。

　一方，ベッドサイドでは難しいが，画像検査として嚥下造影検査（videofluorography：VF）や嚥下内視鏡検査（videoendoscopy：VE）を行い，嚥下障害を診断する方法もある。

（3）嚥下障害のリハビリテーション
　食物を用いず，嚥下器官への刺激や運動を加えることにより嚥下機能を改善させる間接的嚥下訓練と，食物を飲み込むことで嚥下を改善させる直接的嚥下訓練がある。

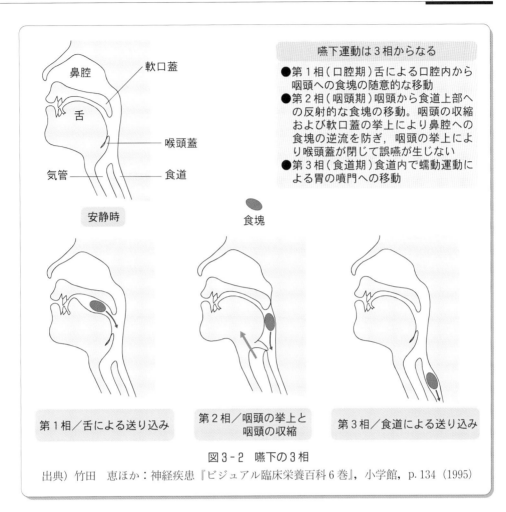

嚥下運動は3相からなる
- 第1相（口腔期）舌による口腔内から咽頭への食塊の随意的な移動
- 第2相（咽頭期）咽頭から食道上部への反射的な食塊の移動。咽頭の収縮および軟口蓋の挙上により鼻腔への食塊の逆流を防ぎ，咽頭の挙上により喉頭蓋が閉じて誤嚥が生じない
- 第3相（食道期）食道内で蠕動運動による胃の噴門への移動

図3-2　嚥下の3相

出典）竹田　恵ほか：神経疾患『ビジュアル臨床栄養百科6巻』，小学館，p.134（1995）

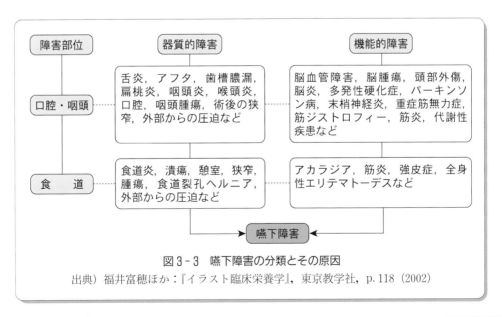

図3-3　嚥下障害の分類とその原因

出典）福井富穂ほか：『イラスト臨床栄養学』，東京教学社，p.118（2002）

（4）嚥下障害食

　嚥下障害のある患者に嚥下を開始させる場合には，最も嚥下しやすい食品[*1]を嚥下開始食として用いる。その後，嚥下の難易度の低い食事から難易度の高い食事へと段階的に徐々に移行していく。

1.4　下痢と便秘

（1）下痢（diarrhea）

1）概　　念

　糞便中の水分量の増加をいう。日本人の便は通常 60〜70 ％程度の水分を含有しているが，水分量が 80〜90 ％になると軟便から泥状便となり，90 ％以上になると水様便となる。したがって，一般に下痢とは，軟便，泥状便および水様便をいい，下痢という場合には排便回数は問題とならないが，一般に排便回数は増加している。

2）成　　因

①　浸透圧性下痢

　腸管から吸収されない物質により腸管内浸透圧が上昇して生じる下痢で，代表的な疾患には乳糖不耐症がある。また，アルコールの大量摂取や吸収されにくい浸透圧物質（ラクツロース，ソルビトールなど）を多量に摂取した場合にも起こる。

②　分泌性下痢

　細菌感染やホルモン異常により水分や粘液の分泌が亢進して生じる。細菌感染では赤痢やコレラなどがある。一方，ホルモン異常ではガストリン産生腫瘍のゾリンジャー・エリソン症候群（Zollinger–Ellison syndrome）[*2]などがある。

③　便の通過時間の短縮

　甲状腺機能亢進症や過敏性腸症候群では，腸の運動が亢進することにより下痢を起こす。

3）治　　療

　それぞれの原因に対応した治療を行う。対症療法として，抗コリン薬などの腸管運動抑制薬，タンニン酸などの収れん薬，アドソルビンなどの吸着薬が用いられる[*3]。

　経口摂取が困難な場合は絶食とする。水分は摂取可能であれば摂取させるが，その

[*1]：嚥下しやすい食品形態の特徴は，以下のようである
　①　食塊形成が容易で，あらかじめ咀嚼したような形態のもの。
　②　ある程度の粘性を有し，咽頭通過時に変化しやすいもの。
　③　口腔内でばらばらになりにくいもの。
　④　付着性が低く，粘膜に付着しないもの。

[*2]ゾリンジャー・エリソン症候群：膵ランゲルハンス島，あるいは十二指腸のガストリン産生腫瘍のため，胃酸の過剰分泌をきたし難治性・再発性の消化性潰瘍を発症する。症状は，腹痛と下痢である。

[*3]：細菌性腸炎が疑われる場合には，止痢剤（下痢を止める薬）を用いると，生体反応としての病原菌や毒素の排泄を妨げることがあるので，安易に止痢剤を投与しない。

際には低張性脱水にならないように電解質を含む飲料水が望ましい。症状の回復ととも に，高カロリーで消化のよい食事を徐々に投与していく。

　大量の下痢が長期に続く場合は，脱水のみならず電解質の喪失にも注意する。さらに，腸液（大量の K^+）の喪失により血液が**アルカローシス**に傾くことがあるため，pH にも注意が必要である。

（2）便秘（constipation）
1）概　　念

　排便習慣は個人により異なるが，排便が順調に行われず，糞便が長期間にわたり腸管内に停滞する状態をいうが，医学的に厳密な定義はない。一般に食物の腸内通過時間（日本人の場合は，およそ72時間）を考えて，3～4日以上排便がない場合を便秘と表現することが多い。

　便秘は，器質性便秘，機能性便秘，薬剤性便秘と症候性便秘に分類できる。

2）成　　因
①　器質性便秘

　腸管の器質性変化，すなわち，腹部手術後あるいは腹膜炎後の腸管癒着，癌などによる腸管の狭窄などの機械的通過障害によるものである。

②　機能性便秘

　a）弛緩性便秘：腸管の緊張低下，蠕動運動の低下により便が大腸内に長時間停留するために硬く大きな便が形成される。副交感神経の緊張低下，あるいは食物繊維の摂取不足による腸管運動抑制が原因となる。高齢者や女性（特に多産婦），食事量の少ない人にみられる。

　b）痙攣性便秘：副交感神経の興奮性が亢進し，腸管の過度の緊張，痙攣により便の移送が障害されることにより起きる。ころころとした兎糞状の便が特徴である。比較的若い人に多く，不定愁訴や自律神経失調症状を伴うことも少なくない。

　c）直腸性便秘：便が直腸に停留しているにもかかわらず，便意を催さず排便できない状態である。直腸内圧受容体の感受性が低下し，排便反射が減弱することによる。便意を我慢することが多い人，緩下剤の乱用などでみられる。

③　薬剤性便秘

　抗コリン薬，制酸薬，モルヒネ，抗うつ薬などの内服により誘発される。

④　症候性便秘

　糖尿病，甲状腺機能低下症，強皮症などの疾患や電解質異常（低カリウム血症，高カルシウム血症など）などによって便秘をきたす。

3）治　　療
①　器質性便秘

　治療は，原因となる器質的変化を取り除くことである。

②　機能性便秘

弛緩性便秘では，**食物繊維を十分に摂取**（1日20g以上）し，腸管運動を高める。また，水分を多めに摂取する，特に冷たい水や牛乳は腸管運動を高めるのに効果的である。香辛料や酸味の強い食べ物も腸管の刺激となる。一方，痙攣性便秘には**ストレス解消**が第一である。弛緩性便秘とは異なり，腸管を刺激するような酸味の強いもの，香辛料，アルコールやカフェインは避ける。食物繊維も不溶性食物繊維は腸管を刺激するため控え，便の容積を増す水溶性食物繊維を摂取するようにする。痙攣性便秘では，抗不安薬により腸管の緊張を除くことが有効なことも多い。

直腸性便秘では，**規則的な排便習慣**をつけることが重要であるが，実際には，弛緩性便秘を合併していることが多いので，弛緩性便秘に準じた対処をする。

③　薬剤性便秘，症候性便秘

薬剤性便秘では原因となる薬剤を中止する。症候性便秘では原因となる疾患の治療を行う。

2. 口腔疾患

2.1　口内炎（stomatitis）

口腔粘膜（硬口蓋，軟口蓋，頬粘膜，歯肉，舌）の炎症性変化を広義の**口内炎**という。したがって，舌炎も口内炎のひとつとして取り扱う。

（1）成　　因

口内炎には，局所的要因に基づき口腔内のみに症状が現れるものと，全身疾患の一部として現れるものがある。機械的刺激や化学的刺激により発症するものと，細菌，ウイルスや真菌などの感染，ビタミンやミネラルの欠乏，あるいはアレルギーにより発症するものなどがある。

（2）症状と診断

口内炎を発症すると，局所の疼痛や灼熱感，特に食事時に「しみるような痛み」が出現したり，温熱刺激，酸味や甘味に対して過敏になることが多いため食欲不振となり，栄養状態の悪化につながる原因となる。

1）アフタ性口内炎

最も一般的にみられる口内炎で，**アフタ**（aphtha，粘膜に生じる小さな潰瘍）を伴って発症する。原因は不明であるが，ウイルス，ビタミン不足，ストレスなどが関与していると考えられる。多くは自然治癒するが再発も多い。

2）その他の口内炎

全身疾患の一部としては，**ベーチェット病***に付随して発症するものが有名である。その他，白血病や重症腎炎に付随するもの，あるいは抗癌剤治療や抗菌薬（抗生剤）治療に伴って発症する薬剤性口内炎もみられる。

2.2 舌炎 (glossitis)

舌炎は，舌への機械的・化学的刺激によるものとビタミン B_{12} や鉄などの造血性栄養素の欠乏によるものがある。

鉄欠乏性貧血，舌炎，嚥下障害の3主徴を示す病態を**プランマー・ヴィンソン症候群** (Plummer-Vinson syndrome) という。中年の女性に多く，この際にみられる舌炎は萎縮性舌炎である。ビタミン B_{12} 欠乏による**悪性貧血**時には舌の発赤，舌の扁平化，舌乳頭の萎縮を特徴とする舌炎がみられることがある。これを**ハンター**(Hunter)**舌炎**という。治療はビタミン B_{12} の補給である。

3. 食道疾患

3.1 胃食道逆流症 (gastro-esophageal reflux disease：GERD)

胃液，胆汁や膵液が食道内に逆流することにより，胸やけや呑酸（げっぷ）などの自覚症状や食道粘膜に炎症が引き起こされる。こうした食道内への逆流により引き起こされる症候群を**胃食道逆流症**(GERD) という。GERD では，自覚症状が強くても内視鏡的には異常を認めないことも少なくないが，内視鏡的に食道粘膜に発赤やびらんなどの炎症所見が確認できるものを**逆流性食道炎**という。

(1) 成　　因

食道胃接合部における逆流防止機構である**下部食道括約部圧** (lower esophageal sphincter：LES 圧)の低下により，食道のしまりが悪くなって胃酸などが食道内に逆流して生じるが，食道の蠕動運動の低下，食道粘膜の抵抗力低下，胃内容物の排出遅延，胃酸の過剰分泌などが誘因となる。

近年の高齢者人口の増加に伴い患者は増加傾向にある。高齢者に多くみられる前屈姿勢は胃部を圧迫して腹圧の上昇を招き，胃内容の逆流を助長する。さらに食の欧米化に伴い胃酸の分泌が高齢になっても低下しないこと，肥満者が増加していることが考えられる。肥満も胃を圧迫して腹圧の上昇を招きやすい。また，食道への逆流防止機構の破綻を招く**食道裂孔ヘルニア**を合併していることが多い。

(2) 症状と診断

特に夜間（横になっていることが多いため，食道内への逆流が生じやすい）の胸やけ，心窩部痛，胸骨後部の疼痛，嚥下困難，悪心，嘔吐や呑酸がみられる。酸の逆流が食道上部にまで及ぶと，咽頭炎や咳発作をきたすこともある。

重症になると嚥下障害をきたして栄養障害となり，体重減少などもみられる。

上部消化管造影検査で，食道裂孔ヘルニアの存在，食道潰瘍や炎症を繰り返した結

---

*ベーチェット病（Behçet's disease）：20〜30歳代に好発する再発性口腔内アフタ，外陰部潰瘍，ぶどう膜炎を三主徴とする慢性炎症性疾患である。

果，下部食道の狭窄がみられることがある。また，食道粘膜の変化を調べるためには，上部消化管内視鏡検査を行う。一方，食道内への酸の逆流程度を調べるため食道内の24時間 pH モニタリングが行われる。

（3）治　　療

1）食事療法

① 胃酸の分泌を亢進させる刺激物，コーヒーや紅茶は控える。

② 下部食道括約部圧を低下させる脂質，甘味，酸味の強い食品は避ける。特に，アルコール，チョコレート，あんこ類は控える。

③ 食事内容は，胃内停滞時間の短い消化のよいものを中心に選択する。胃排出を遅延させる高脂肪食，繊維の多い難消化性の食品やいも類などを控える。

④ 1回の食事量を減らし，摂取回数を5〜6回に分割して摂取する。就寝前2時間の食事摂取は止める。早食い，暴飲暴食を避ける。

⑤ チーズ，ヨーグルト，牛乳などの乳製品には胃酸を中和する作用がある。

2）生活指導

腹圧の上昇を避けるため，ベルトやガードル，コルセットなどで腹部を締め付けない，前屈姿勢をとらない，あるいは便秘の解消や肥満にならないことも重要である。また，逆流防止のために，食後2時間は臥位にならないこと，特に右側臥位は LES 圧を低下させるためよくない。就寝時には頭部を高くすることも有用である。

3）薬物療法

胃酸分泌を抑制するヒスタミン H_2 受容体拮抗薬やプロトンポンプ阻害薬が薬物治療の主体である。食道蠕動や胃排出能を高める薬剤が併用されることが多い。

4．胃　疾　患

4.1　胃　　炎

（1）急性胃炎（acute gastritis）

機械的刺激，化学的刺激，細菌の毒素による刺激などにより，胃粘膜に急性の炎症性変化が惹起された状態を急性胃炎という。病理組織学的には，好中球を主体とする炎症性細胞浸潤，浮腫，出血およびびらんを認める。

1）成　　因

暴飲暴食，アルコール，香辛料，非ステロイド性抗炎症薬（NSAIDs）に代表される薬剤や腐食性化学物質の摂取によるもの，腸炎ビブリオ，サルモネラによる食中毒，ストレス，放射線照射やアニサキスなどの寄生虫が原因で起こる。

2）症状と診断

悪心，嘔吐，胸やけ，食欲不振，心窩部痛などがある。重症例では吐血，下血がみられることもある。診断は，問診により食事内容(アニサキス症の原因となる鮮魚類の生食など)，服薬歴，アルコール摂取，ストレスの有無などを聞くことにより成因を推測

できることが少なくない。確定診断には上部消化管内視鏡検査を行い，発赤，浮腫，びらん，出血などを認める。突発する心窩部痛，悪心，嘔吐などで発症し，内視鏡的に広範囲のびらんや潰瘍，出血を伴う変化がみられる病変を，急性胃粘膜病変（acute gastric mucosal lesion：AGML）という概念でよぶことが多い。

3）治　　療

治療の基本は，まずは誘因の除去であり，食事療法，薬物療法が続く。軽症例では誘因の除去のみで自然治癒する場合が少なくない。一般に治療によく反応して1～2日で治癒するものが多いが，数日の経過を要するものもある。

① 食 事 療 法

a）症状が強い場合には絶飲食として，胃の安静を図る。

b）症状の軽快とともに水分の補給から始め，重湯やスープなどの流動食，徐々に粥食から常食へ移行する。

c）胃酸の分泌を亢進させる刺激物，アルコール，コーヒーや紅茶は控える。

② 薬 物 療 法

胃酸分泌を抑制するヒスタミンH$_2$受容体拮抗薬やプロトンポンプ阻害薬が薬物治療の主体である。胃粘膜防御因子増強薬，抗コリン薬も用いられる。

（2）慢性胃炎（chronic gastritis）

胃粘膜の慢性炎症性疾患で，組織学的には形質細胞，リンパ球を主体とした炎症性細胞浸潤と固有胃腺の減少を特徴とする。分類法はいくつかあるが，表層性胃炎と萎縮性胃炎に分ける分類が理解しやすい。表層性胃炎は初期段階の活動性のある胃炎で，表層性胃炎が長く続くと胃粘膜を構成する細胞が減少し，粘膜は薄く脆弱になる（萎縮）。萎縮がさらに進むと胃の細胞が腸の細胞のような性質の細胞に変性する（腸上皮化生）。萎縮性胃炎には悪性貧血を合併するタイプがあり，A型胃炎*とよばれている。

1）成　　因

慢性胃炎のほとんどはヘリコバクター・ピロリ菌の長期感染により引き起こされることが明らかとなった。そのほかに，暴飲暴食，香辛料の過剰摂取，カフェイン類，薬物，喫煙，ストレスなどが影響していると考えられる。

2）症状と診断

上腹部不快感，腹部膨満感，悪心，嘔吐，呑酸（げっぷ），食欲不振などがあるが無症状のことも多い。診断は，胃内視鏡検査で胃の萎縮所見を認めれば診断可能であるが，確定診断には生検による組織学検査が行われる。

3）治　　療

細胞の萎縮が慢性胃炎の本体であることから，根本的な治療はなく，症状に応じて

*A型胃炎：悪性貧血の原因として知られている胃体部を中心とした萎縮性胃炎で，前庭部の胃炎は軽度か，ないことが多い。抗胃壁細胞抗体が陽性で，酸分泌は無酸症で，血中ガストリン値が高い。これに対して，胃前庭部を中心に萎縮がみられる一般的な萎縮性胃炎はB型胃炎とよばれる。

食事療法や薬物療法が行われる。

① 食 事 療 法

a）胃の負担を除くことが重要で，そのために規則正しい食生活習慣とする。

b）過食を避け，たんぱく質，ビタミン，ミネラルを十分に補給して粘膜機能の改善を図る。

c）胃内停滞時間が長くなる食物繊維や脂質などは避ける。

d）表層性胃炎では，胃酸の分泌を亢進させる刺激物，アルコール，コーヒーや紅茶は控える。また，熱いもの，冷たいものは避ける。

e）萎縮性胃炎では，消化のよいものを摂取する。少量のアルコールや香辛料は胃液の分泌を促すため，むしろ勧められる。

② 薬 物 療 法

症状軽減のために粘膜防御因子増強薬，胃運動改善薬が用いられる。上腹部痛が強い場合は，急性胃炎に準じて胃酸分泌を抑制するヒスタミン H_2 受容体拮抗薬やプロトンポンプ阻害薬が用いられることもある。

4.2　胃・十二指腸潰瘍（gastroduodenal ulcer）

胃液中の胃酸や消化酵素ペプシンの消化作用により**粘膜筋板あるいはそれよりも深部に達する組織欠損**が生じた状態をいう（図3-4）。胃潰瘍も十二指腸潰瘍も成因，組織所見とも基本的に同じであることから，これらをまとめて**消化性潰瘍**とよぶこともある。

わが国の消化性潰瘍は，男性が女性の約3倍と多い。十二指腸潰瘍が多い欧米に対して，わが国では胃潰瘍の発症が多く，胃潰瘍が十二指腸潰瘍の約2～3倍である。しかし，食の欧米化に伴い都市部では胃潰瘍と十二指腸潰瘍の比率はほぼ1：1に近づいている。また，胃潰瘍が40～50歳代に多いのに対し，十二指腸潰瘍は30歳代と若年者に多い。

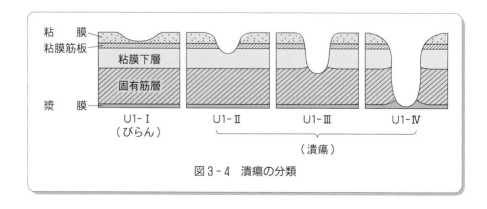

図3-4　潰瘍の分類

（1）成　　因

　近年では，ヘリコバクター・ピロリ菌感染と非ステロイド性抗炎症薬（NSAIDs）が二大病因と考えられている。ヘリコバクター・ピロリ菌による消化性潰瘍発症の機序は十分に解明されてはいないが，その感染率が消化性潰瘍患者の90％以上にみられ，わが国の一般人口の感染率60％に比べ高率であること，一方，消化性潰瘍患者におけるヘリコバクター・ピロリ菌非感染率が数％以下と少ないこと，さらには除菌後の潰瘍再発率が著しく低いことから，ヘリコバクター・ピロリ菌が消化性潰瘍の最大の原因と考えられている。一方，NSAIDs は，シクロオキシゲナーゼ阻害により消化管粘膜における内因性プロスタグランジンの低下を招き，粘膜抵抗性が減弱することが潰瘍発症の機序と考えられている。

　しかしながら，現実的には1つの要素のみにより潰瘍が発症しているわけではなく，従来から理解されている攻撃因子と防御因子の平衡の破綻により潰瘍が生じるとする**バランス説**は成因理解に有用である（図3-5）。すなわち，**攻撃因子の働きが活発となり，防御因子の働きを上回ると**，図3-5のように天秤が攻撃因子側に傾き潰瘍が生じる。また，これらのバランスは自律神経（迷走神経）によっても調節されており，強いストレスは自律神経を介して潰瘍を発症させる。

（2）症状と診断

　最も多い症状は，**心窩部痛**である。一般に，**胃潰瘍では食後に心窩部痛が増強し，十二指腸潰瘍では空腹時に痛みが強い**とされるが，必ずしも当てはまらないこともある。その他の症状としては，腹部膨満感，悪心・嘔吐，食欲不振，胸やけ，呑酸などがみられる。高齢者では症状を訴えず，突然の吐下血で発症する場合も多い。

　診断には，**上部消化管造影検査，内視鏡検査**を行う。癌との鑑別のために生検による組織学検査を行う。ヘリコバクター・ピロリ菌の有無も検査されることが多い。

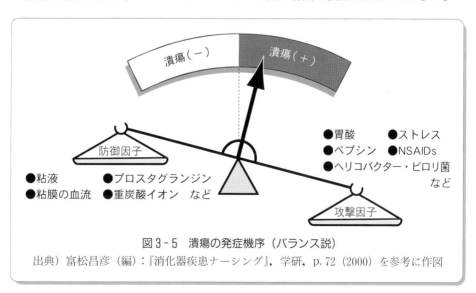

図3-5　潰瘍の発症機序（バランス説）

出典）富松昌彦（編）:『消化器疾患ナーシング』，学研，p. 72（2000）を参考に作図

胃潰瘍は，胃角部付近にできることが多いが，高齢者では胃角部よりも口側にできることも多い。十二指腸潰瘍は十二指腸球部の小彎側または前壁にできることが多い。

（3）治　　療

治療の基本は，食事療法，心身医学療法と薬物療法である。

1）食 事 療 法

① 十分な栄養素の摂取が創傷治癒には不可欠であり，適切なエネルギー量とたんぱく質を摂取させる。ビタミン，ミネラルも不足しないようにする。

② 胃酸分泌を亢進させる刺激物，香辛料，アルコール，コーヒーや紅茶は控える。

③ 胃内停滞時間の短い，消化のよいものを中心に選択する。胃排出を遅延させる高脂肪食，高繊維食を避ける。

④ 極端に熱い，冷たい，固い食品や炭酸飲料など物理的に胃を刺激する食品は避ける。また，一度に大量の食事を摂取しない。

⑤ 規則正しい食事時間を習慣づけ，創傷部の安静を保つ。

⑥ 禁煙。

⑦ なお，出血時や活動期以外は絶食とせず，早期に食事を開始する。

2）生 活 指 導

ストレスを軽減するために，音楽や適度な運動により気分転換を図り，リラックスする。

3）薬 物 療 法

胃酸分泌を抑制する**ヒスタミン H₂受容体拮抗薬**や**プロトンポンプ阻害薬**が薬物治療の主体である。防御因子増強薬は潰瘍治癒効果が明確でないとされているが，実際の診療では，防御因子増強薬が併用されることが多い。**ヘリコバクター・ピロリ菌**が陽性の場合には，積極的に除菌を試みる。

また，潰瘍の原因が NSAIDs であれば，可能な限り NSAIDs は中止する。

消化性潰瘍は，強力な胃酸分泌抑制作用を持つ薬剤の登場により，内科的にコントロール可能な疾患になった。現在，手術の対象となるのは，穿孔や狭窄例，内視鏡的に止血が不可能な出血例のみである。また，ヘリコバクター・ピロリ菌の除菌により再発率は減少してきてはいるが，現在でも再発しやすい疾患である。

4.3　胃切除後症候群（postgastrectomy syndrome）

胃癌の治療などで胃の幽門側を一部切除することを胃の部分切除，約4/5を切除することを亜全摘，胃をすべて切除することを胃全摘という。胃の部分切除後あるいは亜全摘後には，残胃と小腸を吻合（再建）するが，その方法として，残胃と十二指腸断端をつなぐビルロート（Billroth）Ⅰ法と十二指腸断端を閉じて残胃と空腸をつなぐビルロートⅡ法などがある（図3-6）。また，胃切除後には，手術後早期に，あるいは手術後かなりの時間を経て全身的機能障害や栄養障害が生ずることがあり，これを胃切除

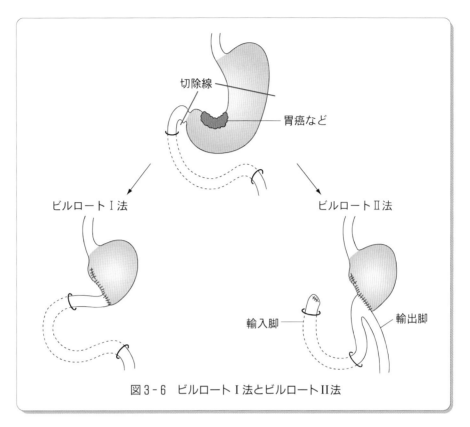

切除線

胃癌など

ビルロートⅠ法

ビルロートⅡ法

輸入脚

輸出脚

図3-6　ビルロートⅠ法とビルロートⅡ法

後症候群という。

　後に述べるように，ビルロートⅡ法において問題が生じることが多いため，最近では，吻合術としてビルロートⅠ法が多く用いられる。

（1）ダンピング症候群（dumping syndrome）

　一般に術後患者の10〜20％程度にみられ，ビルロートⅠ法よりもビルロートⅡ法に多くみられる。症状の出現時間により以下の2つに分類される。

1）早期ダンピング症候群

　食後30分以内に，発汗，頻脈，顔面紅潮，脱力感，腹部症状（悪心，嘔吐，下痢，腹痛，膨満感）などが現れる。症状は60〜90分以内に消失することが多い。発症機序には不明な点も多いが，摂取した食物が急速に小腸に流入することにより空腸の急激な機械的拡張が引き起こされ，自律神経反射が生じることがあげられる。さらに，高濃度の食物の流入により腸管内の浸透圧が高まり，浸透圧勾配により細胞外液が粘膜の血管から消化管内に流入することによって生じる腸管蠕動運動の亢進と循環血液量の減少などが原因と考えられる。

　治療は，①糖質の制限，高たんぱく食，適度な脂質の投与，②水分を少なくした固形食とする，③一度に大量の食事を摂取せず，1日5〜6回に分ける少量頻回食とする，④食後は20〜30分ほど横になる，⑤自身の経験から症状を誘発するような食品を

避けること，などが食事療法として有効である。薬物療法としては，精神安定剤，抗ヒスタミン薬，抗セロトニン薬，抗コリン薬が用いられる。

2）後期ダンピング症候群（食後低血糖症候群）

食後2〜3時間後に，全身脱力感，冷汗，動悸，めまい，手指の震えや意識障害などが出現する。食物が急速に小腸へ流入し高血糖となり，それを是正するため反応性にインスリンが過剰に分泌されることによって生じる**低血糖症状**である。胃切除患者の約10％にみられるとされるが，食事内容の影響が大きく，糖質の過剰摂取で起こりやすい。

本質は低血糖症状であるから，症状が出現したときは，糖質を摂取することにより改善する。予防は，基本的に早期ダンピング症候群と同様である。

（2）輸入脚症候群

ビルロートII法吻合の際には，輸入脚（図3-6）が盲端となり食物の流れがなくなる。その結果，溜まった胆汁，膵液により輸入脚内の圧が上昇し，胃側に逆流して嘔吐を引き起こす。また，輸入脚の中で腸内細菌が増殖し，栄養素の消化・吸収を阻害する。

治療は，脂肪を制限し，高エネルギー食で，たんぱく質とビタミン，ミネラルを十分含む食事とする。1回の食事量を減らし，1日5〜6回に分ける少量頻回食とする。

（3）逆流性食道炎

胃全摘後あるいは胃部分切除において**下部食道括約部の機能が低下または喪失**することにより，残胃や十二指腸，空腸内容物の逆流により食道炎をきたす胃切除後の逆流性食道炎では，胃酸ではなく胆汁や膵液が原因となることが少なくない。

（4）術後栄養障害

胃切除患者の30〜40％に栄養障害が生じる。これは，胃切除により胃内容が小さくなり，少量の食事により腹部膨満感をきたすために摂取食事量が減少する（小胃症状），あるいは，消化・吸収不良をきたすためである。

1）下　　痢

胃液や胆汁，膵液などの分泌が少なくなるために消化能力が低下することにより起きる。治療に特別なものはなく，自分にあった食べ方を工夫する。

2）貧　　血

鉄の吸収障害による**鉄欠乏性貧血**が高率にみられる。また，胃壁から分泌される**内因子**が減少（消失）することより，**ビタミンB_{12}の吸収が障害**されるために起こる悪性貧血がある。**悪性貧血**は，胃切除後数年〜10年近く経てから生じるため，注意が必要である。

治療には，鉄，ビタミンB_{12}の豊富な食事，特に緑色野菜やレバーなどが勧められる。

食事からの補給が困難または不十分な場合は，薬剤（経口薬，注射薬）を用いる。

3）代 謝 障 害

カルシウムおよびビタミンDの吸収障害により，**骨軟化症**や**骨粗鬆症**がみられる。

治療には，カルシウムの豊富な食事，牛乳や乳製品を積極的に摂取する。ビタミンDの補給も有効である。

4.4　たんぱく漏出性胃腸症（protein-losing gastroenteropathy）

血漿たんぱく，特にアルブミンが胃や腸の粘膜を介して消化管内に異常に漏出するために低たんぱく血症をきたす症候群をいう。代表的な疾患として，胃の**メネトリエ病**（巨大肥厚性胃炎）と**腸リンパ管拡張症**があげられるが，他の疾患に合併するものも多い。前者を原発性，後者（他の疾患に合併するもの）を続発性という。

（1）成　　因

たんぱく漏出の機序としては，①リンパ系の異常（腸リンパ管拡張症にみられる），②消化管粘膜の異常（潰瘍性大腸炎，クローン病などの潰瘍性病変，メネトリエ病や悪性腫瘍などにみられる），③毛細血管透過性の亢進（アミロイドーシスにみられる）の3つが代表的であるが，これらが単独あるいは複合してたんぱく漏出を起こすと考えられる。

（2）症状と診断

浮腫が主な症状で，顔面や下肢などの限局性のものから，胸水や腹水を伴う高度なものまである。腸リンパ管拡張症では浮腫が唯一の症状であることが少なくない。その他，下痢，悪心・嘔吐，腹部膨満感，腹痛などの消化器症状や，脂肪便がみられる。

血漿たんぱく質の大量喪失に伴い，**低たんぱく血症**，**低アルブミン血症**がみられるほか，カルシウムや鉄，ビタミンの低下もみられることが多い。確定診断は，消化管中に血漿たんぱくが漏出していることを確認することである。消化管へのたんぱく漏出を証明する検査として，α_1-アンチトリプシンクリアランス試験，あるいはたんぱく漏出シンチグラフィーがある。

（3）治　　療

原因となる疾患があれば，その治療を行う。対症療法として栄養療法が行われる。経口摂取が可能な場合は，高たんぱく，低脂肪，低残渣食とするが，下痢が高度あるいは栄養障害が高度な場合には，成分栄養剤を用いた経腸栄養や中心静脈栄養を行う。

薬物療法としては，利尿薬やアルブミン製剤を投与する。腸リンパ管拡張症では副腎皮質ホルモン薬の投与が有効で，メネトリエ病では，ヒスタミン H_2 受容体拮抗薬やプロトンポンプ阻害薬などの薬物療法が行われる。

5. 腸　疾　患

5.1　炎症性腸疾患（inflammatory bowel disease：IBD）

慢性に経過するさまざまな原因によって生じる小腸，大腸の疾患をいう。**特異性と非特異性**に分けられ，前者は**アメーバ赤痢や感染性腸炎**など原因の明らかなもの，後者は**クローン病や潰瘍性大腸炎**など原因不明なものをいう。しかし，炎症性腸疾患といえば，一般には非特異性炎症性腸疾患であるクローン病と潰瘍性大腸炎の2つを指すことが多い（狭義の炎症性腸疾患）（表3‐2）。

（1）クローン病（Crohn's disease）

主として**若い成人**（10歳後半～20歳代前半）に好発し，粘膜の浮腫，びらん・潰瘍を伴う慢性・肉芽腫性炎症性病変からなり，緩解と再燃を繰り返す難治性疾患である。口から肛門までの消化管のどの部位にも起こりうるが，消化管以外にも関節炎，皮膚病変，虹彩炎や肝障害などがみられる。

わが国の有病率は欧米と比較すると低率であるが，2016年度の厚生労働省の報告では，患者数42,789人（人口10万人当たり約34人）であり，ここ数年の間に急激に増加している（平成28年度衛生行政報告例）。男女比では2～3：1と男性に多い。

1）成　　因

成因は不明であるが，遺伝的素因，食物抗原，腸内細菌，ストレスや免疫異常などの複数の原因が複雑に関与した結果，すなわち，遺伝的素因を持ったヒトに，食物抗原などの環境因子が異常な免疫反応を引き起こした結果と考えられている。

2）症状と診断

病変の存在部位から，小腸に病変がある小腸型，小腸と大腸に病変がある小腸大腸

表3‐2　クローン病と潰瘍性大腸炎の鑑別

	クローン病	潰瘍性大腸炎
好 発 年 齢	10歳代後半～20歳代前半	20～30歳代 50～70歳代に小ピーク
臨 床 症 状	腹痛，下痢，発熱，体重減少など	下痢（粘血便），腹痛，発熱
病変の分布	好発部位は回腸末端，回盲部～右側結腸 ただし，消化管のいずれかの部位にも発症しうる	大腸，特に直腸～左側結腸
病理学的所見	消化管粘膜全層の病変（全層性病変）	粘膜と粘膜下層の病変
腸の肉眼所見	縦走潰瘍 敷石像 非連続性病変（スキップ病変）	鉛管状 ハウストラの消失 連続性病変
治　　療	栄養療法が第一選択	薬物療法が第一選択
そ　の　他	肛門病変の合併が多い 瘻孔の形成がみられる	肛門病変の合併は少ない 瘻孔形成はみられない

型，大腸に病変がある大腸型に大きく分けられるが，回腸から回盲部に病変を認める小腸大腸型の頻度が最も多い（全体の40％程度）。

腹痛，下痢，発熱，体重減少，全身倦怠感がみられる。水様性の下痢が数回続くことが多いが，大量の下血が起こることは少ない。しかし，大腸に深い潰瘍があると大量の下血がみられ，貧血をきたすこともある。小腸病変が広範になると，消化吸収不良のため体重減少，低たんぱく血症，低コレステロール血症など栄養不良をきたす。腹部には腫瘤を触れることがあるが，この部には腸管の狭窄，瘻孔あるいは膿瘍があることが多い。高頻度に難治性痔瘻や肛門周囲膿瘍といった肛門部病変がみられることも特徴である。

下部消化管内視鏡または下部消化管造影検査（注腸検査）および病理組織学的検査により診断する。肉眼的には病変は非連続性（スキップ病変；skip lesion）で，縦走潰瘍，敷石像（cobble stone appearance）がみられ，病理組織学的には全層性病変で非乾酪性類上皮性肉芽腫を認める。

3）治　　療

治療は薬物療法，栄養療法，外科療法が組み合わせて行われる。

①　栄 養 療 法

2007年のクローン病治療指針改定のなかで，成分栄養剤を用いた経腸栄養や中心静脈栄養といった栄養療法が治療の第一選択とされたことは特筆すべき点である。

クローン病の活動期には，必要エネルギーのすべてを成分栄養剤（エレンタール®）でまかなうが，緩解導入率は80～90％と高率である。しかし，緩解後に成分栄養剤を中断すると容易に再燃するため，在宅においても治療を継続させる必要がある（在宅経腸栄養法）。これは，患者の状態に応じて，成分栄養剤と低脂肪，低残渣食を組み合わせて行う。食事中の脂質は腸管の安静を妨げるのみならず，特にn-6系多価不飽和脂肪酸はアラキドン酸カスケードを介して腸管の炎症を悪化させる。一方，n-3系多価不飽和脂肪酸は代謝され抗炎症作用を発揮することから，有効である。

重症例には，中心静脈栄養を選択し，改善が得られれば経腸栄養，経口摂取へと移行する。

②　薬 物 療 法

5-アミノサリチル酸製剤（ペンタサ®，サラゾピリン®），プレドニゾロンや免疫抑制剤が用いられる。また，抗菌薬の有効性も知られており，特に大腸型クローン病に顕著である。一方，最近ではサイトカインや細胞表面分子に対する抗体が医薬品として開発されつつある。現在は，抗TNF-α抗体の有効性が明らかにされ，今後クローン病の治療を大きく変える薬剤として期待されている。また，2010年には血球成分除去療法が一部国内承認された。

③　外 科 療 法

QOLの改善を目的とし，栄養療法，薬物療法の無効な腸管合併症（狭窄，瘻孔や膿瘍）や肛門合併症（難治性痔瘻や肛門周囲膿瘍）に対しては速やかに外科治療を選択する。

5.2　潰瘍性大腸炎 (ulcerative colitis：UC)

大腸の粘膜を侵し，びらんや潰瘍を形成する原因不明の**非特異的慢性炎症**である。20～30 歳代の若年成人に好発するが，50～70 歳にも小さなピークがあり，同時に小児にもみられる。2016 年度の有病率は，人口 10 万人当たり約 132 人であり，クローン病同様，1970 年以降から急増している(厚生労働省平成 28 年度衛生行政報告例)。男女差は認めない。消化管外の合併症として関節炎，硬化性胆管炎，虹彩炎や皮膚病変などがみられることがある。また，長期にわたる場合には**大腸癌**の発症リスクが高まる。

1）成　　因

成因は不明であるが，遺伝的因子と環境因子が複雑に絡み合い，異常な免疫反応を引き起こしていることが原因と考えられている。しかし，一卵性双生児での潰瘍性大腸炎の発症の一致率は低く（約 6 ％），遺伝的関与は比較的少ないと考えられている。

2）症状と診断

病変は**直腸**から連続性に上行性に広がり（連続性病変），病変の広がりによる分類から，直腸炎型，横行結腸中央までの左側大腸炎型，および全大腸炎型に分けられる。

下腹部痛，下痢，血便がみられる。重症なほど下痢の回数，出血量は多く，粘液や膿汁を排出し粘血便や膿性便となり，貧血がみられるようになる。発熱，食欲不振，全身倦怠感，体重減少がみられることもある。

大腸内視鏡または**大腸造影検査（注腸検査）**および病理組織学的検査により診断する。注腸検査では，腸管壁の硬さが著明で，**ハウストラの消失，腸管辺縁の鋸歯状化，鉛管像**がみられ，大腸内視鏡検査では**陰窩膿瘍**，びらん・潰瘍や偽ポリポーシスがみられる。病理組織学的には病変は粘膜と粘膜下層に留まる。

3）治　　療

治療は薬物療法，栄養療法，外科療法が行われる。しかし，クローン病とは異なり栄養療法そのものに緩解導入効果はなく，薬物療法が治療の中心となる。

①　栄　養　療　法

活動期には腸管を刺激しないように高たんぱく，高炭水化物 (糖質)，高ビタミン，**低残渣食**が基本である。活動性の高い時期には**成分栄養剤**が有用なことが多く，さらに重症の場合は完全静脈栄養を選択する。

②　薬　物　療　法

5-アミノサリチル酸製剤 (ペンタサ®，サラゾピリン®) が，経口 (内服)，注腸，坐剤として用いられる。重症例ではプレドニゾロンや免疫抑制剤が用いられる。近年，抗 TNF-α 抗体製剤による治療も行われるようになった。また，重症例や難治症例に対して，顆粒球除去療法（granulocyte　apheresis：GCAP）や白血球除去療法（leukocyte apheresis：LCAP）といった**血球成分除去療法**も行われている。

③　外　科　療　法

絶対的手術適応としては，内科的療法に反応しない重症例(急性電撃型)，**中毒性巨大結腸症**，穿孔，大出血あるいは癌の合併がある。一方，内科的治療に抵抗し長期間に

わたり QOL の低下した症例は相対的手術適応となることがある。

5.3　過敏性腸症候群（irritable bowel syndrome；IBS）

　器質的異常がないにもかかわらず，便秘，下痢あるいは便秘と下痢を交互に繰り返す便通異常と腹痛，腹部膨満感など腹部の不定愁訴が慢性に持続する機能的疾患である。20 歳代と 50 歳代の女性に多い。有病率は人口の 10～15 ％，さらに腸疾患の中では最も患者数の多い疾患で，最近のストレス社会を反映し，ますます増加傾向にある。良性疾患ではあるが，患者の生活の質（QOL）を大きく損なうことから，適切なケアが求められる。

1）成　　因

　成因は不明であるが，中枢機能と消化管機能の関連（脳腸相関）が考えられている。もともと神経質な性格と自律神経系の不安定な素因のある人に，暴飲暴食，冷たいものやアルコールの摂り過ぎといった食事性因子，過労などの身体的因子，不安，緊張や環境の変化といった精神的因子が作用して発症する。したがって，睡眠中や休日などリラックスした状態では軽快することが多い。

2）症状と診断

　排便時に左下腹部痛を伴う便通異常をきたすことが多い。便通異常は腸管運動亢進による**痙攣性便秘（兎糞状の排便）**，粘液を混じた**下痢（神経性下痢）**，あるいは便秘と下痢を繰り返す**交代性便通異常**がみられる。その他，悪心，嘔吐，腹鳴，腹部膨満感などの腹部症状を訴える。また，不安感，緊張感，イライラ感，抑うつ症状などの神経症状や頭痛，めまい，動悸，発汗，肩こり，易疲労感など自律神経症状を伴うことが多い。しかし，病態そのものによる血便，発熱，体重減少は認めない。

　症状が特有であることから，現病歴と既往歴を十分問診することにより診断に至ることが可能である。症状の原因となる器質的疾患がないことが診断のスタートであるが，日本消化器病学会の IBS 診療ガイドラインに沿うと効率的に診断ができる（図3-7，表3-3）。

3）治　　療

　治療は薬物療法，食事療法，心身医学療法が行われる。生活習慣を評価し，増悪因子と考えられるものがあれば改善させる。偏食，夜食，睡眠不足，心理社会的ストレスは消化器症状の増悪因子となる。適度な運動と休養をとるように生活指導する。

①　食　事　療　法

　多量の香辛料，アルコールの多飲は増悪につながる。下痢を起こしやすい場合には冷たいものや炭酸飲料の刺激物を避ける。一方，食物繊維の摂取，特に水溶性食物繊維の摂取が推奨される。

②　薬　物　療　法

　消化管運動調節剤が中心となるが，下剤，止痢剤，整腸剤なども用いられる。精神症状に対しては，抗不安薬，抗うつ薬が有効な場合も少なくない。

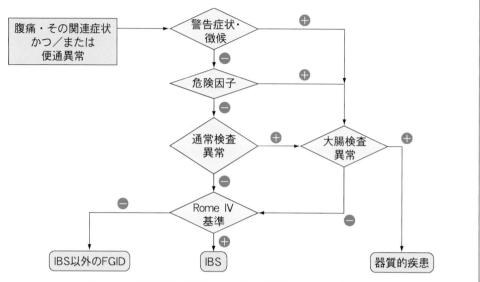

図 3-7　過敏性腸症候群（IBS）の診断アルゴリズム

(1) 警告症状・徴候：発熱，関節痛，血便，6 カ月以内の予期せぬ 3 kg 以上の体重減少，異常な身体所見（腹部腫瘤の触知，腹部の波動，直腸指診による腫瘤の触知。血液の付着など）を代表とする。器質的疾患を示唆する症状と徴候。
(2) 危険因子：50 歳以上での発症または患者，大腸器質的疾患の既往歴または家族歴。また，患者が消化管精密検査を希望する場合にも精査を行う。
(3) 通常臨床検査：血液生化学検査（血糖を含む），末梢血球数，炎症反応，TSH，尿一般検査，便潜血検査，腹部単純 X 線写真が IBS の通常臨床検査である。なお，IBS の診断バイオマーカーはいまだ不明である。このなかで，特に便潜血陽性，貧血，低蛋白血症，炎症反応陽性のいずれかがあれば大腸内視鏡検査もしくは大腸造影検査を行う。
(4) 大腸検査：大腸内視鏡検査（もしくは大腸造影検査）を指す。個別の症状・徴候・検査値に応じて，大腸粘膜生検，上部消化管内視鏡検査もしくは上部消化管造影，腹部超音波，便虫卵検査，便細菌検査，腹部 CT，小腸内視鏡（カプセル内視鏡，ダブルバルーン内視鏡），小腸造影，腹部 MRI，乳糖負荷試験などが鑑別診断のために必要になることがある。また，便秘が重症の場合には，大腸運動が極度に低下する colonic inertia や排泄機能がおかされる直腸肛門障害との鑑別も必要である。なお，臨床上の多彩な病像に適切に対応するのは担当医の責務であり，診療ガイドラインは器質的疾患の除外を保証するものではない。

出典）日本消化器病学会：機能性消化管疾患診断ガイドライン 2020―過敏性腸症候群（IBS）（改訂第 2 版）（2020）

表 3-3　過敏性腸症候群（IBS）の Rome Ⅳ診断基準

■腹痛が
■最近 3 カ月のなかの 1 週間につき少なくとも 1 日以上を占め
■下記の 2 項目以上の特徴を示す
（1）排便に関連する
（2）排便頻度の変化に関連する
（3）便形状（外観）の変化に関連する

*最近 3 カ月間は基準を満たす
少なくとも診断の 6 カ月以上前に症状が出現

③　心身医学療法

患者の不安やストレスを取り除くように努める。薬物療法が無効のときは，専門施設への紹介が必要なこともある。

5.4　大腸憩室症

　憩室は，部分的に弱くなっている腸管壁の一部が，外側に袋状にふくらんだものをいう(図3-8)。言い替えれば，管腔側よりみて，腸管にできたくぼみである。先天性あるいは後天性（老化によるものが多い）によるものがあるが，食道，胃・十二指腸，小腸から大腸までのいずれの消化管にもできる。頻度は高く，大腸検査を行った患者の10人に1人くらいの頻度で見つかる。一般に症状はなく，大腸検査の際に偶然に発見されることが多い予後良好な疾患である。

1）成　　因

　先天的あるいは後天的に存在する腸管の脆弱部分に腸管内圧（腸内の圧力）の上昇が加わり憩室が形成される。慢性の便秘や排便時の息み（力み）により腸管内圧は上昇する。また，精神的ストレスなどにより腸管の緊張が高まると腸管内圧は上昇する。

2）症状と診断

　通常は症状を認めず，憩室炎を合併した場合に症状が出現することがあり，その多くは，腹痛，腹部膨満感，下痢，悪心・嘔吐である。発熱や下血もみられる。憩室炎が悪化すれば，憩室が破れ腹膜炎を起こすこともある。

　憩室の存在診断には，大腸造影検査，大腸内視鏡検査を行う。憩室炎を発症した場合には治療が優先されることから，上記の症状がみられた患者で憩室の存在が明らかであれば憩室炎を想定して診断的治療を行うことになる。

3）治　　療

　大腸憩室症そのものの治療は不要である。憩室炎をきたした場合には抗菌薬による治療が必要となる。改善が得られなければ手術が必要となることもある。

　一方，憩室炎の予防のためには日常生活において以下の注意が必要である。

　① 規則正しい食生活で，規則正しい排便習慣をつける。

　② ストレスをためない。過労を避ける。

　③ 食物繊維を十分に摂取して便通を整える。

　④ 腸に刺激を与えるアルコール，コーヒー，香辛料は控える。

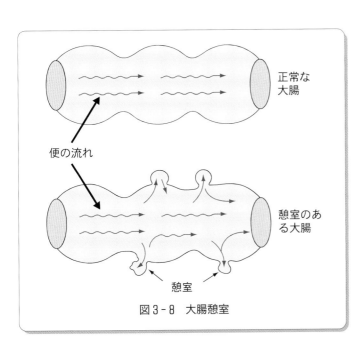

正常な大腸

便の流れ

憩室のある大腸

憩室

図3-8　大腸憩室

5.5　腸閉塞（イレウス；ileus）

1）概　　　念

さまざまな原因により腸管内容の肛門側への通過障害をきたした状態。

2）成　　　因

機械的イレウスと機能的イレウスに分類される（表3-4）。

①　機械的イレウス

器質的疾患による腸管内腔の狭窄・閉塞が原因で，イレウスの90％がこれに当たる。腸管の血流障害を伴わない**単純イレウス（閉塞性イレウス）**と腸管の血流障害を伴う**複雑性イレウス（絞扼性イレウス）**に分けられる。

②　機能的イレウス

腸管の運動麻痺，痙攣により正常な蠕動運動が行えず内容物の停滞をきたす。

3）症状と診断

排便，排ガスの消失，腹部膨満，腹痛，嘔吐がみられる。聴診上，単純性イレウスでは**金属音**を聴取し，麻痺性イレウスでは**腸雑音の低下**を認める。腹部X線写真では多量の**小腸ガス像**と立位像での**鏡面像**（niveau）の形成がみられ，診断は容易である。血液検査では，嘔吐による水分・電解質の喪失により**代謝性アルカローシス**をきたす。

4）治　　　療

単純性イレウスや機能的イレウスでは保存的治療が第一選択である。絶飲食による腸管の安静とイレウスチューブ挿入による減圧，輸液による電解質の補正，脱水の改善により多くは軽快する。保存的治療によっても軽快が望めない場合は手術治療を考慮する。一方，複雑性イレウスでは手術治療が第一選択である。

表3-4　イレウスの分類と原因

機械的イレウス	単純性イレウス（閉塞性イレウス）	1．腸壁の器質的変化 ・癒着・屈曲 ・腫瘍 ・外部からの圧迫（卵巣腫瘍など） ・炎症によるもの（クローン病など） 2．先天性腸閉塞 3．腸管内腔の異物（硬便，胆石，回虫など）
	複雑性イレウス（絞扼性イレウス）	1．ヘルニアの嵌頓 2．腸重積 3．腸軸捻転
機能的イレウス	麻痺性イレウス	1．腹膜炎 2．開腹手術後，腹部打撲，脊髄損傷
	痙攣性イレウス	1．鉛中毒 2．ヒステリーなどの精神疾患

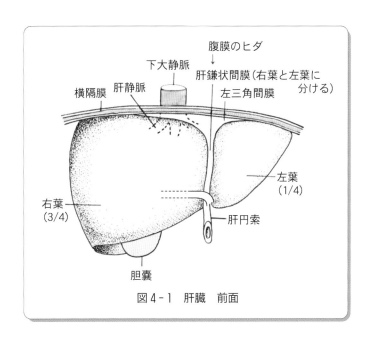

第4章

肝胆膵疾患

1. 予 備 知 識

1.1 肝　　臓

（1）肝臓の位置と形

　肝臓は腹腔の最上部，横隔膜直下に位置しており，重量約1,000〜1,500 gの臓器である。肝臓は**右葉**と**左葉**に分かれ，健常人では**右葉は左葉の7倍の重量**とされている。肝右葉と左葉の境界で肝下面中央には**肝門**があり肝動脈，門脈，胆管などがここから出入りする。また下大静脈が後面中央を貫いており，**肝静脈**が注ぎ込んでいる。（図4-1，4-2）

（2）肝動脈と門脈

　肝臓に入る血管には**肝動脈**と**門脈**がある。肝動脈には他臓器同様の動脈血が流れるのに対し，門脈は腸管から吸収された栄養素が流れ肝臓に運ばれる。肝血流量の20％は肝動脈から，80％は門脈から供給されるといわれる。

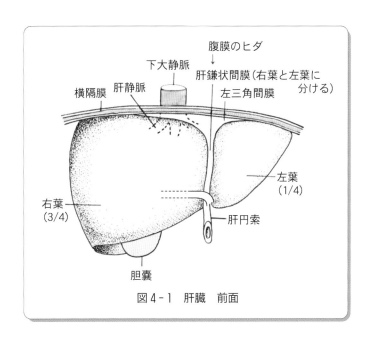

図4-1　肝臓　前面

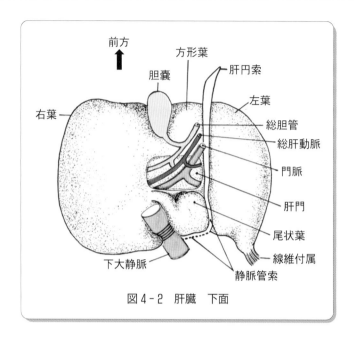

図4-2　肝臓　下面

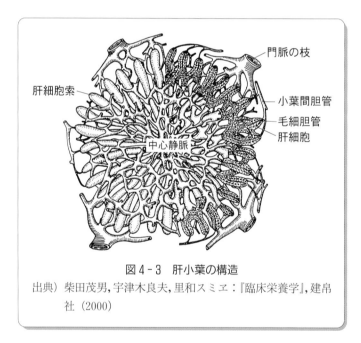

図4-3　肝小葉の構造

出典）柴田茂男，宇津木良夫，里和スミヱ：『臨床栄養学』，建帛
社（2000）

（3）肝　小　葉

　肝臓を構成する単位が肝小葉で，その境界にはグリソン（Glisson）鞘があり，門脈，
小静脈，動脈，リンパ管と少量の結合織が存在する（図4-3）。小葉の中心には中心静
脈があり，集められて肝静脈となる。

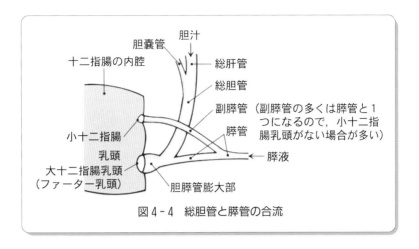

図 4 - 4　総胆管と膵管の合流

1.2　胆　　道

　胆道とは胆嚢と胆管からなる胆汁の流出ルートである。肝細胞から排泄された胆汁は肝内胆道系（毛細胆管，細胆管，小葉間胆管）を通して集められる（図 4 - 3）。肝内胆管は左右肝管となって，これらが合流して総肝管となり，さらに胆嚢管と合流して総胆管となる（図 4 - 4）。胆嚢は肝臓下面にあって胆汁を 50 mL 程度まで貯留することができる。肝臓で産生される一次胆汁は 500〜1,000 mL で，胆嚢では約 5 倍に濃縮されている。総胆管は膵臓内を通って十二指腸乳頭部へとつながる（図 4 - 4）。胆汁排出は自律神経と内分泌機能によって調整されている。

1.3　膵臓と膵液分泌

　膵臓は腹腔の背側，すなわち後腹膜に存在する長さ 10〜15 cm の臓器であり，消化機能と内分泌機能の両方を有する。大量に産生される膵液を流す膵管系は主膵管に集められて十二指腸乳頭部で総胆管とともに十二指腸につながる。十二指腸側から膵頭部，膵体部，膵尾部に分け，尾部は脾臓と接する（図 4 - 5）。

　膵臓には膵外分泌を担う腺房と内分泌機能を有するランゲルハンス島が存在する（図 9 - 1，p. 145 参照）。腺房細胞からはアミラーゼやリパーゼなどの消化酵素が産生され，重炭酸とともに十二指腸に排泄される。また膵ランゲルハンス島の β 細胞からはインスリンが，α 細胞からはグルカゴンが分泌される。

1.4　黄　　疸
（1）概　　念

　黄疸とは何らかの機序によって血液中のビリルビンが増加して，皮膚や眼球粘膜が黄染した状態である。ビリルビンとはヘモグロビンなどヘムたんぱくを構成するポルフィリン環の分解産物であり，血中には抱合型と非抱合型の 2 種類が存在する。一般に老廃赤血球のヘモグロビンが網内系で分解されると非抱合型である間接ビリルビン

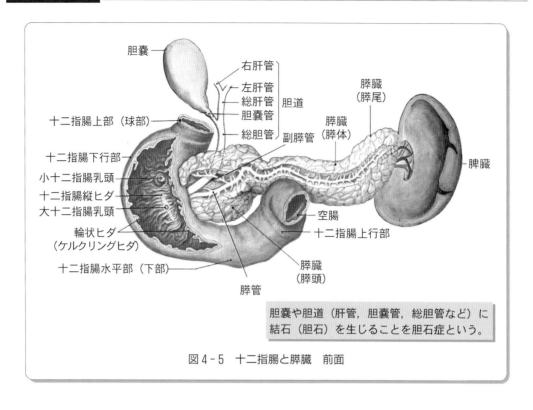

胆嚢や胆道（肝管，胆嚢管，総胆管など）に
結石（胆石）を生じることを胆石症という。

図4-5　十二指腸と膵臓　前面

が産生され，血中でアルブミンと結合して肝臓へ運搬される。肝細胞でグルクロン酸
抱合を受けた後（直接ビリルビン），肝細胞から毛細胆管へと排泄される。さらに胆管系
を通過して十二指腸へと排泄されるが，これらの過程に障害があると黄疸が発生する。

（2）病　　因

黄疸の原因となる疾患の分類と鑑別診断について表4-1に示した。

表4-1　黄疸の鑑別

	増加する ビリルビン	尿中ビリ ルビン	胆道系酵素 （ALP，γGTP）	ALT，AST	原 因 疾 患
溶血性黄疸	間接型	－	正常	正常	溶血性疾患
肝細胞性 黄　　疸	間接および 直接型	＋	増加	著増	急性肝炎，慢性肝炎 急性増悪
閉塞性黄疸	直接型	＋～＋＋＋	著増	増加	胆管癌，膵頭部癌

2. 肝 疾 患

2.1 急 性 肝 炎

(1) 疾患概念と成因

　肝炎ウイルス感染などによって肝細胞が障害を受け，急激に肝細胞壊死をきたし黄疸，全身倦怠感などの症状をきたす疾患群である。病原性を示す感染源として明らかなのはＡ型，Ｂ型，Ｃ型，Ｄ型，Ｅ型の５種の肝炎ウイルスであるが，日本では後二者による急性肝炎はまれである。ウイルス性肝炎のほかは薬剤性や中毒性，アルコール性なども重要である。主なウイルス性肝炎の特徴を表４-２に示す。

(2) 症状と診断

　肝炎の診断は肝の炎症とウイルスの持続感染を証明する必要がある。急性肝炎では日単位で増悪する全身倦怠感，発熱，食欲不振，尿濃染，黄疸などの症状，トランスアミナーゼ（AST，ALT）値上昇，ビリルビン高値などにより急性肝炎が疑われる。原因を明らかにするため各種肝炎ウイルスマーカーを確認する必要がある。

1）Ａ 型 肝 炎

　Ａ型肝炎ウイルス（HAV）に汚染された食物や水の経口感染によって発症する。アジアやアフリカなどで発症が多く，海外渡航によって感染する例がある。日本など先進国では衛生管理が行き届いて中高年の HAV 抗体保有率は低下しているが，逆に若年層では発症の増加傾向が認められる。

　肝障害の出現する２週前ごろから発熱や咽頭部痛など感冒様症状が出現する。診断には IgM-HA 抗体が有用である。ほとんどは６〜８週程度で治癒する一過性感染であり，慢性化することはない。

2）Ｂ 型 肝 炎

　Ｂ型肝炎ウイルス（HBV）は血液や体液を介して感染する DNA ウイルスであり，そ

表４-２　ウイルス性肝炎の比較

	Ａ 型 肝 炎	Ｂ 型 肝 炎	Ｃ 型 肝 炎
ウ イ ル ス	１本鎖 RNA	２本鎖 DNA	１本鎖 RNA
感 染 様 式	経口感染 流行性	非経口感染 （血液，体液，母子感染）	非経口感染 （輸血，注射針）
潜 伏 期	２週間	１〜６カ月	２週〜４カ月
慢 性 化 キャリア率 重 症 化	なし なし まれ	キャリア発症のみ 約90万人 あり	50％以上 約130〜150万人 ごくまれ
治　　　療 予　　　防	HA ワクチン	ペグインターフェロン 核酸アナログ HB ワクチン	ペグインターフェロン 抗ウイルス薬 （HC ワクチンはない）

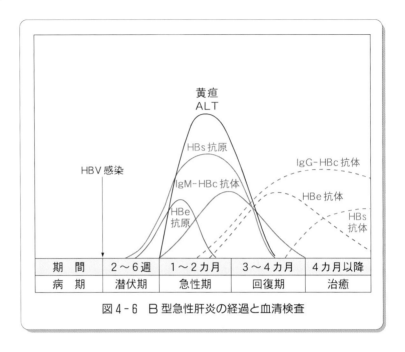

図4-6　B型急性肝炎の経過と血清検査

の感染様式は，一過性感染と持続感染とがある。感染経路には水平感染（血液，体液を介して感染する）と垂直感染（経産道的に母子感染する）とがある。成人に水平感染した場合には，70％以上は明らかな急性肝炎症状を発症しない不顕性感染となり，顕性の急性肝炎を発症しても多くは自然治癒する。垂直感染（母子感染）や乳幼児期の水平感染では無症候性キャリアとなって長期間ウイルス血症が持続することになる。キャリアの10％程度は成人になって肝炎を発症し，慢性化することが多い。

　HBVには外被表面，中心のコア（芯）表面，コア内部に抗原があり，それぞれHBs抗原，HBc抗原，HBe抗原とよばれる。一般的にはHBs抗原陽性，IgM型HBc抗体陽性によってHBV感染の証明がなされるが，HBV-DNAの陽性を証明する方法もある（図4-6）。ほとんどは一過性に治癒するが，まれに重症化して劇症肝炎となる。劇症肝炎は肝性昏睡，肝性脳症を呈し，急性肝不全となるが，種々の治療を行っても救命率は50％以下と予後が悪い。

3）C 型 肝 炎

　1989年に同定されたC型肝炎ウイルス（HCV）は主に血液を介して感染する1本鎖のRNAウイルスである。わが国の輸血後肝炎の90％を占めるが，抗体検査が可能となった1990年代から新規患者数は激減している。HCVはいったん感染すると高率に慢性肝炎へと移行し，慢性化しても自然治癒はなくキャリア状態が持続する。診断はHCV抗体陽性とHCV-RNAの測定で行うが，HCV-RNAが陰性であれば否定的である。

（3）急性肝炎の食事・栄養療法

　急性肝炎で肝臓の腫大がある場合には，肝血流量の減少があるため**安静臥床**が必要である。急性期で食欲不振がある際には糖質を主体にした食事とし，1日総エネルギー投与量を 1,200〜1,800 kcal，たんぱく質 0.5〜1.5 g/kg 体重，脂質 20〜30 g 程度とする。食欲不振のため十分な経口摂取が困難な場合にはグルコースにビタミン B_1，B_2，C を加えた**輸液**を補うとよい。

2.2　慢性肝炎

（1）B 型慢性肝炎

1）病態と診断

　慢性肝炎とは少なくとも 6 カ月以上肝実質の炎症，肝機能異常が持続する疾患群である。成人の水平感染が慢性化することはなく，B 型慢性肝炎の大部分は HBV の**無症候性キャリア**から発症した肝炎である。HBV のキャリア率は日本の人口のほぼ 1 ％程度とされるが，1986 年から B 型肝炎母子感染予防事業により新規のキャリアは減少している。

　HBV の持続感染は HBs 抗原の持続陽性と HBc 抗体の高値によって証明される。HBe 抗原・抗体，血中ウイルス量（HBV-DNA）などにより患者の病勢，病期を判断する。一般に HBe 抗原陽性例は HBV の増殖が盛んで血中ウイルス量も多く肝炎の活動性も高いのに対し，HBe 抗体陽性ではこの逆の傾向を示す。

　またキャリアでない HBs 抗原陰性の既往感染者が，免疫抑制剤使用や化学療法の結果，血清 HBV-DNA が増殖し**再活性化**することが問題となっている。

2）治療方法と選択

　治療の対象となるのは，自然経過では HBe 抗原陰性化や血清 ALT 値の正常化が期待できない例である。抗ウイルス療法としては**インターフェロン**（Peg-IFN）と**核酸アナログ製剤**が中心であり，HBe 抗原と HBV-DNA 量等に応じて治療ガイドラインが定められている。核酸アナログ製剤は 2000 年以降ラミブジン，アデフォビル，エンテカビル，テノホビルなどが開発されている。

（2）C 型慢性肝炎

　感染源の大部分は HCV キャリアの血液で，感染経路は輸血，刺青，針刺し事故などである。HCV 感染がいったん成立すると健常成人でも高率に慢性化し，ウイルスキャリア状態が持続する。一般的には約 30 年で肝硬変となる。HCV-RNA 量や HCV 遺伝子型の検索は抗ウイルス療法の選択に重要である。また針生検による肝組織検査は炎症と線維化の程度を正確に知るうえで必要である。従来から治療法の主体であったインターフェロンは，ウイルス量（HCV-RNA 量）が多いと効果が低く，遺伝子型 1 型は 2 型に比し効きにくい。しかし 1 型でもインターフェロン（Peg-IFN）に抗ウイルス薬リバビリンを併用することでウイルス排除の効率が高まった。また最近ではプロテア

ーゼ阻害薬などの直接ウイルスに作用する内服の DAA 薬（direct acting antivirals：直接作用型抗ウイルス薬）が開発され，IFN 非使用でも極めて高いウイルス排除率が得られるようになった。

　これらの治療以外に肝庇護療法としてグリチルリチン酸製剤やウルソデオキシコール酸などが使われる。

2.3　肝硬変症

（1）疾患概念

　肝硬変（liver cirrhosis）とは慢性の肝細胞障害によって肝細胞の再生と結合組織の増生が生じ，そのため線維性の隔壁に囲まれた**再生結節（偽小葉）**が形成された状態をいう。したがって肝硬変は独立した疾患ではなく種々の慢性・進行性肝疾患の終末像である。肝硬変は，①肝細胞機能障害の程度，②肝内外の血流異常による**門脈圧亢進**に関連して自覚症状や理学所見，血液生化学検査異常が発生する。初期にはほとんど自他覚症状はないが（代償期），進行すると**黄疸，腹水，肝性脳症**などが出現する（非代償期）。

（2）成因と頻度

　80 ％程度は肝炎ウイルス（HBV ないし HCV）が原因で，最近では HBV が減少し HCV によるものが増加している。また**アルコール性**が 10 ％以上を占め，そのほかに自己免疫性肝炎，慢性胆汁うっ滞（原発性・続発性胆汁性肝硬変，原発性硬化性胆管炎），代謝性肝疾患，肝静脈還流異常などがある。

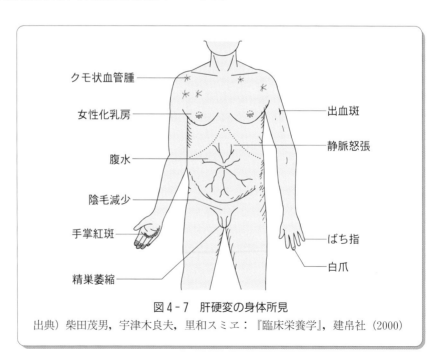

図 4-7　肝硬変の身体所見
出典）柴田茂男，宇津木良夫，里和スミヱ：『臨床栄養学』，建帛社（2000）

（3）症　状

代償期に特徴的な症状はないが，**非代償期**になると全身倦怠感，易疲労感，食欲不振，腹部膨満（腹水），黄疸，意識障害（肝性脳症）などが出現する。理学所見では**クモ状血管腫，女性化乳房，手掌紅斑，腹壁静脈怒張**などが特徴的である（図4-7）。

（4）血液生化学検査

1）一般血液検査

汎血球減少（脾機能亢進により赤血球，白血球，血小板が減少する）を認め，特に血小板数は肝硬変の程度と相関しやすい。

2）血液凝固検査

血液凝固因子の合成が低下し，プロトロンビン時間（PT），ヘパプラスチン時間（HPT）が延長，トロンボテストは低下する。

3）生化学検査

AST，ALTの上昇は軽度であり，AST＞ALT（慢性肝炎ではAST＜ALT）となりやすい。肝合成能検査として**アルブミン，コレステロール，コリンエステラーゼ**が低下する。血清ビリルビン値上昇は予後の指標でもあり，末期では間接ビリルビン値が上昇する。網内系ないし間葉系の反応亢進のため線維化が促進され，**チモール混濁試験（TTT），硫酸亜鉛混濁試験（ZTT）は高値，γ-グロブリン**も著増する。空腹時血糖は高く，高インスリン血症となる。またアンモニアの上昇，**分枝アミノ酸**（バリン，ロイシン，イソロイシン）の低下，**芳香族アミノ酸**（フェニルアラニン，チロシン）の増加，**フィッシャー比（分枝アミノ酸/芳香族アミノ酸）の低下**を認める。**インドシアニングリーン（ICG）負荷試験ではICG停滞率が増加**する。

（5）画 像 検 査

腹部超音波検査，腹部CT，MRIなどで，肝辺縁の鈍化や肝表面不整，脾腫，腹水，側副血行路の発達などを認める。胃X線検査や上部内視鏡検査では**食道・胃静脈瘤**を認める。また腹腔鏡検査では肝表面の凹凸不整，再生結節，脾腫などが観察される。同時に肝生検を行う。

（6）合併症と対策

1）腹　水

腹水の生じるメカニズムは諸説あるが，**アルブミン合成能低下による血漿膠質浸透圧の低下，肝内血管閉塞による類洞内圧上昇，RAA系やADH刺激亢進による水ナトリウム再吸収増加**などが考えられている。

腹水に対しては安静臥床が基本である。**カリウム保持性利尿剤**やループ利尿剤を使用し，塩分制限（2～5g/日）と水分は1L/日あるいは尿量程度とする。難治性腹水に対しては**バソプレシン受容体拮抗薬**が使用されるほか，腹水濾過濃縮再静注法

（CART）やシャント造設（腹腔-静脈シャントなど）を行うこともある。

2）肝 性 脳 症

多くの死因が知られているが代表的なものに血中アンモニアの上昇，フィッシャー比の低下がある。腸管で生成されたアンモニアが肝臓で代謝されず，門脈系から短絡路を介して大循環から脳に達すると発症する。肝不全の程度が進むと**はばたき振戦**，肝性昏睡を呈する。対策は予防が第一であり**ラクツロース**や乳酸菌製剤の経口投与によって腸内 pH を下げてアンモニア産生菌の増殖を抑制する。脳症発症時には**分枝アミノ酸**を主体とした特殊組成アミノ酸輸液が用いられる。

3）消化管出血

食道・胃静脈瘤の破裂によって出血した場合には致命的になる場合がある。出血時には緊急内視鏡を施行し，**内視鏡的硬化療法(EIS)**ないし**内視鏡的静脈瘤結紮術(EVL)**によって止血する。内視鏡治療が施行できない場合には，バルーン圧迫法によって一時的に対処する。出血を事前に回避するため，出血の可能性のある静脈瘤は予防的に治療することが必要である。

（7）食事・栄養療法

1）代償期（代償性肝硬変）

代償期には安静とエネルギー過不足のない食事が基本となる。安静は食後のみで過度の運動制限は必要なく，むしろ適度な運動は望ましい。総摂取カロリー 25〜35 kcal/kg 体重，たんぱく摂取量 1.0〜1.2 g/kg，脂質エネルギー比 20〜25 ％とし，早朝の飢餓を認める場合には，**就寝時補食**(late evening snack：LES) として 200 kcal 程度を摂取するとよい。

2）非代償期（非代償性肝硬変）

肝性脳症の危険性があるため，アンモニア源となるたんぱく質摂取量を 40 g/日以下に制限する。植物性たんぱく質の割合を増やす。脳症予防に分枝アミノ酸を含んだ肝不全用の経腸栄養剤を使用する。

2.4　脂肪肝，非アルコール性脂肪性肝疾患（NAFLD）・非アルコール性脂肪肝炎 （NASH）

（1）疾 患 概 念

肝臓は肝重量の 5〜10 ％の脂質を含んでいるが，過剰に蓄積し脂肪滴を含む肝細胞が肝小葉の 30 ％以上に及んだ状態を脂肪肝という。

アルコール性肝障害は 60 g/日以上のアルコール摂取を 5 年以上継続することで発症し，多くは脂肪肝から肝線維症，さらに肝硬変などの慢性肝障害へと進展する。一部に炎症や壊死をきたすアルコール性肝炎を惹起する例も存在し，致死率の高い重症急性肝炎となる例もある。ただしアルコール感受性には個人差が大きく，性差，年齢，遺伝的素因などにより決定される。女性は男性に比して 2/3 の飲酒量で肝障害が出現

し，肝硬変への進展も早い。

　非アルコール性脂肪性肝疾患（NAFLD）は，有意な飲酒暦（エタノール換算で男性30g，女性20g/日以上）がないにもかかわらずアルコール性肝疾患に類似した組織像を呈する疾患群で，脂肪沈着のみを認める単純性脂肪肝（SS）と線維化の進行する非アルコール性脂肪肝炎（NASH）に分けられる。NAFLD のうち15〜20％が NASH となるとされ，このうち5〜10％が肝硬変へと進展する。NASH 肝硬変では5年発癌率が10％を超える。

（2）疫学と成因

　脂肪肝の頻度は増加傾向にあり，検診受診者の20〜30％程度とされている。その多くは非飲酒者ないし機会飲酒であることから NAFLD であると推定される。しかし NAFLD の頻度は国や人種のばらつきが大きく本邦では14％との報告もある。

　脂肪肝の原因はさまざまで過栄養，糖尿病，アルコール，低栄養のほか，薬剤性，医原性などがある。

　小腸で吸収されカイロミクロンに取り込まれた中性脂肪は，脂肪酸などへ分解されて肝臓や筋，脂肪組織へ配分されるが，供給量が過剰になると肝細胞内の脂肪蓄積をきたす。またカロリー供給が過剰になるとアセチル CoA から脂肪酸への合成が促進され（de novo 脂肪酸），肝細胞へ蓄積される。

　肥満は NAFLD の最も重要なリスク因子であり，インスリン抵抗性を基盤としたメタボリックシンドローム関連疾患が主たる原因とされるが，他の要因によるものもある（表4‑3）。

表4‑3　NAFLD の危険因子

・肥　満
・2型糖尿病
・脂質異常症
・メタボリックシンドローム
・その他　　　多囊胞性卵巣症候群（PCOS） 　　　　　　　甲状腺機能低下症 　　　　　　　閉塞性睡眠時無呼吸症候群 　　　　　　　下垂体機能低下症 　　　　　　　性腺機能低下症 　　　　　　　膵頭十二指腸切除後

（3）症状と診断

　過栄養やメタボリックシンドロームに伴う NAFLD は基本的に無症状であり，症例の多くは検診などの画像検査および血液検査（ALT 値の上昇）が診断の契機となる。

　NASH では肝線維化の血清マーカーであるヒアルロン酸，IV型コラーゲンなどが高

値となる。線維化の進行した NASH では脂肪肝が減少し，ALT＜AST となり，肝硬変に伴う身体症状が顕在化する。

　脂肪肝の画像所見としては腹部超音波検査での肝腎コントラストの上昇や腹部ＣＴの肝脾コントラスト低下などがある。また NASH の確定診断のために肝生検による組織検査を行うこともある。

（4）治療および食事・栄養療法

　アルコール性脂肪肝では禁酒を原則とする。血液検査異常値（AST，γ–GTP）は禁酒によって速やかに改善する。

　NAFLD の治療は食事・運動療法が基本となる。メタボリックシンドロームや糖尿病の食事療法に即したカロリー制限および有酸素運動を主体として，エネルギー代謝バランスを調整し生活改善を指導する。効果の指標としては体重減少に加えて血清ALT 値の低下が目安となる。

　食事・運動療法のみで不十分な NASH に対しては薬物療法を行う場合もある。インスリン抵抗性改善薬の**チアゾリシン系薬剤**，ビタミンEなどの抗酸化剤などがある。

3. 胆 道 疾 患

3.1　胆　石　症

（1）概念と分類

　胆石とは胆嚢もしくは胆管に胆汁成分由来の固形物が形成されたもので，存在部位により**胆嚢結石**，**胆管結石**および**肝内結石**に分類される。胆石はその組成からコレステロール含量 70 ％以上の**コレステロール結石**とビリルビンが主体の**色素結石**に大別されるが，食生活の欧米化に伴い**コレステロール結石**が増加している。

（2）成因・発症機序

　コレステロールやリン脂質は水に不溶であるため，胆汁中ではミセルや小胞とよばれる集合体を形成して溶解する。コレステロール胆石は胆汁酸やリン脂質に対してコレステロールが増加し過飽和になることで生成されやすい。コレステロール過飽和によって不安定なコレステロール過多の小胞が凝集し，結晶を形成すると考えられる。

　色素結石は非抱合型不溶性ビリルビンの増加によって生成する。胆道感染によって細菌由来の**βグルクロニダーゼ**によって抱合型ビリルビンが脱抱合されると，ビリルビンカルシウムとして沈殿する。

（3）臨 床 症 状

　典型的な胆石発作は，食後 30 分から 2 時間の間に心窩部，右季肋部，右背部に突発する強い疼痛（疝痛発作）で，高脂肪食に誘発されやすい。悪心・嘔吐を伴うことも多い。胆道感染を伴っているとそれに伴う症状を有する。また胆嚢結石の 2/3 程度は無

症状である。総胆管結石では**閉塞性黄疸**を呈する場合がある。他覚所見としては上腹部や心窩部に圧痛を認めることがある。

（4）診　　断

　画像検査では**腹部超音波検査**が有用であり，結石による高エコーとそれに伴う**音響陰影**があれば容易に診断がつく。腹部 CT では胆嚢内に石灰化成分が高吸収となり検出できるが，純コレステロール結石は判別しにくい。腹部単純写真では右季肋部の石灰化陰影を認めることがある。胆管結石の診断では内視鏡的逆行性胆管造影が必要な場合がある。

（5）治　　療

1）薬物治療・内科的治療

①　抗 炎 症 薬

　非ステロイド系抗炎症薬（NSAIDs）は胆石発作の疼痛対策に有効である。

②　経口胆石溶解療法（利胆薬）

　胆嚢胆石のうち径 1 cm 未満のコレステロール結石で，石灰化がなく胆嚢機能が保たれている症例に適応となる。ウルソデオキシコール酸（UDCA）やケノデオキシコール酸（CDCA）が利用される。有効率は 20〜30 ％であり再発も多い。

③　体外衝撃波結石破砕療法（ESWL）

　径 3 cm 未満，3 個以下で石灰化が少ない胆嚢コレステロール結石に利用されることがある。また胆管結石の補助療法として用いられることもある。

④　経乳頭的内視鏡治療

　内視鏡的乳頭切開術（EST）もしくは内視鏡的乳頭バルーン拡張術（EPBR）を施行した後，十二指腸乳頭から胆管内の結石を取り出す方法である。

2）外科的治療

　胆嚢結石の標準術式は**腹腔鏡的胆嚢摘出術**である。有症状例や 3 cm 以上の巨大結石に対して適応となる。胆管結石の場合には開腹して総胆管結石切石術が行われることが多い。

3）食事・栄養療法

①　疝痛発作時

　1〜2 日間の**絶食**と**補液**を行う。発作軽快後も流動食から開始して徐々に摂取量を増加する。脂質は胆嚢収縮，攣縮（れんしゅく）を誘発するので避ける。細菌感染を合併している場合は次項（p. 83）に準ずる。

②　無症状期（緩解期）

　暴飲暴食や過剰な脂肪摂取を避ける。また胆石の背景に肥満，糖尿病，脂質異常症が関与している場合にはこれらの管理も重要である。

3.2　胆囊炎・胆管炎

（1）概念と病態

　胆道感染症には胆囊炎と胆管炎があり，両者は併発することも多い。いずれも細菌感染が原因となる。急性胆囊炎では胆囊が緊満して浮腫状に腫れる。胆囊排泄障害・胆汁うっ滞に細菌感染が加わり発症する。原因疾患としては胆囊結石が大多数であるが，胃切除後や長期絶食中にも胆汁うっ滞を生じ無石胆囊炎が発症することがある。

　胆管炎は胆管結石などが原因で胆管の閉塞・胆汁流出障害をきたし，胆汁に細菌感染が加わると発症する。感染経路として，門脈からの血行感染と経乳頭的上行感染とがある。

（2）症状と診断

　胆囊炎では上腹部痛，特に右季肋部痛，発熱，マーフィ徴候（右季肋部を触診すると圧痛により吸気を止めること）などを認める。超音波検査や腹部 CT では胆囊の腫大や壁肥厚，胆石，胆砂を認める。胆管炎では腹痛，発熱，黄疸を三主徴とする〔シャルコー（Charcot）の三主徴〕。重症化すると菌血症，播種性血管内凝固症候群（DIC）を生じる（急性閉塞性化膿性胆管炎：AOSC）。

　臨床検査成績では炎症反応（白血球数増加，CRP 陽性，血沈亢進），肝胆道系酵素（AST，ALT，ALP，γ-GTP，LDH）の上昇，ビリルビン値上昇などを認める。

（3）治　　療

　治療の基本は絶食安静と抗生物質投与，感染した胆汁のドレナージである。抗生物質の選択には起因菌の検索が必要である。従来は大腸菌やクレブシエラなどグラム陰性桿菌が主体であったが，腸球菌などグラム陽性球菌も増加している。

　ドレナージのルートとしては胆囊炎では経皮経肝胆囊ドレナージ（PTGBD）[*1]，胆管炎では内視鏡的胆管ドレナージ（EBD）[*2] が第一選択となる。

　胆囊穿孔などでは緊急手術の適応となり，ドレナージ後にも再発予防的に胆囊を摘出することが多い。

（4）食事・栄養療法

　急性炎症期には胆道系の安静のため絶食と補液が必須である。炎症反応の沈静化をみて流動・粥食から開始する。脂質は胆囊収縮を引き起こすと同時に，胆汁ドレナージ施行中は脂肪吸収に障害をきたすため脂肪制限を行う。したがって，糖質中心の食

[*1]経皮経肝胆囊ドレナージ（PTGBD）：経皮的に肝臓を通して胆囊にドレナージチューブを留置して持続的に胆汁を体外に排泄する方法。

[*2]内視鏡的胆管ドレナージ（EBD）：内視鏡を用いて十二指腸乳頭から胆管にチューブを挿入し，主に経鼻的にチューブを体外に出して胆汁を引く方法。このほか経皮的に肝臓を通して肝内胆管からチューブを挿入する経皮経肝胆管ドレナージ（PTCD）もある。

事内容とする。

4. 膵 疾 患

4.1 急性膵炎

（1）定義・概念

　急性膵炎とは何らかの原因によって膵酵素が膵内で病的に活性化され，膵臓自体を自己消化する急性炎症性疾患である。軽症膵炎では炎症は膵臓およびその周囲に限局し自然軽快するが，重症化によって炎症が膵臓外に進展すると発症早期から循環不全，呼吸不全，腎不全などの多臓器不全をきたし，また後期に敗血症など重篤な感染症を合併することがある。

（2）成因と病態

　膵炎は原因によって**アルコール性**（30〜40％），胆石性（25％），原因の不明な**特発性**（20％）などに分けられる。そのほか**高トリグリセリド（中性脂肪）血症**，副甲状腺機能亢進症なども成因となる。

　膵炎の重症度によって軽症，中等症，重症に，また病理形態的に間質の浮腫を主体とした**浮腫性膵炎**と膵実質の出血壊死を伴う**壊死性膵炎**に分類される。軽症では1週間前後で自然軽快する。しかし炎症が進展すると膵酵素が活性化して，周囲臓器を含めて自己消化し，種々のサイトカインなど炎症性メディエーターが産生される。この結果全身の血管透過性が亢進して血漿成分が血管外へ貯留し，血流障害，臓器障害となり最終的に多臓器不全となるのが重症急性膵炎である。

（3）診　　断

1）症　　状

　通常は上腹部痛で発症し，数時間でピークとなる。背部痛，発熱，悪心・嘔吐などがみられることもある。重症例では呼吸循環不全，出血傾向などに陥ることもある。

2）検 査 所 見

　血液検査所見では**血清アミラーゼ，リパーゼ，トリプシン**など膵酵素の上昇，白血球増多，CRP上昇などの炎症反応がみられる。診断には腹部超音波やCTなどの画像診断が必須である。特にCTは膵の腫大，膵周囲への浸出液の貯留，膵血流の低下，壊死，囊胞などが診断できるため，重症度の判定に有用である。

（4）治　　療

　膵炎の診断がつけば十分な輸液によって循環血流低下を防ぎ，重症化を予防することが肝要である。初期輸液には乳酸リンゲル液ないし酢酸リンゲル液などの**細胞外液補充**を主体とし，病状に応じて増量する。

　膵酵素活性を阻害する**たんぱく分解酵素阻害剤**を持続静注することもある。感染対

策として重症例には抗生物質投与を行う。疼痛に対しては非麻薬性中枢性鎮痛剤や消炎鎮痛薬を用いる。

（5）食事・栄養療法

　症状が軽快しても血中膵酵素が正常化し炎症反応がなくなるまで**絶食安静**とする。食事は糖質中心の流動や粥などから開始し，徐々に分粥食，軟菜食へと移行する。脂質やたんぱく質摂取量は徐々に増量していくが，膵炎再発を予防するため大量摂取は避ける。アルコール性であればアルコール摂取は厳禁である。

　重症膵炎では長期間経口摂取が不可能であるため，中心静脈栄養（TPN）ないし経腸栄養（EN）が必要である。最近では TPN による長期間の絶食が，腸管免疫の低下や腸管バリアの破綻をきたし，腸内細菌やエンドトキシンなどの毒素が腸管壁から血行性に他臓器へ移動する**バクテリアルトランスロケーション**（bacterial translocation：BT）ことが知られており，早期の EN 開始が推奨されている。

4.2　慢性膵炎

（1）疾患概念

　慢性膵炎とは膵組織の炎症が繰り返され，膵実質の脱落と線維化をきたす不可逆性，進行性の病変である。臨床的には腹痛や膵内外分泌低下による徴候をきたす。自覚症状のないまま持続的に進行する無痛性膵炎や再燃発作を繰り返す慢性再発性膵炎もある。

（2）成因と病態

　慢性膵炎の原因の 70 ％が**アルコール性**，20 ％が原因の不明な**特発性**である。男性は女性の 4〜5 倍で特にアルコール性が多く，女性では特発性がやや多い。そのほか遺伝性膵炎，自己免疫性膵炎，再発性・重症急性膵炎から移行したものなどがある。慢性膵炎の進行により膵液の流出が障害されると，膵管内にたんぱく栓が形成され石灰化により膵石を生じる。さらに膵炎が進行すると膵実質が荒廃して膵機能不全となる。

（3）症状と診断

　膵炎の臨床経過から膵機能の残存の程度によって**代償期**，移行期，**非代償期**に分けられる（図4-8）。また代償期は急性再燃期と間欠期に区分され，この急性再燃期には急性膵炎同様の症状を呈する。移行期を経て非代償期になると疼痛などの膵炎発作は消失して**消化吸収障害**や**耐糖能障害**（糖尿病）などが出現する。

　診断には主に膵外分泌機能検査と画像診断であり，前者としては**BT-PABA 試験**＊

＊BT-PABA 試験：膵液中のキモトリプシンに分解される *N*-benzoyl-L-tyrosyl-para-aminobenzoic acid（BT-PABA）を服用させ，PABA の尿中排泄率をみる。

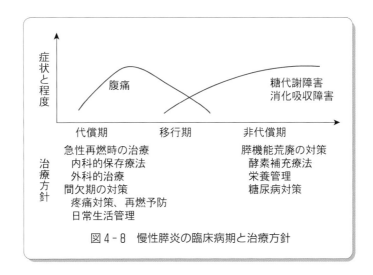

図 4 - 8 　慢性膵炎の臨床病期と治療方針

が代表的である。画像診断では腹部超音波検査，CT スキャンなどで膵臓に石灰化や石があれば慢性膵炎の診断が可能である。

（4）治　　療

　腹痛に対する対策と禁酒の徹底など生活管理が中心となる。腹痛時には絶食が基本となるが抗コリン剤や鎮痙剤，経口たんぱく分解酵素阻害剤などが利用されている。腹痛の原因が膵石である場合に**体外衝撃波結石破砕療法（ESWL）**により石を破砕する必要がある。また主膵管狭窄を有する場合には膵管ステントを挿入する。内科的治療に抵抗する場合には外科的治療を行う。

（5）食事・栄養療法

　慢性膵炎の代償期，すなわち発症後 10 年程度は膵炎発作による腹背部痛などの臨床症状を繰り返す。したがって，膵炎予防のための日常生活・食事管理が重要である。1 日摂取脂肪量 30 g 以下に抑え，胃酸分泌を刺激する食品も避ける必要がある。一方で総摂取カロリーを 30 kcal/kg/日程度は確保して脂溶性ビタミン（A, D, E, K）や微量元素（Cu, Zn, Mn など）の欠乏も予防する必要がある。

　非代償期には膵外分泌不全のため消化吸収障害，特に脂肪吸収障害を認め**マラスムス型の栄養不良**を呈することが多い。脂肪摂取量を 40～60 g/日とし，脂肪便に対しては消化酵素製剤を投薬する必要がある。栄養状態の改善が期待できない場合には成分栄養剤（ED）の経口または経管投与を併用する。

　また内分泌障害による膵性糖尿病に対してはインスリン療法を行うが，夜間～早朝時低血糖の予防のため就寝時補食（LES）なども有効である。

第 5 章

腎臓疾患

1. 予備知識

1.1 腎臓の構造と機能

　腎臓は，図5-1のようなそら豆状の形をしており，重さは1個約150g，大きさは約10×5×3cmで，腰椎の両側に存在する。各々の腎は，約100万個のネフロン(図5-2)という機能単位から成り立っており，それぞれのネフロンは，毛細血管が集合した**糸球体**と**ボウマン嚢**および**尿細管**で構成される。糸球体では，**輸入細動脈**から流入した血液が濾過され，生成した原尿は尿細管へ送られる。糸球体で濾過されて生成する原尿は1日に約180Lにも及ぶが，そのほとんどが尿細管で再吸収されて，尿として排泄される量は，1～2Lにすぎない。尿細管では，水分以外にも電解質，糖，アミノ酸など必要な物質が再吸収され，不要な物質は再吸収を免れるか，分泌されて，尿中へ捨てられる。

　腎臓は，生体の体内環境を一定に保つ(恒常性の維持)ために重要な働きを担っている(表5-1)。食事により摂取した栄養素は，体内で代謝されて老廃物となるが，それらのうち窒素代謝物は主に尿中に排泄される。また，水分や，Na，K，Cl，その他の電解質は，摂取した量に応じて尿中に排泄される。腎臓はまた血圧の維持にも重要な役割を果たしている。さらに，造血ホルモンである**エリスロポエチン**の産生や，ビタミンDを活性化する作用にも腎臓は欠かせない。

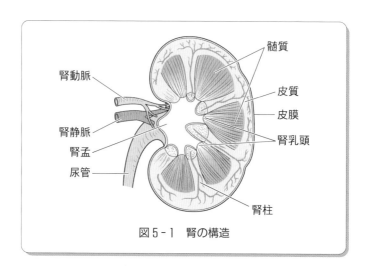

図5-1　腎の構造

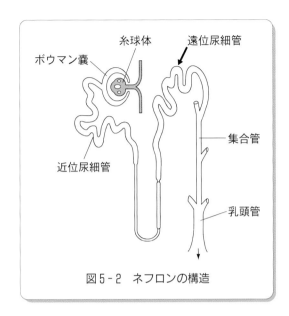

糸球体
遠位尿細管
ボウマン嚢
近位尿細管
集合管
乳頭管

図5-2 ネフロンの構造

表5-1 腎臓の機能

1．老廃物の排泄
2．水・電解質・酸–塩基平衡の調節
3．血圧の調節
4．内分泌機関としての役割
　　　エリスロポエチン産生
　　　レニン産生
　　　ビタミンD活性化

1.2 尿検査と腎機能検査

腎疾患の発見や重症度の判定には，尿検査と腎機能検査を行う。

（1）一 般 検 尿
1）たんぱく尿

健常者でも，尿中に数〜20 mg/dL の微量なたんぱく質は排泄されているが，腎糸球体の障害が生ずると，それ以上の濃度の尿たんぱくが出現する。尿たんぱくの検査には，通常，試験紙法が用いられるが，重症度を調べるために1日蓄尿を行って，1日に排泄される尿たんぱくの量を測定することもある。多くの慢性糸球体腎炎や糖尿病腎症などにおいて，尿たんぱくが多いほど腎機能の低下速度が速く進行性であることが知られている。また，糖尿病などでは，試験紙法で尿たんぱくが陽性になる前に，微量アルブミン尿が出現するので，これを検査することによって腎症の早期発見に役立てられている。

2）血　　　尿

赤血球は正常でも尿中にわずかに存在するが，尿を遠心沈殿させてその沈渣を400倍視野の顕微鏡で検鏡し，1視野に1個以上認めるときは異常である。また，血尿の有無や程度は試験紙法を用いて潜血反応で調べる方法もある。血尿は，腎糸球体から膀胱，尿道に至るすべての尿路からの出血で生じるので，それらの鑑別が必要である。

（2）腎機能検査

腎機能の検査では，糸球体濾過量（GFR）の測定が代表的なものである。糸球体濾過量は，一般的には内因性クレアチニンクリアランス（Ccr）によって測定する。通常 24

時間蓄尿を行い，尿中クレアチニン濃度，尿量，血清クレアチニン値から以下の式を用いて算出する。

$$Ccr(mL/分/1.73\,m^2) = \frac{尿中クレアチニン濃度(mg/dL) \times 尿量(mL/分)}{血清クレアチニン値(mg/dL)} \times \frac{1.73}{体表面積(m^2)}$$

内因性クレアチニンクリアランスの測定には蓄尿が必要であるが，蓄尿は煩雑であるので，最近になって，性別，年齢，血清クレアチニン値(Cr)のみから糸球体濾過量を推算する式が考案されている。

$$推算\,GFR\,(mL/分/1.73\,m^2) = 194 \times Cr^{-1.094} \times 年齢^{-0.287} \quad\cdots\cdots\cdots\cdots(男性)$$
$$= 194 \times Cr^{-1.094} \times 年齢^{-0.287} \times 0.739 \cdots\cdots(女性)$$

1.3　腎疾患の主な症候

（1）尿毒症症状

糸球体濾過量が正常の10％以下に低下すると，全身倦怠感，悪心・嘔吐・食欲不振などの消化器症状，心・肺症状，出血傾向，意識障害などの中枢神経症状，異常知覚などの末梢神経症状などの臨床症状が出現する(表5-2)。腎機能低下によりこのような症状が出現した状態を**尿毒症**とよぶ。尿毒症は，尿毒症毒素とよばれるさまざまな物質が体内に蓄積して生ずると考えられている。

表5-2　尿毒症症状

Ⅰ．循環器症状 　　　　心不全，尿毒症性心膜炎
２．水・電解質異常 　　　　全身性浮腫，高カリウム血症，代謝性アシドーシス
３．呼吸器症状 　　　　肺水腫，尿毒症肺
４．消化器症状 　　　　食欲不振，悪心，嘔吐，下痢
５．精神・神経症状 　　　　意識障害，痙攣，末梢神経障害
６．血液異常 　　　　高度な貧血，出血傾向

（2）浮　　腫

浮腫とは何らかの原因により**組織間液**の量が増加した状態をいう。浮腫は，**腎不全末期**や**心不全**など体液量が増加した状態や，**ネフローゼ症候群**など血漿膠質浸透圧が低下した状態，**肝硬変**など静脈の還流が障害された状態で出現する。浮腫が出現すると体重増加や指圧痕がみられる。

（3）尿量の異常

　健常者において，尿量は体液量，飲水量，発汗などの水分喪失量などによって変動する。飲水量が多ければ尿量は増加し，反対に脱水になれば尿量は減少する。しかし，通常，1 日の尿量は 400〜2,500 mL の間で変動し，それ以上やそれ以下になるのは病的な状態が多い。

1）乏　　尿

　1 日の尿量が 400 mL 以下の状態を乏尿という。尿量がこれ以下になると，老廃物を尿中にすべて排泄することができなくなり，高窒素血症を生ずる。乏尿の原因は，強い脱水など腎血流量が低下した場合，急性糸球体腎炎や急性腎不全など腎実質の障害が起きた場合，悪性腫瘍など尿路の閉塞が起きた場合などである。腎実質の障害でも，慢性腎不全の場合には尿量は維持され，乏尿になるのは末期のみである。1 日の尿量が 100 mL 以下の状態を無尿といって区別する場合もある。

2）多　　尿

　1 日の尿量が 2,500 mL 以上の状態を多尿という。多尿の原因は，心因性多飲，糖尿病，尿崩症，急性腎不全の利尿期などである。

3）夜　間　多　尿

　夜間の尿回数が増加する状態を夜間多尿という。腎機能が低下すると，尿濃縮力が低下して夜間多尿が出現する。また，心不全の患者や高齢者でも夜間多尿が出現する。

（4）腎　性　貧　血

　腎では赤血球の産生因子であるエリスロポエチンが分泌されている。腎機能が正常の約 30 ％以下に低下するとエリスロポエチンの分泌が低下し，貧血が生じてくる。これを腎性貧血という。腎性貧血は正球性正色素性貧血で，網状赤血球の増加を伴わない。

2. 主な腎臓疾患

2.1　糸球体腎炎

（1）急性糸球体腎炎

1）概　　念

　急激に糸球体に炎症が起き，血尿，たんぱく尿，高血圧，糸球体濾過量の低下，水分・塩分を貯留する症候群を，急性腎炎症候群と総称する。急性腎炎症候群は IgA 腎症などでも生ずるが，急性糸球体腎炎が代表的な疾患である。

2）原　　因

　急性糸球体腎炎の病因は，ほとんどが A 群 β 溶血性連鎖球菌（溶連菌）感染に基づく免疫反応によるもので，溶連菌などの抗原と抗体の免疫複合体が糸球体に沈着することで糸球体腎炎が発症する。

3）症　　状

急性糸球体腎炎は，扁桃腺炎，咽頭炎などの先行感染の後に，1～3週の潜伏期間を経てから，急激に乏尿，肉眼的血尿，浮腫を発症し，高血圧や腎機能低下を認める。

4）診　　断

上記のような先行感染があり，たんぱく尿・血尿を認め，血液検査で溶連菌に対する抗体の抗ストレプトリジンO（ASO）値，抗ストレプトキナーゼ（ASK）値の上昇，血清補体値の低下などから診断される。

5）治　　療

安静・臥床を守らせ，食事療法を行う。急性期には，0～3g/日の食塩制限と0.5g/kg/日のたんぱく制限を行う。回復期には，制限を緩める。高血圧と浮腫に対しては，必要に応じて降圧薬や利尿薬を用いる。先行感染が残っている場合には，抗生物質による治療を行う。予後は一般に良好であるが，一部慢性化するものがある。

（2）慢性糸球体腎炎

1）概　　念

慢性糸球体腎炎は，1年以上にわたってたんぱく尿や血尿が持続的に認められる腎炎で，緩徐に進行し，浮腫・高血圧や腎機能低下を認めることも多い。慢性糸球体腎炎は，組織学的に，メサンギウム増殖性腎炎，微小変化群，膜性腎症，巣状糸球体硬化症などに分類される。わが国では，慢性糸球体腎炎の30％以上をメサンギウム増殖性腎炎の一種であるIgA腎症が占めている。

IgA腎症は，糸球体のメサンギウム領域にIgAが沈着するのを特徴とする腎炎である。血尿・たんぱく尿ともに認められるが，特に顕微鏡的血尿は必発である。扁桃腺炎など上気道炎とともに増悪し，肉眼的血尿を生ずることがある。尿たんぱくが多いものほど腎機能が悪化しやすい。

微小変化群は，小児に多く，著明なネフローゼ症候群を呈するが，光学顕微鏡像では糸球体はほぼ正常である。多量のたんぱく尿がみられ，それによって低たんぱく血症となり，著明な浮腫が出現する。

2）原　　因

多くのものは原因不明であるが，免疫学的な機序が関与していると考えられている。

3）症　　状

無症状なことが多く，検診で尿検査異常を指摘されて受診することが多い。ネフローゼ症候群を呈するものでは，浮腫が出現する。高血圧や腎機能低下をきたすことも多い。

4）診　　断

1年以上，たんぱく尿や血尿が持続し，糖尿病腎症など二次性の糸球体疾患が否定できれば慢性糸球体腎炎と診断される。糸球体障害の程度を知るために，血清クレアチニン値やクレアチニンクリアランスを測定する。また，組織型の診断，予後の判定，

治療法の選択のため腎生検を行うこともある。

5）治　　療

腎生検所見，たんぱく尿や腎機能の程度から治療法を検討する。軽症のものでは生活指導のみとするが，中等症以上のものでは抗血小板薬やアンジオテンシン抑制薬が用いられ，副腎皮質ホルモン薬が投与されることもある。高血圧に対しては降圧薬を投与する。

食事療法としては，腎機能が良好な症例では 6 g/日程度の食塩制限を行うが，腎機能が低下してきたらたんぱく制限など慢性腎不全に対する食事療法を開始する。

2.2　ネフローゼ症候群

1）概　　念

ネフローゼ症候群とは，①多量のたんぱく尿，②低たんぱく血症，③高コレステロール血症，④浮腫を特徴とする症候群である。

2）原　　因

原発性糸球体腎炎を原因とする一次性ネフローゼ症候群と，糖尿病腎症，全身性エリテマトーデス，アミロイドーシスなど他の疾患を原因とする二次性ネフローゼ症候群に分けられる。一次性ネフローゼ症候群のうち，小児では 80〜90 ％が微小変化群であるのに対し，成人では微小変化群以外によるものが多い。いずれの原因でも，腎糸球体毛細管壁の濾過機能の異常により，多量のたんぱく質が漏出することによって発症する。

3）症　　状

軽症では下腿や眼瞼に浮腫が生じる程度であるが，重症では乏尿となり全身性の浮腫がみられる。腹水や胸水が貯留することもある。全身倦怠感や食欲不振などの症状もみられる。

尿たんぱくは，3.5 g/日以上が持続し，多いものでは 10 g/日以上になることもある。尿たんぱくが多いほど，血清たんぱく，特にアルブミン値が低下し，ときには血清アルブミン値 1 g/dL 以下になることもある。

4）診　　断

表 5-3 の診断基準によって診断する。

5）治　　療

① 食 事 療 法

ネフローゼ症候群では，塩分を厳格に制限するのが望ましいが，6 g/日未満とするのが現実的である。水分は，十分な塩分制限下では制限不要であるが，利尿薬使用により低ナトリウム血症となる場合は制限する。以前には，尿に排泄されるたんぱく質を補うという目的で高たんぱく食が用いられたが，その後，高たんぱく食では尿たんぱくがいっそう増加し，また糸球体過剰濾過を起こして腎機能を悪化させる可能性が指摘されて，方針が大きく転換された。微小変化群では，持続的な腎機能悪化の可能

表 5 - 3　成人ネフローゼ症候群の診断基準

1．たんぱく尿：3.5 g/日以上が持続する
（随時尿において尿たんぱく／尿クレアチニン比が 3.5 g/gCr 以上の場合もこれに準ずる）
2．低アルブミン血症：血清アルブミン値 3.0 g/dL 以下
血清総たんぱく量 6.0 g/dL 以下も参考になる
3．浮腫
4．脂質異常症（高 LDL コレステロール血症）

注：1）上記の尿たんぱく量，低アルブミン血症（低たんぱく血症）の両所見を認めることが本症候群の診断の必須条件である。
　　2）浮腫は本症候群の必須条件ではないが，重要な所見である。
　　3）脂質異常症は本症候群の必須条件ではない。
　　4）卵円形脂肪体は本症候群の診断の参考となる。
（平成 22 年度厚生労働省難治性疾患対策進行性腎障害に関する調査研究班）

表 5 - 4　ネフローゼ症候群の食事療法

	総エネルギー （kcal/kg*）	たんぱく質 （g/kg*）	食　塩 （g）
微小変化型ネフローゼ症候群以外	35	0.8	3 〜 6
微小変化型ネフローゼ症候群	35	1.0〜1.1	3 〜 6

＊：標準体重

性は少なく，また低たんぱく血症になりやすいことから，少し多めのたんぱく質を与える。微小変化群以外では，腎機能低下の可能性を考えてたんぱく質を制限する。

②　薬 物 療 法

　一次性ネフローゼ症候群では，副腎皮質ホルモン薬が第一選択である。再発を繰り返す場合やステロイド抵抗性の場合には免疫抑制剤を用いることもある。二次性ネフローゼ症候群では，原因となる疾患の治療を行う。浮腫に対しては対症的に利尿薬を用いる。

2.3　糖尿病腎症

1）概　　念

　糖尿病腎症は，糖尿病神経障害，糖尿病網膜症と並ぶ糖尿病の三大合併症のひとつである。糖尿病腎症は，糖尿病のコントロールが悪いと糖尿病罹患後 10〜15 年で発症してくる。まず，微量のたんぱく尿が出現し，次第にそれが顕性となるが，ときには尿たんぱくが高度になってネフローゼ症候群を呈することもある。尿たんぱく出現後，次第に腎機能が低下していき，ついには慢性腎不全に陥る。慢性糸球体腎炎など他の慢性腎不全の原因疾患に比べ，腎不全の進行が早いのが特徴である。高血糖のほか，高血圧や脂質異常が腎障害の進行にかかわる。近年，糖尿病の増加に伴い，糖尿病腎

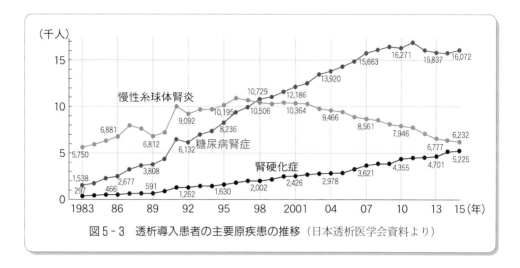

図 5 - 3　透析導入患者の主要原疾患の推移（日本透析医学会資料より）

症も増加しており，1998 年以降，新規透析導入の原因疾患の第 1 位を占めている（図5 - 3）。

2）症　　状

初期には自覚症状はないが，進行すると**浮腫**や**高血圧**をきたしやすい。尿毒症が出現したら透析導入するのは他の疾患による慢性腎不全と同様であるが，体液量が過剰になって**心不全**を起こしやすく，そのために早期に透析導入になる症例が多い。

3）診　　断

腎症が発症してくると尿たんぱくが陽性になる。一般の尿たんぱく検査は感度が低いので，高感度な**微量アルブミン尿**の検査で早期発見に努める。尿たんぱくは他の腎疾患でも陽性になるので，糖尿病腎症と診断するためには，糖尿病の罹病期間，網膜症や神経症など他の糖尿病合併症の存在などを参考にする。

4）治　　療

糖尿病腎症の治療では，血糖のコントロール，血圧の管理，たんぱく質制限食が基本である。表 5 - 5 に示す**病期分類**に従って治療を行う。第 1 期と第 2 期では，高血糖により糸球体過剰濾過が起こるので糸球体濾過量（GFR）が正常ないし高値を示す。この時期には血糖コントロールが重要である。第 2 期以降，高血圧の頻度が増加するが，高血圧は腎機能悪化の重要な危険因子であるので，厳格な血圧管理を行う。第 3 期に入ったら，**たんぱく質制限食**を開始し（0.8〜1.0 g/kg/日），第 4 期ではさらにたんぱく質制限を強化する（0.6〜0.8 g/kg/日）する。

血糖管理の目標は，HbA1c 6.9 ％（NGSP 値）未満，空腹時血糖値 130 mg/dL 未満，食後血糖値 180 mg/dL 未満とする。血圧は，130/80 mmHg 未満を目標とする。

たんぱく質制限は，慢性腎不全の食事療法に準じた方法で行うが，糖尿病が基礎にあるために，異化防止のために高エネルギー食を与えるのは難しい。第 2 期までは，25〜30 kcal/kg/日とし，第 3 期以降は 25〜35 kcal/kg/日とする。

表5-5　糖尿病腎症病期分類

病　　期	尿アルブミン値（mg/gCr）あるいは尿たんぱく値（g/gCr）	GFR（eGFR）（mL/分/1.73 m²）
第1期（腎症前期）	正常アルブミン尿（30 未満）	30 以上
第2期（早期腎症期）	微量アルブミン（30〜299）	30 以上
第3期（顕性腎症期）	顕性アルブミン尿（300 以上）あるいは持続性たんぱく尿（0.5 以上）	30 以上
第4期（腎不全期）	問わない	30 未満
第5期（透析療法期）	透析療法中	

出典）糖尿病性腎症合同委員会，（2013）

　　第5期には**透析療法**を行うが，糖尿病によってすでに大・小血管障害が進行しており，また感染症などの合併症も多いために，予後不良の症例が多い。

2.4　腎　不　全
（1）急性腎不全
1）概　　念
　　急性腎不全とは，腎機能が数時間〜数日で急速に低下し，体内の代謝物・老廃物の排泄や電解質バランスの維持ができなくなった状態をいう。
2）原　　因
　　急性腎不全は，**腎前性腎不全，腎性腎不全，腎後性腎不全**の3つに分類される（表5-6）。腎前性腎不全とは，脱水，心不全，出血など主に**腎の血流が低下**して腎機能が低下するもので，腎臓そのものには異常がないものをいう。腎性腎不全とは，腎毒性物質や虚血などによって**急性尿細管壊死**を起こした場合や**糸球体障害**によるもので，腎実質の機能が低下するものである。腎後性腎不全は，尿管や膀胱など**尿路の閉塞**が起こって尿の排泄ができなくなったために腎機能が悪化するものである。

表5-6　急性腎不全の分類

型	病　　因	例
1．腎前性腎不全	循環血液量減少心拍出量減少	脱水，ショック（出血）うっ血性心不全
2．腎性腎不全	急性尿細管壊死その他	虚血，腎毒性物質
3．腎後性腎不全	両側水腎症	悪性腫瘍

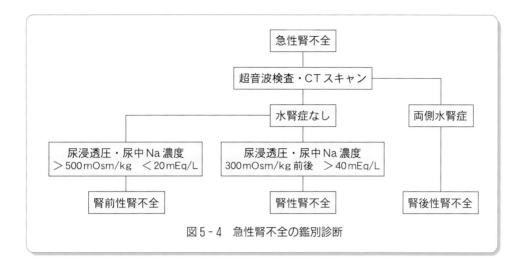

図5-4　急性腎不全の鑑別診断

3）症　　状

急性腎不全では，多くの場合乏尿や無尿となり，腎性腎不全と腎後性腎不全では，その後急速に尿毒症症状を呈してくる。乏尿・無尿の期間には，わずかな塩分・水分の負荷でも体液が貯留して容易に心不全を起こしてくる。腎機能が低下すると，血清尿素窒素（BUN）やクレアチニン値が急速に上昇し，高カリウム血症や代謝性アシドーシスを生ずる。また，胸部X線上，肺うっ血や肺水腫がみられる。腎前性腎不全では，腎性腎不全に移行しない限り，尿毒症症状が出現するほど悪化することはない。

4）診　　断

数日間の経過で急速に腎機能が悪化した場合には急性腎不全と診断できる。3つの型の急性腎不全では，それぞれ全く治療法が異なるので，まずこれらのどれに当たるのかを鑑別することが重要である（図5-4）。腎前性腎不全では，腎尿細管機能が保たれ，水やナトリウムの再吸収が亢進するので，尿浸透圧が上昇し，尿中ナトリウム濃度が低下する。腎性腎不全では，尿浸透圧の上昇はなく尿比重は1.010付近に固定され，尿中ナトリウム濃度の低下もみられない。腎後性腎不全では，超音波検査やCT検査で，尿路の閉塞による両側の水腎症（図5-5）がみられる。

5）治　　療

いずれの型の急性腎不全においても，まず原因の究明を試み，原因が明らかになったらそれを取り除くことが最も重要である。腎前性腎不全においては，脱水がある場合には補液を，心不全がある場合にはその治療を行う。腎性腎不全では，尿毒症が生ずる前には利尿薬を投与して利尿を試み腎機能の回復を待つが，尿毒症症状が出現したら速やかに透析療法へ移行する。透析を行わずに保存的にみる場合も，透析療法を行う場合も，異化の亢進を防ぐとともに，体液量の過剰，高カリウム血症，代謝性アシドーシスの改善のための治療を行う。腎後性腎不全では，カテーテル留置などによって水腎症の解除を行う。

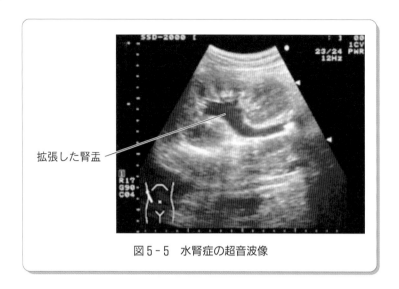

拡張した腎盂

図5-5　水腎症の超音波像

　乏尿・無尿期には腎臓による水・電解質の調節が期待できないため，厳密な水・電解質管理が必要である。毎日，体重や尿量の測定を行うとともに，摂食量・飲水量・補液量などを計算してバランスシートを作成する。これと血液検査の結果をみながら毎日の補液量などを決めていく。特に，高カリウム血症と心不全に注意を払う必要がある。透析療法へ移行すれば，水・電解質管理は比較的容易になる。

　急性腎不全では，多くの場合異化亢進状態になるので，異化防止のため**十分なエネルギー**を与える。通常 30〜35 kcal/kg/日程度が必要である。たんぱく質は，保存的治療では 0.6 g/kg/日，血液透析へ移行したら 1.0〜1.2 g/kg/日程度とする。水分の制限もあるため，高カロリー輸液を用いることが多い。

6）経過と予後

　腎前性腎不全では，適切な治療によって腎血流量が回復すれば腎機能は速やかに回復する。腎性腎不全では，原因を取り除くことによって約半数は腎機能が回復するが，残りは慢性腎不全に陥る。腎機能が回復する場合には，**乏尿期**の後次第に尿量が増加して**利尿期**となり，その後腎機能は正常化する（図5-6）。利尿期には多尿となり，ナトリウムやカリウムも失われるので，適切な輸液管理が必要である。腎後性腎不全では，悪性腫瘍に伴うものが多いので，予後は原疾患によって決まることが多い。

（2）慢性腎不全
1）概　　念

　慢性腎不全とは，腎機能が長期間にわたって持続的かつ不可逆的に低下し，体内の代謝物・老廃物の排泄や電解質バランスの維持ができなくなって，体内の恒常性を維持できなくなった状態をいう。

2）原　　因

　慢性腎不全の原因疾患としては，糖尿病腎症，慢性糸球体腎炎，腎硬化症，多発性

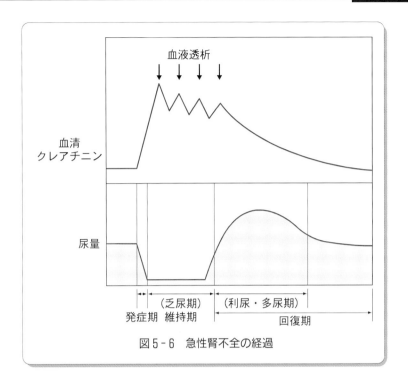

図5-6　急性腎不全の経過

囊胞腎，急速進行性糸球体腎炎，慢性腎盂腎炎などがある。

　これらの原因疾患によって徐々にネフロンの数が減少すると，残りの糸球体で濾過を維持するため，糸球体過剰濾過や尿たんぱくの増加が起こり，それらは糸球体や尿細管・間質の障害を促進して，さらに**ネフロンを減少**させる。一度この悪循環が形成されると，腎機能は悪化の一途をたどる。

3）症　　状

　慢性腎不全の臨床症状は，病期によって異なる。糸球体濾過量（GFR）50 mL/分以上では，ほぼ無症状である。腎機能が，GFR 30〜50 mL/分程度に低下してくると，尿濃縮能が低下し夜間尿が出現してくる。また，高血圧や腎性貧血がみられるようになる。GFR 10〜30 mL/分の腎不全期になると，**腎性貧血**（多くの場合正球性正色素性貧血）が進行し，**代謝性アシドーシス**も出現してくるが，自覚症状はまだ比較的軽微である。このころから，**高カリウム血症，低カルシウム血症，高リン血症**などの血液検査異常が徐々に進行する。GFR 10 mL/分以下になると，尿毒症物質の蓄積が進行して体内環境が維持できなくなり，体液量が増加して浮腫が出現するほか，さまざまな**尿毒症症状**が出現してくる。胸部X線では，心陰影の拡大や胸水貯留，肺うっ血，尿毒症肺などがみられる。

4）診　　断

　慢性腎不全で最も特徴的なのは，長期間にわたる持続的な**血清BUN**と**クレアチニン値の上昇**である。これらのうち，BUNはたんぱく質摂取量や異化などの影響を受け

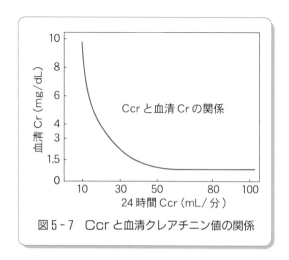

図5-7　Ccrと血清クレアチニン値の関係

るので，血清クレアチニン値を腎機能の目安にする。より正確な腎機能（糸球体濾過量：GFR）の評価には，内因性クレアチニンクリアランス（Ccr）を測定するか，推算GFR（eGFR）を用いる。GFRと血清クレアチニン値の間には，図5-7のような関係があり，血清クレアチニン値が低い時期には，血清クレアチニン値のわずかな上昇でも腎機能が大きく低下することを念頭におく必要がある。

5）治　　療

慢性腎不全では，原疾患の治療とともに，腎不全の進行をできるだけ遅くし，心血管合併症を防ぐための治療をできるだけ早期から行うことが重要である（保存的治療）。治療法の詳細は，2.5慢性腎臓病の項で述べる。

（3）透析療法

1）概　　念

末期腎不全によって，尿毒症症状を呈した場合，または体液量の著しい増加によって心不全をきたした場合には，血液浄化療法（透析療法）を行って蓄積した老廃物または水・電解質を除去する必要がある。透析療法のうち，人工膜を用いて血液を浄化し，水分の除去を行う方法を血液透析といい，自己の腹膜を用いて老廃物ないし水分の除去を行う方法を腹膜透析という。現在，わが国の透析患者総数はおよそ32万人で，そのうち約95％が血液透析を行っている。いまや，透析療法は末期腎不全の標準的治療となり，30年以上の長期生存も可能となっている。しかし，近年，新規導入患者の高齢化と，糖尿病腎症による導入患者の増加が問題となっている。透析患者では，透析療法のみで腎臓の持つすべての機能を代用することはできないので，食事療法や薬物療法を併用することが必須である。

2）血液透析

① 方　　法

血液透析では，通常，前腕に造設された動静脈シャントから血液ポンプを用いて血

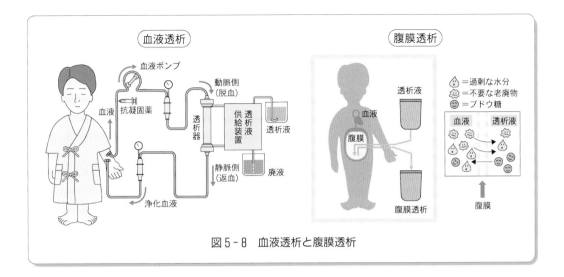

図5-8　血液透析と腹膜透析

表5-7　透析主要合併症

1. 心・血管合併症
　　　冠動脈疾患
　　　脳血管障害
　　　閉塞性動脈硬化症
　　　心不全
2. 高血圧・低血圧
3. 腎性貧血
4. 腎性骨異栄養症
　　　Ca・P代謝異常
　　　副甲状腺関連合併症
5. 透析アミロイドーシス
6. 感染症
7. 栄養障害

液を人工透析器（ダイアライザー）に循環させ，浄化された血液を体内へ戻す（図5-8）。人工透析器は，透析膜を毛細管状に成形したものの集合体からなり，拡散の原理を用いて血液と透析液との間で物質交換を行う。透析液は，生体に不要な物質は含まれず，必要な物質は適度な濃度になるよう調整されている。水分は，透析膜に限外濾過圧をかけることによって除去される。透析膜には，以前はセルロース系の膜が使われていたが，最近は生体適合性の優れた合成高分子膜が主流となっている。血液透析は，週3回，1回4時間のスケジュールで行われるのが標準的である。

② 合 併 症

　透析療法に伴う合併症には，透析中に一過性にみられる症状から長期合併症（表5-7）までさまざまなものがある。血液透析中には除水による**血圧低下**がしばしばみられる。この血圧低下は，透析間の塩分・水分の摂取による体重増加が多い症例で起こりやすい。長期合併症では，高血圧や持続的な低血圧，心不全，動脈硬化症，冠動脈疾患，脳血管障害など心血管系の合併症が多い。また，高リン血症や低カルシウム血症とそれに伴う**二次性副甲状腺機能亢進症**，**腎性骨症**などのカルシウム・骨代謝異常も頻度が高い。β_2ミクログロブリンの沈着による**透析アミロイドーシス**も骨・関節症や手根管症候群の原因になる。腎不全に伴う**腎性貧血**も頻度が高いが，エリスロポエチン製剤の開発により治療が容易になった。

③ 食 事 療 法

　透析患者では，全体の1/3〜1/4の患者にたんぱく・エネルギー栄養障害がみられる。これは，腎不全による影響と，種々の食事制限を受けていることが原因と考えられて

表 5-8　CKD ステージによる透析患者の食事療法基準

ステージ 5D	エネルギー (kcal/kgBW/日)	たんぱく質 (g/kgBW/日)	食　塩 (g/日)	水分	カリウム (mg/日)	リ　ン (mg/日)
血液透析 (週3回)	30～35 [注1, 2]	0.9～1.2 [注1]	<6 [注3]	できるだけ 少なく	≦2,000	≦たんぱく質(g) ×15
腹膜透析	30～35 [注1, 2, 4]	0.9～1.2 [注1]	PD除水量(L) ×7.5 +尿量(L)×5	PD除水量 + 尿量	制限なし [注5]	≦たんぱく質(g) ×15

注1）体重は基本的に標準体重（BMI＝22）を用いる。
注2）性別，年齢，合併症，身体活動度により異なる。
注3）尿量，身体活動度，体格，栄養状態，透析間体重増加を考慮して適宜調整する。
注4）腹膜吸収ブドウ糖からのエネルギー分を差し引く。
注5）高カリウム血症を認める場合には血液透析同様に制限する。
（日本腎臓学会：慢性腎臓病に対する食事療法基準 2014 年版）

いる。腎不全では，食欲不振や軽度の炎症などを介して栄養障害が進展する。また，血液透析では透析間の体重増加を少なくするために**食塩や水分の制限**が行われ，**カリウムやリンの制限**も行われるため，たんぱく質やエネルギーが十分に摂取できなくなりやすい。

　一方，食事摂取量が多すぎる場合には，透析間の体重増加が多くなり，また，高リン血症や高カリウム血症を起こしやすい。

　透析患者の食事療法は，表5-8のガイドラインに従って行われる。

3）腹 膜 透 析
①　方　　法

　腹膜透析は，主に緊急透析に用いる間欠的腹膜透析（IPD）と長期間にわたって行われる**持続携行的腹膜透析（CAPD）**に分けられる。CAPD は，カテーテルを腹腔内に埋め込み，腹膜透析用の透析液を腹腔内に 1.5～2 L 注入して，6 時間程度貯留させている間に透析を行う方法である（図5-8）。通常，1 日に 4 回透析液を交換し，一日中連続して透析を行う。水分は，透析液中の糖濃度を高くして，浸透圧によって除去する。

②　合 併 症

　腹膜透析では，循環系への負担は少ないものの，**腹膜炎**が問題になる。腹膜炎には，細菌性腹膜炎と硬化性腹膜炎*があり，前者はカテーテル管理の方法が改良されるとともに減少してきているが，後者は依然大きな問題となっており，長期に CAPD を行うことを困難にしている。

---

*硬化性腹膜炎：長期に CAPD を続けると起こる腹膜炎で，腹膜が肥厚・硬化し，腸管の癒着が生じる。いったん起こると治療困難で予後不良である。

③ 食 事 療 法

　腹膜透析では，透析液へのたんぱく質の漏出が多いため低たんぱく血症を起こしやすく，反対に透析液から糖が吸収されるために，**高血糖**や**高トリグリセリド（中性脂肪）血症**を起こしやすいという問題がある。しかし，血液透析と比べて，水分，塩分，カリウムなどの制限は厳しくないという利点がある。

2.5　慢性腎臓病（CKD）
1）概　　　念

　近年，慢性腎炎・糖尿病腎症・慢性腎不全などの分類とは別に，**慢性腎臓病**（chronic kidney disease：CKD）という新たな枠組みを作り，早期発見や予防から治療に至るまで一貫した総合的な診療を行おうという試みがなされている。この新しい概念は，慢性腎臓病に対する医療を，腎臓専門医だけでなく他診療科の医師やかかりつけ医，さらには社会全体で展開する必要があることから，専門医以外でも理解しやすいように導入された。

　慢性腎臓病は，表 5 - 9 で定義される。すなわち，**推算 GFR（eGFR）**で表される腎機能の低下があるか，もしくは腎臓の障害を示唆する所見が慢性的に持続するものすべてを含んでいる。この定義によれば，現在わが国には数百万人の慢性腎臓病患者がいると推定されている。

表 5 - 9　慢性腎臓病（CKD）の定義

①尿異常，画像診断，血液，病理で腎障害の存在が明らか 　　―特にたんぱく尿の存在が重要― ② GFR＜60 mL/分/1.73 m² ①，②のいずれか，または両方が 3 カ月以上持続する

　慢性腎臓病の重症度は，原因，腎機能（eGFR），たんぱく尿（糖尿病の場合はアルブミン尿）によって表 5 - 10（CKD の重症度分類）のように評価され，死亡・末期腎不全・心血管死亡のリスクが色分けして示されている。慢性腎臓病の診療方針は，これまで各種腎疾患に対して行われてきた方針と基本的には異なるものではないが，早期からリスクを軽減する対策に力が入れられている。慢性腎臓病の発症や進展のリスクファクターには，高齢，慢性腎臓病の家族歴，過去の検診における尿たんぱく異常や腎機能異常，耐糖能異常や糖尿病，高血圧，脂質異常症，肥満，メタボリックシンドロームなどがあげられ，これらのリスクファクターを有する者に対しては，早期から生活習慣の改善などの指導が必要である。

2）治　　　療

　慢性腎臓病治療の第一の目的は，**末期腎不全**に至ることを防ぐ，あるいは末期腎不全に至る時間を遅らせることである。第二の目的は，慢性腎臓病患者では心筋梗塞や

表5-10　CKDの重症度分類

原疾患	たんぱく尿区分		A1	A2	A3
糖尿病	尿アルブミン定量(mg/日)		正常	微量アルブミン尿	顕性アルブミン尿
	尿アルブミン/Cr比(mg/gCr)		30未満	30〜299	300以上
高血圧 腎炎 多発性嚢胞腎 移植腎 不明 その他	尿たんぱく定量（g/日） 尿たんぱく/Cr比（g/gCr）		正常	軽度たんぱく尿	高度たんぱく尿
			0.15未満	0.15〜0.49	0.50以上
GFR区分 (mL/分/ 1.73m²)	G1	正常または高値	≧90		
	G2	正常または軽度低下	60〜89		
	G3a	軽度〜中等度低下	45〜59		
	G3b	中等度〜高度低下	30〜44		
	G4	高度低下	15〜29		
	G5	末期腎不全(ESKD)	<15		

重症度のステージはGFR区分とたんぱく尿区分を合わせて評価する。重症度は原疾患・GFR区分・たんぱく尿区分を合わせたステージにより評価する。CKDの重症度は死亡，末期腎不全，心血管死亡発症のリスクを□のステージを基準に，▨，▨，▨の順にステージが上昇するほどリスクは上昇する。

(KDIGO CKD guideline 2012を日本人用に改変)

（日本腎臓学会：CKD診療ガイド2012，東京医学社，2012，一部改変）

脳卒中など心血管系疾患の発症頻度が高いので，**慢性腎臓病を治療することによって心血管系疾患の発症・進展を抑制すること**である。これらの目的を達成するためには，生活習慣の改善，高血圧や糖尿病などのリスクファクターに対する治療，慢性腎臓病の原因に対する治療，**低たんぱく食事療法**，尿たんぱくを減少させる治療，腎性貧血や尿毒症毒素に対する治療などを集学的に行って，病態の連鎖を断ち切ることが必要である（図5-9参照）。

①　原疾患の治療

慢性腎臓病の治療では，まずその原因となっている疾患（糖尿病腎症，慢性糸球体腎炎，高血圧など）の治療が重要である。

②　生活習慣の改善

肥満，喫煙習慣，過度の飲酒などは慢性腎臓病の悪化因子になるので，肥満の解消，禁煙，節酒を指導する。また，定期的な受診を促し，服薬を順守させる。

③　食事療法（表5-11）

慢性腎臓病では，食塩摂取量を3g/日以上，6g/日未満とする。たんぱく質摂取量は，ステージ3aでは0.8〜1.0g/体重kg/日，ステージ3b以降では0.6〜0.8g/

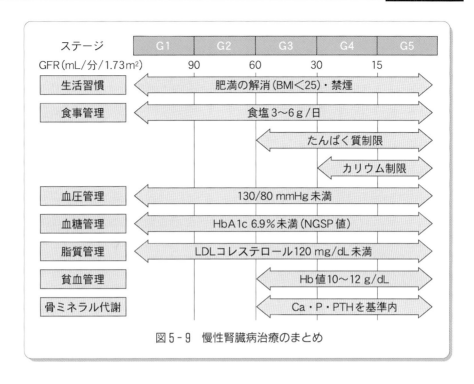

図 5 - 9　慢性腎臓病治療のまとめ

表 5 - 11　CKD ステージによる食事療法基準

ステージ（GFR）	エネルギー （kcal/kgBW/日）	たんぱく質 （g/kgBW/日）	食　塩 （g/日）	カリウム （mg/日）
ステージ 1 （GFR≧90）		過剰な摂取をしない		制限なし
ステージ 2 （GFR 60〜89）		過剰な摂取をしない		制限なし
ステージ 3 a （GFR 45〜59）		0.8〜1.0		制限なし
ステージ 3 b （GFR 30〜44）	25〜35	0.6〜0.8	3≦　＜6	≦2,000
ステージ 4 （GFR 15〜29）		0.6〜0.8		≦1,500
ステージ 5 （GFR＜15）		0.6〜0.8		≦1,500
5 D （透析療法中）	別表（本書 p. 100，表 5 - 8）			

注）エネルギーや栄養素は，適正な量を設定するために，合併する疾患（糖尿病，肥満など）のガイドラインなどを参照して病態に応じて調整する。性別，年齢，身体活動度などにより異なる。

注）体重は基本的に標準体重（BMI＝22）を用いる。

（日本腎臓学会：慢性腎臓病に対する食事療法基準 2014 年版）

体重 kg/日に制限する。たんぱく質を制限する目的は，腎糸球体にかかる負担を減らし糸球体硬化が進むことを予防することと，たんぱく質から産生される尿毒症物質の産生を減少させることにある。たんぱく質を制限する場合には，できるだけアミノ酸価の高いたんぱく質を摂取させる。慢性腎臓病患者のエネルギー必要量は健常人と同程

表5-12　24時間蓄尿からのたんぱく質摂取量・食塩摂取量推定式

●たんぱく質摂取量（たんぱく質異化量）推定式
　たんぱく質異化量（g/日）＝（尿中尿素窒素排泄量（g/日）＋0.031×体重（kg））÷0.16
　尿中尿素窒素排泄量（g/日）＝尿中尿素窒素濃度（mg/dL）×尿量（dL/日）
●食塩摂取量推定式
　食塩摂取量（g/日）＝尿中Na濃度（mEq/L）×尿量（L/日）×0.058

度でよいが，たんぱく質制限を行うと異化が亢進しやすくなるため，エネルギー摂取量が不足しないように注意する。高カリウム血症がある場合には，**カリウム制限**を行う。たんぱく質制限下では，カルシウム摂取量が必要量の半分以下になることもあるので，補充が必要である。たんぱく質や食塩の摂取量が，目標に達しているかどうかは，食事量調査とともにそれぞれ24時間蓄尿中の尿素窒素排泄量やNaCl排泄量を測定することによって評価することが可能である（表5-12参照）。

④　薬物療法

腎不全では高血圧をきたしやすく，また高血圧は腎機能低下の危険因子であるので，血圧の管理をきちんと行う。アンジオテンシン阻害薬（**アンジオテンシン変換酵素阻害薬，アンジオテンシンⅡ受容体拮抗薬**）は，たんぱく尿を減少させ腎機能が低下するのを抑制する効果もあるので，最近よく用いられる。しかし，これらの薬物には高カリウム血症を起こす副作用があるので注意する必要がある。尿毒素を腸管内で吸着する活性炭製剤も用いられる。腎性貧血，代謝性アシドーシス，高リン血症には，それぞれ，赤血球造血刺激因子製剤，炭酸水素ナトリウム，リン吸着薬が投与される。

⑤　悪化因子の排除

日常から，腎機能を悪化させる薬剤（消炎鎮痛薬・抗生物質・造影剤など）を避けること，感冒等の感染症の予防，脱水の予防なども重要である。

①〜⑤のような保存的治療に努めても腎機能が悪化して，BUN 80〜100 mg/dL，血清クレアチニン値8〜10 mg/dLに達し，尿毒症症状が出現したら，速やかに透析療法を導入する。

慢性腎臓病を早期に発見し適切な治療を行えば，尿たんぱくを減らし，腎機能の悪化を抑制し，透析導入患者数を減少させることも可能である。そのために，現在，腎臓専門医とかかりつけ医との連携診療システムの構築など慢性腎臓病診療のシステムづくりが進められている。

3. 水・電解質異常と酸-塩基平衡

3.1　水・ナトリウムの異常

（1）健常者の体液量

ヒトの体内水分量は体重の約60％であり，その2/3が細胞内液，1/3が細胞外液である（図5-10）。細胞外液はさらに5％の血漿と15％の組織間液に分けられる。細胞

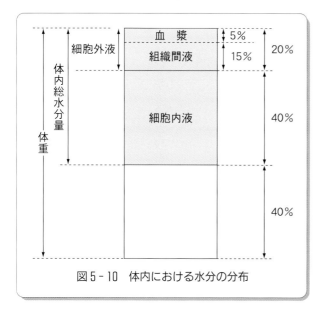

図 5-10　体内における水分の分布

表 5-13　水・ナトリウムのバランスシート

[水に関するバランスの計算]
In　＝飲水量＋食事量＋補液量＋代謝水（200 mL）
Out ＝尿量＋便量＋不感蒸泄量（12 mL/kg）＋その他の喪失量
[ナトリウムに関するバランスの計算]
In　＝飲水，食事，補液などに含まれる Na 量
Out ＝尿中，便中に含まれる Na 量＋その他の喪失量

内液量は一定に保たれており，その量が増減することはほとんどない。体液量の異常が起きるときは主に細胞外液量が変化するが，細胞外液量と循環血漿量はほぼ同じ動きをする。血漿と組織間液とを比較すると，たんぱく質濃度は血漿のほうが高いが，電解質濃度や糖・尿素など低分子物質の濃度には差がみられない。細胞外液のナトリウム濃度（血清ナトリウム値）は，通常 135〜145 mEq/L に保たれている。

（2）水・ナトリウムのバランス

　水・ナトリウムの代謝異常について検討する際には，水・ナトリウムのバランス（出納）を計算するとよい（表 5-13）。これらのバランスを計算することにより，水・ナトリウム代謝のどこに問題があるのかを明らかにできるほか，治療にも役立つ。しかし，この計算を行う場合，不感蒸泄量や代謝水の量など正確に測定できない部分もあるので，水・ナトリウム代謝状態は他の指標と合わせて総合的に判断する必要がある。

（3）体液量の過剰
1）病　因

　ナトリウムをたくさん摂取すると，一時的に血清ナトリウム値が上昇するため，口渇を感じて飲水をするとともに，抗利尿ホルモン(ADH)が分泌されて腎での水の再吸収が増加する。その結果，血清ナトリウム値は希釈されて元に戻るが，細胞外液量が増加する結果となる。増加した細胞外液量は，数日かけて元に戻ろうとするが，ナトリウムを摂取し続けたり，心機能や腎機能が悪くてナトリウムの排泄が低下している場合には，細胞外液量が増加したままになり，心不全や浮腫の原因になる。

2）症　状

　体液量の過剰は，体重の増加，浮腫の存在，頸静脈の怒張，腹水，胸水などの症状を引き起こす。短期間での体重増加は，体液量増加の信頼性の高い指標となる。胸部

X線像では心胸比の拡大や肺うっ血像が認められ，中心静脈圧が上昇する。

3）治　　療

体液量過剰に対する治療は，食塩制限と利尿薬投与である。軽症の場合は，食塩を5 g/日程度に制限する。中等症以上では，食塩制限と利尿薬を併用する。その場合には，利尿薬の過剰投与による脱水症や低カリウム血症などの副作用にも注意を払う。

（4）体液量の欠乏

1）病　　因

嘔吐や下痢，利尿薬の投与などによってナトリウムが失われる場合は，水も同時に失われるので，細胞外液量が減少する。これを脱水症という。この例のように水とナトリウムの両方が失われたものを**等張性脱水**という。一方，熱射病などで，ナトリウムに比べ水分が多く失われたものを**高張性脱水**という。また，水分に比べナトリウムが多く失われたものを**低張性脱水**という。

2）症　　状

脱水症の症状は，体重減少，倦怠感，ふらつき，立ちくらみ（起立性低血圧）など循環血漿量の減少による症状が主体である。さらに循環血漿量が減少すると，頻脈や血圧の低下が生ずる。血液は濃縮し，血清たんぱく濃度やヘマトクリット値の上昇がみられる。腎機能が正常ならば，尿量の減少や尿の濃縮がみられる。高張性脱水では，血清ナトリウム値や血漿浸透圧が上昇するので，強い口渇を訴える。それに対し等張性脱水では，血漿浸透圧はあまり変化しないので，口渇などの症状が出にくい。

3）治　　療

生体は，体内の水・ナトリウムの恒常性を維持しようとする機能を持っているので，脱水の程度が軽度ならば，経口摂取不足などの原因を取り除くだけで回復しうる。中等症以上の脱水では，積極的に経口的または経静脈的な補液を行う。体重，血液の濃縮の程度，血清ナトリウム値などから水・ナトリウムの欠乏量の推定を行うとともに，上述のバランスシートを作成し，1日で欠乏量の1/2〜1/3を補正するようにする。過剰な補正は，心不全の原因になるので注意する。等張性脱水の場合には，生理食塩水などナトリウムの含有量が多めの補液を行い，高張性脱水の場合にはブドウ糖やナトリウムの含有量が少ない補液を選択する。

（5）低ナトリウム血症

1）病　　因

血清ナトリウム値が135 mEq/L以下を低ナトリウム血症という。低ナトリウム血症は，多量の水を一気に飲んだとき（水中毒）や，抗利尿ホルモン（ADH）の分泌が亢進しているときに，血液中のナトリウムが希釈されて起こる。多飲で低ナトリウム血症が起こるのは精神疾患の患者など特殊な例のみであり，多くの低ナトリウム血症はADHの分泌亢進によるものである。ADHの分泌が亢進するのは，癌，結核，中枢神

経疾患などで血漿の浸透圧に関係なく ADH が分泌される状態（ADH 分泌異常症候群；SIADH）の場合や，体内のナトリウムが欠乏し脱水が進行した状態で防御的に ADH が分泌される場合などである。単なるナトリウムの摂取不足のみでは低ナトリウム血症は起きにくい。

2）症　　状

低ナトリウム血症では，食欲不振，嘔吐，倦怠感，意識障害などが起きる。意識障害は，血清ナトリウム値が 120 mEq/L 以下の場合に起きやすい。

3）治　　療

低ナトリウム血症の治療は，血清ナトリウム値を基準値に戻すことである。その方法は，水を制限するか，ナトリウムを補充するかのどちらかであるが，その選択は病因によって異なる。水中毒や SIADH の場合には，ナトリウムの欠乏はないので水の補給を制限する。一方，脱水が存在し体内のナトリウムが不足していると考えられるときにはナトリウムを補給する。

（6）高ナトリウム血症

1）病　　因

血清ナトリウム値 150 mEq/L 以上を高ナトリウム血症という。高ナトリウム血症が起きるのは，口渇を感じないような中枢神経疾患が存在するときや，口渇があっても飲水ができないとき，熱射病など水が急速に体内から失われるときなどである。ナトリウムの摂取過剰のみでは高ナトリウム血症にはならない。

2）症　　状

急激に高ナトリウム血症を起こすと，意識障害，痙攣など中枢神経症状を起こす。

3）治　　療

高ナトリウム血症の原因が，熱射病など水分の喪失による場合は水分の補給を行う。

3.2　カリウムの異常

体内のカリウムの多くは細胞内に含まれ，細胞外液の濃度（血清カリウム値）は 4〜5 mEq/L にすぎない（図 5 - 11）。しかし，血清カリウム値は細胞の興奮性と関係し，血清カリウム値の異常は，心筋，骨格筋，神経などの機能に重大な影響を及ぼす。生体は，カリウム摂取量に応じて，尿中カリウム排泄量，便中カリウム排泄量，細胞内外のカリウムの移動などを調節することにより血清カリウム値を一定に保っている。その調節にかかわる因子には，アルドステロン，インスリン，酸-塩基平衡などがある。

（1）低カリウム血症

1）病　　因

血清カリウム値 3.5 mEq/L 以下を低カリウム血症という。低カリウム血症は，①カリウムの摂取不足，②利尿薬などによる尿中へのカリウムの喪失，③下痢や嘔吐など

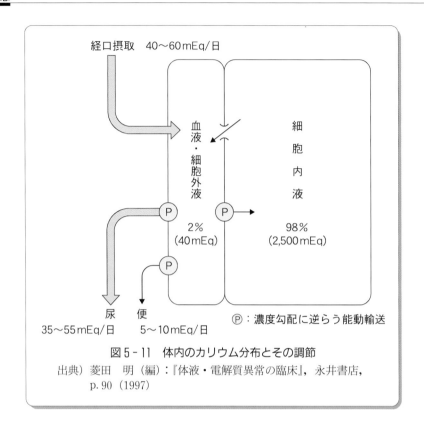

図5-11　体内のカリウム分布とその調節

出典）菱田　明（編）:『体液・電解質異常の臨床』，永井書店，
　　　p. 90（1997）

消化管からのカリウムの喪失，④カリウムの細胞内への移動，によって起こる。約300
mEq のカリウムが失われると，血清カリウム値は1 mEq/L 程度低下する。また，アル
カローシスでは，カリウムが細胞内へ移行することによって低カリウム血症となる。

2）症　　状

　低カリウム血症の最も多い症状は**筋力低下**である。多くの場合血清カリウム値が
2.5 mEq/L 以下になると発症する。四肢の筋力低下から始まり，進行すると体幹や呼
吸筋の麻痺に及ぶことがある。心臓では，血清カリウム値が3.0 mEq/L 以下になると
T波の平低化などの心電図異常が起こり，2.5 mEq/L 以下になると不整脈が起こる。
低カリウム血症では，**ジギタリス中毒**を起こしやすいことにも留意する。低カリウム
血症では，平滑筋の運動も障害し，便秘や腸閉塞症状を起こすことがある。

3）治　　療

　低カリウム血症の治療の原則は，①経口摂取が可能な患者ではなるべく経口的にカ
リウムを補うこと，②経静脈的に投与する場合には，投与速度や輸液中のカリウム濃
度の基準を守ることである。　一般的に，静脈内投与する液のカリウム濃度は40 mEq/
L 以下とし，毎時20 mEq 以下の速度で注入しなければならない。軽症な低カリウム血
症では，生野菜や果物の摂取でも十分治療可能である。

（2）高カリウム血症

1）病　　因

　血清カリウム値5.0mEq/L以上を高カリウム血症という。高カリウム血症は，①腎不全や尿細管障害によるカリウムの排泄障害，②多量の細胞の壊死などによる細胞内カリウムの放出，③アシドーシスやインスリン欠乏などによる細胞内から細胞外へのカリウムの移行，などによって起こる。

2）症　　状

　心電図上では，血清カリウム値6mEq/L以上でT波の増高，尖鋭化(テント状T波)が現れ，さらに上昇するとQRS幅の延長などがみられる。血清カリウム値7mEq/L以上の著しい高カリウム血症では，不整脈による突然死をきたすことがある。また，このレベルの高カリウム血症では，しびれなどの知覚異常や筋力低下などがみられることがある。特に，急速に血清カリウム値が上昇する場合に危険性が高い。

3）治　　療

　血清カリウム値が7mEq/L以上の場合や，心電図上QRS幅の延長などがみられる場合には，生命の危険があるので急速に血清カリウム値を低下させる治療が必要である。このような場合には，カルシウム製剤やインスリン・グルコースの静脈内投与，カリウムイオン交換樹脂の経口または注腸投与，透析療法などが行われる。

　軽度の高カリウム血症では，食事中のカリウムを制限することでも十分治療しうる。カリウムは，野菜・果物・豆類に多く含まれる。それらの食品でも5倍くらいの水で4〜5分くらいゆでると50〜90％のカリウムが溶出する。

3.3　カルシウムの異常

　体内のカルシウムの99％は骨に存在し，血清中にはわずかな量が存在しているにすぎない。血清カルシウム値は8.5〜10mg/dLに調節されているが，この調節には，副甲状腺ホルモン（PTH），活性型ビタミンD，カルシトニンがかかわっている。これらの物質は，腸管でのカルシウム吸収，腎臓でのカルシウム排泄，骨吸収と骨形成などをコントロールすることによって血清カルシウム値を一定に保っている（図5-12）。

　血清中では，カルシウムの約半分はフリーのイオンとして存在し，残りの多くはアルブミンを主とするたんぱく質に結合している。低アルブミン血症の患者では，たんぱく質に結合しているカルシウム量が減少するので，血清カルシウム値は低下する。しかし，これはたんぱく質が低下したための見かけの低カルシウム血症であり，真の低カルシウム血症とはいえない。そこで，血清カルシウム値の評価には，血清アルブミン値が正常（4g/dL）であると仮定して評価するために，次式で血清カルシウム値の補正を行う必要がある。

　補正カルシウム値（mg/dL）＝測定カルシウム値（mg/dL）＋

　　　　　　　　　　　　　　　（4－血清アルブミン値（g/dL））

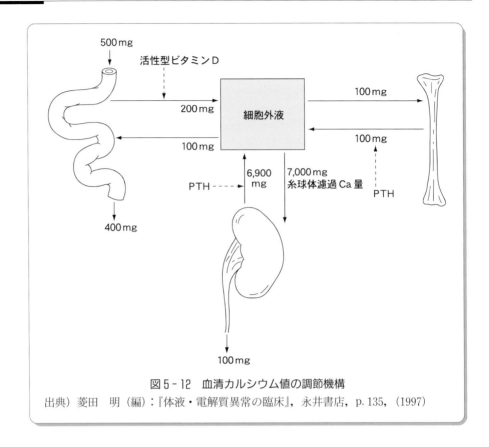

図5-12　血清カルシウム値の調節機構

出典）菱田　明（編）：『体液・電解質異常の臨床』，永井書店，p. 135，（1997）

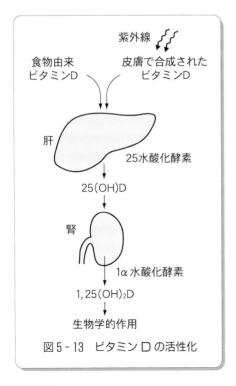

図5-13　ビタミンDの活性化

（1）低カルシウム血症

1）病　　因

　上記の式で補正した血清カルシウム値が8.5 mg/dL 以下の場合を低カルシウム血症という。低カルシウム血症は，副甲状腺機能低下症，ビタミンD欠乏，慢性腎不全などで起こる。慢性腎不全では，腎におけるビタミンDの活性化（図5-13）が障害されるために低カルシウム血症となる。

2）症　　状

　低カルシウム血症では，筋肉の痙攣が特徴的である。テタニーといって，手足の筋肉が痙攣し，腕や足の関節が曲がったままの状態になることもある。不整脈・心不全やうつ状態になることもある。クボステック徴候（耳介の前方で顔面神経を叩くと眼瞼や口角に痙攣を起こす）やトルソー徴候（血圧計のマンシェットを上腕に巻き，収縮期血圧以上の圧を3分以上加えると助産師手位となる）がみられる。心電図上QT延長がみられる。

3）治　　療

　ビタミンD欠乏や副甲状腺機能低下症では，経口的に活性型ビタミンD製剤やカルシウム製剤を投与する。全身痙攣や不整脈があり，血清カルシウム値が著しく低いときには，カルシウム製剤の静脈内投与を行う。

（2）高カルシウム血症

1）病　　因

　血清カルシウム値10.5 mg/dL以上を高カルシウム血症という。高カルシウム血症は，悪性腫瘍で骨の融解が著しく増加した場合や，副甲状腺機能亢進症，活性型ビタミンDの過剰投与によるものが多く，特に悪性腫瘍に合併するものが約半数を占める。

2）症　　状

　全身倦怠感や易疲労感などとともに，食欲不振・悪心・嘔吐などの消化器症状，抑うつ状態や意識障害などの神経症状，多飲多尿，筋力低下などの症状がみられる。心電図上QT短縮もみられる。

3）治　　療

　高カルシウム血症の原因が，副甲状腺機能亢進症や活性型ビタミンDの過剰投与による場合には，それぞれ原因となっている副甲状腺の外科的切除やビタミンD製剤の中止を行う。悪性腫瘍による高カルシウム血症では原因治療が困難な場合が多く，その場合には血清カルシウムの低下を目的とした治療を行う。強力な骨融解抑制作用のあるビスホスホネートやカルシトニンなどが用いられる。

3.4　酸-塩基平衡の異常

　血液中にはさまざまな緩衝物質が存在し，それらの働きによって血液のpHは7.4付近に保たれている。緩衝物質のなかで**二酸化炭素・重炭酸イオン系**はpHが7.4付近で最大効果を発揮するほか，体内に大量に存在するので最も重要である。pH・二酸化炭素・重炭酸イオンの間には，次式（Henderson-Hasselbalchの式）が成り立っている。

$$pH = 6.1 + \log\left(\frac{[HCO_3^-]}{0.03 \times PCO_2}\right)$$

　食事から摂取された炭水化物は酸化されて二酸化炭素を生じる。この二酸化炭素は酸として働き血液のpHは低下するが，二酸化炭素の負荷が増えると呼吸数が増加し，肺からの二酸化炭素の排泄が増加して体内の二酸化炭素量は元に戻る。

　一方，たんぱく質が代謝されると不揮発性の酸が産生されるが，不揮発性の酸の負荷が増加した場合には，血中の**重炭酸イオン**が消費され，血液のpHは低下する。しかし，その後尿中への酸の排泄が増加して酸-塩基平衡は元のレベルに戻る。

　この酸-塩基平衡を一定に維持する機能が障害されると，血液のpHは酸性またはアルカリ性に傾くが，酸性に傾く病的状態を**アシドーシス**，アルカリ性に傾く状態を**アルカローシス**という。

（1）アシドーシス

1）病　　因

アシドーシスは，何らかの呼吸機能の障害によって体内に二酸化炭素が蓄積する状態（呼吸性アシドーシス）か，乳酸やケトン体など不揮発酸の産生過剰または腎からの酸排泄障害または重炭酸イオンの喪失（代謝性アシドーシス）によって生ずる。

2）症　　状

血液の pH が 7.2 以下になると，心収縮力が低下し心不全や不整脈を起こす。また，頭痛，意識障害，痙攣など中枢神経症状を呈する。カリウムの細胞内から細胞外への移行を促進して高カリウム血症をきたすこともある。

代謝性アシドーシスが起こって血液の pH が低下すると，生体はその代償として呼吸を促進し二酸化炭素を排出して血液の pH を回復させようとする。

一方，呼吸性のアシドーシスでは，腎から酸を排泄して血液の pH を上昇させる代償作用が働く。

3）治　　療

呼吸性アシドーシスでは，肺胞換気を促進し二酸化炭素の排出を促進させる。そのために，人工呼吸器を用いることもある。

代謝性アシドーシスでは，乳酸やケトン体などの産生する病態を改善すること，重曹などのアルカリ剤を投与して酸を中和することなどが行われる。

（2）アルカローシス

1）病　　因

アルカローシスは，過呼吸などによって二酸化炭素が過剰に排出されて血中の二酸化炭素が低下する（呼吸性アルカローシス）か，嘔吐による胃酸の喪失や利尿薬の投与による尿中への酸の喪失（代謝性アルカローシス）によって生ずる。嘔吐や利尿薬投与によるものでは，脱水をきたすことによりアルカローシスは改善しにくくなる。

2）症　　状

アルカローシスでは，過呼吸症候群でみられるように低カルシウム血症を起こしてテタニーなどの症状が出現する。脳血流が減少して，頭痛や意識障害を起こすこともある。また，カリウムの細胞内への移行を促進して低カリウム血症をきたす。

3）治　　療

代謝性アルカローシスでは，脱水があれば生理食塩水を投与する。それにより，尿中の重炭酸イオンの排泄が促進されて，アルカローシスは改善する。カリウムの欠乏があるときには，KCl の投与を行うと低カリウム血症の改善とともにアルカローシスも改善する。

第 **6** 章

呼吸器疾患

1. 予 備 知 識

　呼吸は外呼吸，内呼吸および細胞呼吸に分けられる。外呼吸は呼吸器系におけるガス交換のことで肺呼吸ともよばれる。内呼吸は毛細血管において組織の細胞と血液との間で行われるガス交換のことで組織呼吸ともいう。

1.1　呼吸器系の構造

　呼吸器系は外鼻，鼻腔，咽頭，喉頭，気管，気管支および肺からなり，このうち鼻腔から喉頭までを上気道，そして気管以下，終末細気管支までを下気道という。気管は第4～5胸椎の高さで左右の主気管支に分かれ，肺内の気管支は肺門から肺に入り，右は3本，左は2本の葉気管支に分かれ，さらに区域気管支→小気管支枝→細気管支→終末細気管支→呼吸細気管支となる。この呼吸細気管支はさらに末梢に伸びて肺胞道→肺胞嚢から最終的に球状に突出する多数の袋になっている。この袋は**肺胞**とよばれ，薄い単層扁平上皮とその上皮下に広がる毛細血管網で構成されている（図6-1）。効率的に吸気と赤血球のヘモグロビンを通して**酸素**（O_2）と**二酸化炭素**（CO_2）を交換する。

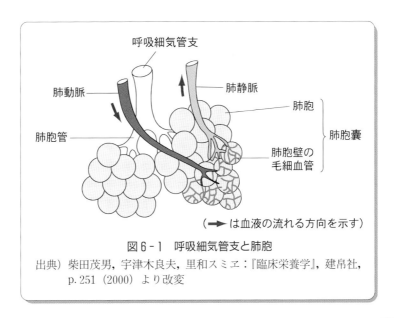

図6-1　呼吸細気管支と肺胞

出典）柴田茂男，宇津木良夫，里和スミエ：『臨床栄養学』，建帛社，p. 251（2000）より改変

1.2　呼吸機能

　肺活量（VC）は男性では 3～4 L，女性で 2～3 L である。20 歳前後が最大であり，年齢とともに減少し，また呼吸筋の強さ，肺疾患，胸部運動の障害（腹水，妊娠など），心嚢や胸膜の異常，心疾患などで少なくなる。年齢や身長，性別による予測値に対するパーセンタイル（％VC）が 80 未満の場合を**拘束性障害**とよぶ（第 16 章臨床検査の図 16 - 4，p. 213 を参照）。努力呼気開始から 1 秒間における呼気肺気量を 1 秒量（FEV_1）といい，1 秒量を努力肺活量で除したものを FEV_1/FVC で表す。FEV_1/FVC が 70 ％未満の場合，**閉塞性障害**とよぶ。拘束性と閉塞性障害を併せ持つ場合，**混合性障害**となる。慢性閉塞性肺疾患（COPD）は閉塞性障害を示し，1 秒量などを測定して COPD の重症度の評価を行う。

1.3　呼吸の調節

　呼吸は呼吸筋を支配する脊髄の運動ニューロンの活動による。呼吸は無意識に規則的に行われるよう延髄にある**呼気中枢**と**吸気中枢**で調節される。呼吸中枢は血液中の CO_2 濃度の上昇や血液温度の上昇により刺激されて換気速度を高める。発熱時や外気温が高いときは呼気が増大し，CO_2 排泄が増加する。肺全体には進展受容器が存在し，肺の膨張によって吸気が抑制され，反対に萎むと促進される。これを**肺迷走神経反射**という。同様に頸動脈反射，大動脈反射，心房反射，気管粘膜からの刺激（咳，くしゃみ）などの反射性調節を受けている。

2.　慢性閉塞性肺疾患（chronic obstructive pulmonary disease：COPD）

　日本における COPD は欧米諸国と同等の有病率（約 10 ％）で，今後さらに増加すると推定されている。男性に多く，高齢になるほど増加する。

2.1　COPD とは

　COPD とは，タバコ煙を主とする有害物質を長期に吸入曝露することなどにより生じる肺疾患であり，呼吸機能検査で**気流閉塞**を示す。気流閉塞は**末梢気道病変**と**気腫性病変**がさまざまな割合で複合的に関与し起こる。臨床的には徐々に進行する労作時の呼吸困難や慢性の咳・痰を示すが，これらの症状に乏しいこともある。以前は肺気腫と慢性気管支炎を含んだ症候群として扱われていたが，現在，COPD の定義は両者と同義とされていない。慢性気管支炎は**気管支壁の炎症**の持続により慢性の咳，痰を症状にもつ症候名であり，肺気腫は終末気管支より末梢が異常に拡大して**肺胞壁の破壊**を伴うが線維化は認められない形態名である。よって，COPD とは診断できない慢性気管支炎や肺気腫があり得る。

2.2　COPD の危険因子

　喫煙，職場の化学物質や粉塵，大気汚染などが危険因子となる。また α_1 アンチトリ

表6-1 COPD の病期分類

病　期	特　徴
Ⅰ期：軽度の気流閉塞	％ FEV$_1$≧80 ％
Ⅱ期：中等度の気流閉塞	50 ％≦FEV$_1$<80 ％
Ⅲ期：高度の気流閉塞	30 ％≦FEV$_1$<50 ％
Ⅳ期：きわめて高度の気流閉塞	％ FEV$_1$<30 ％

気管支拡張薬投与後の FEV$_1$/FVC 70 ％未満が必須条件。
出典）日本呼吸器学会：『COPD（慢性閉塞性肺疾患）診断と治療の
　　　ためのガイドライン（第6版）』，メディカルレビュー社(2022)

プシンが遺伝的に欠損すると起こる。

2.3　自 覚 症 状

　徐々に生じる労作時の呼吸困難や慢性の咳，痰を特徴とするが，これらの症状に乏しいこともある。やがてこれらの症状が増強し，重症例では安静時にも呼吸困難になる。症状を評価する簡便な方法として，呼吸困難の程度を評価する mMRC（modified British Medical Research Council）質問票や，症状や QOL を評価する CAT（COPD assessment test）質問票などが使われている。

2.4　身 体 所 見

　COPD では痩せがみられる（重症の場合を呼吸器悪液質；pulmonary cachexia と言う）。体重減少の原因としては，①代謝亢進による安静時エネルギー消費量の増加，②炎症性サイトカインの増加，③食事摂取量の減少などがあげられる。体重減少は閉塞性障害の程度とは独立して予後を規定する因子である。

　呼気時に口をすぼめることにより，気道内に陽圧がかかり，ゆっくり呼出する呼吸をする（口すぼめ呼吸）。また肺の過膨張により胸郭が変形する（樽状になる）。

2.5　診断基準と検査

　1）診断基準は，①長期の喫煙歴などの曝露因子があること，②気管支拡張薬吸入後のスパイロメーターを用いた呼吸機能検査で FEV$_1$/FVC が 70 ％未満であること，③他の気流閉塞をきたしうる疾患を除外することである。

　2）単純 X 線写真で，肺野の透過性の亢進，肺野末梢の血管陰影の細小化，横隔膜の平低化，滴状心による心胸郭比の減少，肋間腔の開大などを認める。

　3）高分解能コンピューター断層撮影（high-resolution computed tomography；HRCT）検査は気腫性病変の描出にきわめて有用である。

　4）COPD は，スパイロメーターを用いた呼吸機能検査で閉塞性障害を示す。1秒率と1秒量の低下，機能的残気量の増加，肺拡散能力の低下などを認め，重症度で分

類する（表6-1）。

2.6　治　　療

（1）治療の基本方針

　主に慢性期の治療について解説する。COPDの治療の目的は症状の緩和，運動耐容能の改善，合併症の予防と治療，急性増悪の予防，死亡率の低下である。まず**禁煙指導**を行う。**インフルエンザワクチンの接種**はCOPD患者の死亡率を約50％減少させるという報告があり，日本呼吸器学会のガイドラインで推奨されている。また**適度な運動や呼吸リハビリテーションを継続**する。喀痰の排出が困難になると体位ドレナージや胸背部のタッピング（叩く）を行う。

（2）薬物療法

　薬物療法は症状およびQOLの改善，運動耐容能と身体活動性の向上および維持，増悪の予防に有用である。その中心は**気管支拡張薬**(抗コリン薬，β_2刺激薬，メチルキサンチン)であり，吸入薬が最も勧められている。さらに**ステロイド薬**(吸入または全身投与)や喀痰調整薬が用いられる。

（3）酸素療法

　重症のCOPDは，**在宅酸素療法**（自宅に酸素を供給できる装置を置いて酸素吸入ができる方法，home oxygen therapy：HOT）の適応である。急性期で生命を脅かす状態である場合は人工呼吸管理を考慮する。

表6-2　推奨される栄養評価項目

必須の項目
●体重（％ IBW，BMI） ●食習慣 ●食事摂取時の臨床症状の有無
行うことが望ましい評価項目
●食事調査（栄養摂取量の解析） ●簡易栄養状態評価表（MNA®-SF） ●％上腕囲（％ AC） ●％上腕三頭筋部皮下脂肪厚（％ TSF） ●％上腕筋囲（％ AMC；AMC＝AC－π×TSF） ●体成分分析（LBM，FM，BMC，SMI） ●血清アルブミン ●握力
可能であれば行う評価項目
●安静時エネルギー消費量（REE） ● Rapid turnover protein（RTP） ●血清アミノ酸分析（BCAA/AAA比） ●呼吸筋力 ●免疫能

IBW：ideal body weight, BMI：body mass index, REE：resting energy expenditure AC：arm circumference, TSF：triceps skinfold thickness, AMC：arm muscle circumference, LBM：lean body mass, FM：fat mass, BMC：bone mineral content, SMI：skeletal muscle mass, BCAA/AAA比：分枝アミノ酸/芳香族アミノ酸比

IBW：80≦％ IBW＜90：軽度低下
　　　70≦％ IBW＜80：中等度低下
　　　％ IBW＜70：高度低下

出典）日本呼吸器学会：『COPD（慢性閉塞性肺疾患）診断と治療のためのガイドライン第6版』，メディカルレビュー社（2022）

2.7　食事・栄養療法

（1）栄養の評価

　III期（重症）以上のCOPDでは約40％に**体重減少**がみられる。軽度の体重減少は脂肪量の減少が主体であり，中等度以上の体重減少は**除脂肪体重**(LBM)の減少を伴うマラスムス型のたんぱく質・エネルギー栄養障害である。気流閉塞や肺過膨張に基づく呼吸筋酸素消費の増大が**安静時エネルギー消費量の増大**につながる。炎症性メディエ

ーターの増加なども関与する。

推奨される栄養評価項目(表6-2)のうち，%標準体重(% IBW)や BMI は，% FEV$_1$ などの呼吸機能と相関し，LBM の減少は呼吸筋力や運動耐容能の低下と関連している。そして体重減少は，気流閉塞とは独立した COPD の予後因子であるが，LBM の方が予後を鋭敏に反映する。

（2）食事・栄養療法

①　% IBW が 90％未満の場合，食事・栄養療法の適応である。進行性の体重減少があれば，90％以上であっても必要である。

②　亢進したエネルギー代謝を補うべき**十分なエネルギー量**が必要であり，実測値 REE の 1.5 倍，または予測値 REE の 1.7 倍を総摂取エネルギー量の目標とする。

③　脂質の呼吸商は低いため，代謝による炭酸ガス産生は少ないと考えられており，**高脂肪・低炭水化物食**が勧められる。ただし脂質によって消化器系の負担が増える懸念もある。総摂取エネルギー量が適切であれば，実際の産生量への影響は少ない。

④　筋たんぱく質維持のため**十分なたんぱく質の摂取**が必要である。分枝アミノ酸（BCAA）を積極的に摂取することが勧められる。

⑤　カルシウム，リン，カリウム，マグネシウムなどの電解質や微量元素を適切に摂取する。

⑥　通常の食事で十分でない場合は，補助食品などの使用も考慮する。

3. その他の呼吸器疾患

3.1　かぜ症候群

（1）感冒（common cold）

1）病　　態

感冒はかぜ症候群ともいわれ，上気道におけるウイルス，細菌やその他の微生物の感染性炎症疾患の総称である。アレルギーや物理化学的刺激の影響を伴う場合がある。

2）症　　状

症状はくしゃみ，鼻汁，鼻閉など鼻症状が中心である。咽頭の痛みや違和感，嗄声，咳などの喉頭炎の症状が混在してみられる。頭痛，発熱，倦怠感などの症状を伴うこともある。

3）治　　療

安静にして過労を避け，十分な睡眠をとる。室内の保温・加湿に留意する。対症療法として解熱鎮痛薬，抗ヒスタミン薬，鎮咳薬，去痰薬などを用いる。細菌感染やマイコプラズマには抗生物質を用いる。

（2）インフルエンザ（influenza）

1）病　　態

インフルエンザウイルスによる急性呼吸器疾患で，特に感染力が強く大流行を起こす。その症状が強いことから一般の感冒と区別される。核たんぱく質の違いにより，A，B，C型の3つに分けられるが，流行するのはA，B型である。

2）症　　状

38℃以上の発熱，頭痛，筋痛，関節痛，倦怠感などの症状が突然に出現する。また食欲不振，悪心・嘔吐，下痢などの消化器症状を伴う場合もある。炎症は気管支や肺に及ぶことがある。まれながら脳炎を発症し後遺症が残る場合や死亡する場合がある。

3）治　　療

① 症状からインフルエンザウイルス感染を疑って，ウイルス抗原迅速診断キットを用いて診断する。早期（48時間以内）に**抗ウイルス薬**を投与することが有症状期間の短縮に効果的である。なお，**ワクチン接種**は70〜90％の発症を予防できる。

② 対症療法として，解熱薬，抗ヒスタミン薬，鎮咳薬，去痰薬などを用いる。また脱水に注意し，水分・エネルギーの補給を行う。

3.2　肺炎（pneumonia）

（1）病態と原因

1）感染性肺炎

① 肺炎は気道を通じて微生物が侵入して起こる肺の炎症性反応によるものである。炎症は主に**肺胞**に起こる。抗生物質の開発により，治療可能な場合が多いが，耐性を獲得した微生物の出現〔MRSA（メチシリン耐性ブドウ球菌）など〕により抗生物質が効かない例が増加している。肺炎は，現在でも死亡原因の第3位（2016年）を占め，高齢者の増加によるものと推定されている。一般的には比較的健康であった者が地域社会のなかで発症する**市中肺炎**と，何らかの疾患をもって入院中に罹患する**院内肺炎**とに区別することが多い。院内感染の場合，抵抗力が低下している患者で起こしやすく，**日和見感染**とよばれる。

② 原因によって，細菌性肺炎，ウイルス性肺炎，マイコプラズマ肺炎，クラミジア肺炎，レジオネラ肺炎，真菌性肺炎，原虫性肺炎，寄生虫性肺炎などに分かれる。ウイルス，マイコプラズマ，クラミジアなどによる肺炎は病変が肺胞周囲の間質に及び，X線像で非区域性の浸潤影を認めることや白血球増多が軽度であることから**非定型肺炎**とよばれている。

③ 日和見感染を起こす原因としてMRSA，緑膿菌などが多い。またウイルス，真菌，原虫がある。

④ 脳梗塞後遺症や高齢者などで嚥下障害がある場合，誤嚥による嚥下性肺炎（誤嚥性肺炎）を起こすことがある。

2）間質性肺炎

炎症が主に肺胞隔壁を中心とする間質で起こるものが**間質性肺炎**である。炎症細胞の浸潤や間質の浮腫，そして線維化が起こり，肺が拡張しにくくなる。特発性（原因不明なもの），職業や環境における曝露（過敏性肺臓炎，粉塵や有毒ガスなど），放射線照射や薬物の副作用によるもの，膠原病〔関節リウマチや皮膚筋炎，全身性強皮症など〕に合併するものなどがある。

（2）症状と診察

咳，痰，発熱，持続する咳による胸痛が起こる。間質性肺炎では乾性の咳と労作時の呼吸困難が起こる。

重症では呼吸困難やチアノーゼが出現し，致命的になる。胸水の貯留も認められる。

（3）診　　断

症状から肺炎を疑い，X 線検査で異常陰影を確認する。血液検査で CRP の上昇や赤沈の促進を認める。痰の塗抹標本と培養で起炎菌の同定と薬物感受性検査を行う。

（4）治　　療

起炎菌に効果を持つ抗生物質を使用する。ウイルスに対しては抗ウイルス薬，真菌に対しては抗真菌薬を用いる。抗生物質の過剰投与により耐性菌の出現が問題になっている。また去痰薬，解熱鎮痛薬を必要に応じて使用する。

（5）食事・栄養療法

発熱や呼吸困難などで食事摂取量が不足し，脱水にも陥りやすい。また消費エネルギーが増加しているため，容易に**低栄養状態**になる。食事摂取が困難な場合は輸液にて必要な水分とエネルギー，ビタミンの補給を行う。また誤嚥性肺炎を防ぐ方策として，食後はしばらく半座位を保つ，食品の粘稠度をあげる（とろみをつける），口腔ケアを十分に行うなどがある。

3.3　肺結核（pulmonary tuberculosis）

（1）病　　態

肺結核は抗酸菌の一種である結核菌の感染による疾患である。日本における罹患率は他の先進国より高く，新規の排菌患者数は減少していない。患者からの飛散した菌を吸入することによりヒトからヒトに感染するため，排菌者は隔離を考慮する。しかし結核に感染したヒトすべてが発症するわけではなく，発病に至るのは約 10 % である。初感染から連続して症状が出る**一次結核**と数年から数 10 年の潜伏期間をおいて再燃して発病する**二次結核**がある。成人発症のほとんどは，抵抗力の低下による二次結核である。発症誘因は**加齢，糖尿病，低栄養状態**などがきっかけになる（表6-3）。

表6-3　肺結核における発症誘因

高　　齢
糖　尿　病
低栄養，吸収不良症候群，胃切除後，アルコール中毒
悪 性 腫 瘍
ステロイドや免疫抑制剤の使用
人 工 透 析
塵　　肺
HIV 感染

（2）症　　状

発熱，寝汗，食欲低下，体重減少といった全身症状に持続する咳，痰を伴う。やがて血痰や呼吸困難や胸痛が出現してくる。

（3）検　　査

X 線や CT 検査では，浸潤影，空洞，結節影，石灰化や胸膜肥厚などさまざまである。胸水(滲出性)を伴うことがある。ツベルクリン反応（IV 型アレルギー反応）で陽性を示す。喀痰塗抹検査，分離培養，PCR を用いた菌種同定検査，薬物感受性検査などで結核菌の同定が確定診断になる。新しい血液検査診断法として QFT(クォンティフェロン)-3 G があり，BCG 接種の影響を受けず，感度，特異度とも 90 ％以上である。

（4）治　　療

1）薬物療法・手術療法

抗結核薬を用いる。活動性の場合は 3〜4 種類の併用を行う。薬物治療を続けているにもかかわらず，排菌や出血が続く場合や膿胸などを併発している場合に肺切除術などを行う。

2）食事・栄養療法

消耗性の疾患であり，免疫能は低下している。食事は COPD の食事療法に準じる。30〜40 kcal/kg 程度の高エネルギーおよび高たんぱく質食にして，ビタミンやカルシウムなどの電解質，微量元素を十分摂取する。

3.4　気管支喘息（bronchial asthma）

（1）病　　態

気管支喘息とは，気道の慢性炎症を本態とし，変動性を持った気道狭窄(喘鳴，呼吸困難) や咳などの臨床症状で特徴付けられる疾患である。中枢気道から末梢気道にかけてアレルゲンによって好酸球，肥満細胞などの浸潤が認められる。またアレルゲン刺激によってリンパ球が IgE を産生し肥満細胞の IgE 受容体に結合してヒスタミンやロイコトリエンなどのメディエーターが放出され，アレルギー反応が引き起こされる。

（2）原　　因

遺伝的素因，ハウスダスト，ダニ，動物，真菌，花粉などによるアレルゲン吸入で

生じる。粉塵や刺激ガスなど気道の粘膜を刺激する物質，アスピリン，ヨード製剤などの薬物，運動などでも生じる。

（3）症　　状

発作性に呼吸困難，喘鳴，咳嗽が出現する。春や秋，特に季節の変わり目に多い。夜間または早朝に起きやすく，しばしば持続することもある。重症の場合は死亡に至る。

（4）検　　査

呼吸機能検査で閉塞性障害を認め，気管支拡張薬による1秒量の改善を認める。しばしば喀痰中に好酸球を認め，血液検査では好酸球やIgEの増加を認める。抗原の特定には血清中の抗原特異的IgEや皮膚テストを行う。

（5）治　　療

1）一般管理

成因となるアレルゲンや誘因を避ける。禁煙も必要である。食物アレルギーの場合は除去される食品の代替品を決め，食品添加物にも注意する。過労や睡眠不足などにならないように体調管理を整えることが大切である。

2）薬物療法

発作時は気管支を拡張させる β_2 刺激薬の吸入を行う。さらにステロイドやアミノフィリンの点滴静注を行うことがある。重症の場合はアドレナリンの皮下注射を行う。慢性期にはステロイドの吸入を中心にして，β_2 刺激薬の吸入，テオフィリン徐放薬内服，抗アレルギー薬内服などが勧められる。ハウスダスト，ダニなどの場合は減感作療法を行うことがある。

第 7 章

血液疾患

1. 予備知識

1.1 血　　液

　血液は成人の場合，体重の約 8 ％を占め，容量比で約 55 ％の液体成分と 45 ％の固形成分からなっている。液体成分には，たんぱく質，糖質，脂質，無機質，水分などが含まれ，pH は 7.4 に保たれて，体のホメオスタシスの維持に重要な役割を担っている。固形成分は，その多くを赤血球が占め，ほかに白血球や血小板などが含まれている。血液全容積に対する固形成分の比率をヘマトクリット（hematocrit：Ht）値という。ヘマトクリット値，平均赤血球容積（mean corpuscular volume：MCV），赤血球に含まれる平均赤血球血色素量（mean corpuscular hemoglobin：MCH）や平均赤血球血色素濃度（mean corpuscular hemoglobin concentration：MCHC）は，貧血の診断に重要である（表 7‑1）。

表 7‑1　貧血の診断などに使われる血液検査

項　　　目	参考値（基準範囲など）
赤血球（RBC）	男性 500（410～530）万/μL，女性 450（380～480）万/μL
網状赤血球（reticulocyte）	0.2～2.0 ％（男性 2～27 ‰，女性 2～26 ‰）
ヘモグロビン（Hb）	男性 16（14～16）g/dL，女性 14（12～16）g/dL
ヘマトクリット（Ht）	45（男性 36～48，女性 34～43）％
平均赤血球容積（MCV） $=\dfrac{\text{Ht}(\%)}{\text{RBC}(10^6/\mu\text{L})}\times 10$	（正球性 80～100 fL，80＞小球性，100＜大球性）
平均赤血球血色素量（MCH） $=\dfrac{\text{Hb}(\text{g/dL})}{\text{RBC}(10^6/\mu\text{L})}\times 10$	（標準範囲 27～32 pg，27＞低色素性，32＜高色素性）
平均赤血球血色素濃度（MCHC） $=\dfrac{\text{Hb}(\text{g/dL})}{\text{Ht}(\%)}$	（32～36 ％）

出典）（　）内は，金井　泉原著，金井正光編著：『臨床検査提要　改訂 30 版』，金原出版，(1993)

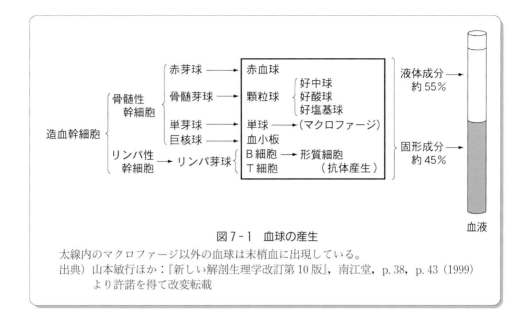

図7-1　血球の産生

太線内のマクロファージ以外の血球は末梢血に出現している。
出典）山本敏行ほか：『新しい解剖生理学改訂第10版』，南江堂，p. 38，p. 43（1999）
　　　より許諾を得て改変転載

（1）赤 血 球

　赤血球（red blood cell：RBC）は，骨髄で造血幹細胞から分裂して産生され（図7-1），エリスロポエチンの作用を受けて次第に成熟し，骨髄で脱核して，中央が陥凹した円板状の形態となって血液中に流出される。大きさは直径が約7〜8 μm で，赤血球の中にはヘモグロビン（hemoglobin：Hb）が含まれている。ヘモグロビンは中央に鉄を含んだヘムという赤い色素とグロビンというたんぱく質からなり，酸素を結合して体の隅々の組織に運搬し，酸素を離した後は組織で発生した炭酸ガスを肺に運び，ガス交換を行っている。100 mL の血液はおよそ 20 mL の酸素を運搬することができる。赤血球の数は，男性では約 500 万/μL，女性は約 450 万/μL である。赤血球の寿命は約 120 日で，寿命の尽きた赤血球は脾臓で順次破壊される。赤血球に含まれていたヘモグロビンは鉄とビリルビンとアミノ酸になり，鉄とアミノ酸は再利用され，ビリルビンは肝臓から腸内へ排出される。

（2）白 血 球

　白血球（white blood cell：WBC）は，骨髄の造血幹細胞から分化成熟したものである。白血球数は平均して 6,000〜8,000（3,500〜9,800）/μL で，顆粒球，単球，リンパ球などからなり，血液の固形成分の一部をなしている。顆粒球には好中球，好酸球，好塩基球があり，殺菌作用を持つ好中球が占める割合が全白血球数の約 55 ％と最も高い。好酸球は約 3 ％で喘息などのアレルギー疾患，寄生虫疾患のときに増加し，好塩基球は約 0.5 ％で，アレルギー反応などに関与している。単球は，マクロファージへと変わり，一連の免疫反応では抗原提示作用などを担っている。リンパ球には，形質細胞へ変化して抗体産生を行う B 細胞，主に細胞免疫に関与する T 細胞などがある。

T細胞には**主要組織適合遺伝子複合体（MHC）**といわれる型があり，臓器移植などではこの型の適合が重要視される。

（3）血小板と血液凝固

血小板は造血幹細胞から分化した巨核球の一部がちぎれてできた小体で，**血液凝固**や**止血**の促進に重要な働きをしている。一般に血液が血管外に出ると凝固するが，その最初の過程は，障害された血管壁に血小板が凝塊をつくり出血を抑えることから始まる（図7-2）。そして，血管壁から活性物質が出され，外因系ルートと内因系ルートにより第Ｘ因子を活性化し，活性第Ｘ因子，第Ｖ因子，リン脂質やカルシウムイオンとの複合体である活性トロンボプラスチンがつくられる。ここまでの一連の過程を第1相という。続いて，プロトロンビンが活性トロンボプラスチンによりトロンビンになり（第2相），フィブリノーゲンが安定した**フィブリン**になる（第3相）。このフィブリンが血小板を取り込み，血栓をつくって止血を確実にする。不要になった血栓は，フィブリンが分解され消失する（第4相）。これらの過程には15種類の**血液凝固因子**が関与しているが，その多くを肝臓が産生し，特にプロトロンビン，第Ⅶ因子，第Ⅸ因子，第Ｘ因子は，ビタミンＫの作用が必須のため，**ビタミンＫ依存因子**という。

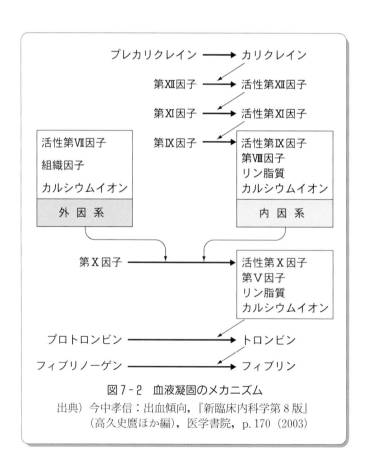

図7-2　血液凝固のメカニズム

出典）今中孝信：出血傾向，『新臨床内科学第8版』
（高久史麿ほか編），医学書院，p. 170（2003）

2. 鉄欠乏性貧血 (iron deficiency anemia)

2.1 病 因

　貧血とは，血液単位容積中のヘモグロビン量が減少した状態をいい，WHO分類では，ヘモグロビン量が男性で 13 g/dL 以下，女性で 12 g/dL 以下をいう。また，妊婦では一般に 11 g/dL 以下を貧血と考える。ヘモグロビン分子には鉄が含まれているので，何らかの原因で鉄が不足するとヘモグロビン合成が妨げられ，貧血が生じる。

　体内の鉄の約 1/3 は貯蔵鉄として，フェリチンやヘモジデリンとして，脾臓や肝臓や骨髄に貯えられ，残りの約 2/3 は赤血球内にヘモグロビン鉄として存在している。血清中でトランスフェリンと結合している血清鉄は，成人の全鉄量 3〜4 g の約 0.1 ％にすぎない。鉄が不足したときには，まず貯蔵鉄が利用され，ついで血清鉄が使われ，最後にヘモグロビン鉄が利用される。したがって，ヘモグロビン鉄が減少したときには，すでに貯蔵鉄が枯渇し，血清鉄が減少している状態と考える(図7-3)。鉄欠乏性貧血を起こす原因としては，ダイエットや偏食や摂食障害などによる鉄の摂取不足，胃切除や吸収不良症候群などによる鉄吸収の障害，成長期や妊娠や授乳時などの鉄需要の増加，痔出血，消化管出血，月経過多，悪性腫瘍などによる鉄喪失の増加などがある。

2.2 症 状

　軽い貧血の場合には無症状のことが多いが，頭痛，倦怠感，易疲労，耳鳴り，めまい，微熱，無月経，皮膚や眼瞼結膜や爪の蒼白，口角炎，舌炎，心拍数の増加，労作時の息切れ，狭心症様発作，心雑音，呼吸困難，匙状爪 (spoon nail)，異食症*，失神

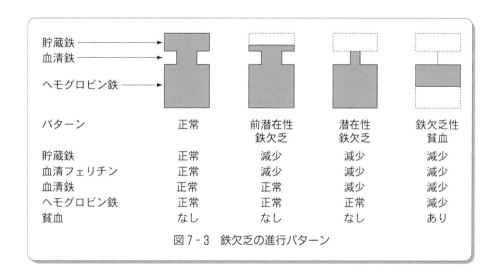

パターン	正常	前潜在性鉄欠乏	潜在性鉄欠乏	鉄欠乏性貧血
貯蔵鉄	正常	減少	減少	減少
血清フェリチン	正常	減少	減少	減少
血清鉄	正常	正常	減少	減少
ヘモグロビン鉄	正常	正常	正常	減少
貧血	なし	なし	なし	あり

図7-3　鉄欠乏の進行パターン

---

*異食症：本来は食べない土・砂・ごみ・毛髪などを好んで食べることで，ある種の精神疾患や認知症などにも認められる。

などである。これらの症状は，酸素を運搬するヘモグロビンの絶対量が少なくなるために生ずる酸素不足と，それを補うために起こる症状が主である。しかし，徐々に生じた鉄欠乏性貧血では，ヘモグロビン値の低下に比して，愁訴が少ない場合がある。

2.3　診　　断

　鉄欠乏性貧血は，赤血球数の減少，ヘモグロビン量，平均赤血球容積（MCV），平均赤血球血色素量（MCH）や平均赤血球血色素濃度（MCHC）の低下など**小球性低色素性貧血像**を呈する。**血清フェリチン値や血清鉄の低下，不飽和鉄結合能や総鉄結合能の上昇，**トランスフェリン鉄飽和度の低下などで診断するが，赤血球の大小不同や変形なども参考になる。一般に，鉄欠乏性貧血は閉経前の女性に多いが，男性や閉経後の女性に生じた場合には，消化管などの悪性腫瘍の可能性も考慮する。

2.4　治　　療

　原疾患を特定してその治療を行うが，同時に減少している鉄の補充を食物や**鉄剤**の経口または静脈内投与で補う。貧血症状が見かけ上改善し，ヘモグロビン値が回復しても，貯蔵鉄の回復までには3〜6カ月と時間がかかるので，投薬を中止する時期は慎重に決定する。大量の出血などがあり緊急性が高い場合には，輸血を考慮する。

　鉄欠乏性貧血を食物だけで治癒するのは難しいことが多いが，食事療法も大切である。エネルギー摂取量の不足や食事内容のバランスに注意し，鉄分の多い食品やたんぱく質などを摂取する。鉄分を多く含む食品には，レバー，肉，魚，藻類，豆，ほうれんそうなどがあるが，吸収のよい**ヘム鉄**を多く含む動物性食品のほうがより適している（表7-2）。しかし，野菜，果物，いも類などビタミンCを多く含む食品は非ヘム鉄を吸収しやすいヘム鉄に変える。酸味の強い食品も胃酸の分泌を高め鉄の吸収をよくするので，柑橘類，酢の物などもよい。鉄強化食品も適宜利用する。なお，食物繊維の大量摂取やリン酸塩やカルシウム塩を多く含む加工食品の過度の摂取は鉄吸収を阻害するので，避けたほうがよい。鉄の吸収を妨げるタンニンを多く含むコーヒー，緑茶，紅茶などの摂取は避けたほうがよいという考えもあるが，現在では鉄の吸収能が増加しており，鉄吸収量には差がないという考えが有力で，あまり問題視されなくなっている。1日当たりの鉄の食事摂取基準（推奨量）は，成人男性は7.0〜7.5 mg，

表7-2　食品中に含まれる鉄（100 g中：mg）

牛・肝臓（生）	4.0	きな粉（全粒大豆）	8.0
豚・肝臓（生）	13.0	煮干し（かたくちいわし）	18.0
牛・肩ロース赤肉（生）	2.4	ほうれんそう・葉（生）	2.0
しじみ（生）	8.3	糸引き納豆	3.3

出典）『日本食品標準成分表2020年版（八訂）』

成人女性（月経あり）は 10.5 mg, 妊婦（中期・後期）は 21.0〜21.5 mg, 授乳婦は 8.5〜9.0 mg である。

3. 巨赤芽球性貧血 （megaloblastic anemia）

3.1 病因と症状

骨髄の赤芽球が DNA 合成を行うのに必要な**ビタミン B$_{12}$**や**葉酸**が不足している場合には，DNA 合成が十分にできず，核分裂しにくい赤芽球がつくられる。細胞質そのものは大きくなり巨赤芽球となるが，骨髄内で壊れやすく，結果的に赤血球数が減少し，**大球性正色素性貧血**が起こる。原因をビタミン B$_{12}$欠乏と葉酸欠乏に分けて考える。

（1）ビタミン B$_{12}$の欠乏：悪性貧血

ビタミン B$_{12}$の欠乏によって起こる貧血を**悪性貧血**と言う。1 日のビタミン B$_{12}$の推奨量は 2.4 μg とされ，通常の食生活では 1 日に 20 μg 以上は摂取しているうえに体内には 2〜5 mg 貯蔵されているので，通常不足は起こらない。しかし，摂取不足や吸収障害が長期に及ぶ場合には，ビタミン B$_{12}$不足を生ずる。摂取不足には，極端な菜食主義者などでビタミン B$_{12}$を多く含む肉類や魚介類（表 7 - 3）を食べない場合，吸収障害には胃や腸に障害がある場合，その他遺伝的要因や免疫異常なども考えられている。胃全摘術後や広範囲胃切除などで胃の壁細胞から分泌される糖たんぱくである**内因子**が欠乏または不足すると，ビタミン B$_{12}$が内因子と複合体をつくれず，小腸より体内に取り込めなくなる。また，腸切除やクローン病などの腸疾患があると，回腸末端の受容体とビタミン B$_{12}$と内因子の複合体が結合できず，ビタミン B$_{12}$が吸収されない。

症状は鉄欠乏性貧血と同様で，動悸，息切れ，食欲不振，悪心，便秘などのほかに，特徴的なものに，舌糸状乳頭の萎縮のために舌表面がなめらかになり，疼痛を伴う**ハンター舌炎**を生ずることがある。その他，手足の指のしびれ感，感覚低下，筋力低下，運動障害などの**神経症状**が認められることがある。しかし，神経症状と貧血の程度は必ずしも一致せず，貧血は軽度でも神経症状が強い場合もある。

（2）葉 酸 欠 乏

葉酸は DNA 合成に補酵素として働くので，葉酸が不足すると，核の成熟が進まず，巨赤芽球性貧血を生ずる。葉酸の 1 日の推奨量は 240 μg とされ，通常の食生活では不

表 7 - 3 食品中に含まれるビタミン B$_{12}$（100 g 中：μg）

しじみ（生）	68.0	牛・肝臓	53.0
あさり（生）	52.0	かき（養殖 生）	23.0
ほっきがい（生）	48.0	うるめいわし（丸干し）	25.0

出典）『日本食品標準成分表 2020 年版（八訂）』

表7-4 食品中に含まれる葉酸（食品100g中：μg）

牛・肝臓（生）	1000	ほうれんそう・葉（ゆで）	110
あさり（生）	11	ブロッコリー（花序 ゆで）	120
わかめ（生）	29	くるみ（いり）	91

出典）『日本食品標準成分表2020年版（八訂）』

足することはないと考えられている。不足する原因には，妊娠や発熱など需要の増大，小腸疾患などによる吸収障害，摂取不足などが考えられる。また，アルコール依存症患者に認められる貧血は，食事を十分に摂取せずに大量飲酒を続けるために，アルコールの分解に葉酸が消費されて発症する。

葉酸欠乏によって起こる貧血の症状は，悪性貧血と同様であるが，**神経症状は認めない**。葉酸を多く含む物には，レバー，すじこ，しじみやあさりなどの貝類，**海藻類，くるみ，ピーナッツなどの種子類，アスパラガス，ほうれんそう，ブロッコリーなど**の野菜類がある（表7-4）。

3.2 診 断

末梢血液では，赤血球の大小不同や楕円形の巨赤血球などを伴う**大球性貧血**があり，血清中の**ビタミンB_{12}や葉酸濃度の低下**が認められ，骨髄検査では巨赤芽球が観察される。悪性貧血では，ビタミンB_{12}の吸収試験で著しい吸収低下があり，また胃内因子などに対する抗体が検出されることがある。

3.3 治 療

悪性貧血では，ビタミンB_{12}を経口投与しても吸収できないので，**注射など非経口投与**で補う。葉酸は，消化管からよく吸収されるので，薬剤の経口投与と，補助療法として葉酸を多く含む食品を摂取する食事療法を行う。葉酸は水に溶け，熱で破壊されやすいので，生食できるものは生食し，加熱する場合も短時間で行う。全身状態の回復のためには，必要な摂取量と栄養のバランスがとれた食事も大切である。

4. その他の貧血

4.1 溶血性貧血（hemolytic anemia）

（1）病因と症状

溶血性が亢進して赤血球寿命が120日より短くなり，通常の血球の産生では十分量の補充ができなくなって，貧血を生じたものが**溶血性貧血**である。原因として，自己の赤血球に抗体をつくる**自己免疫性溶血性貧血**が多いが，その他，薬剤や感染，血管の形状による機械的溶血，赤血球の先天的欠陥などがある。症状としては，貧血，黄疸，脾腫などが認められる。

（2）診断と治療

　検査所見では，間接ビリルビン値やLDH（乳酸脱水素酵素）の高値，網状赤血球増加，尿ウロビリノーゲン増加などが認められる。抗グロブリン血清を用いた**クームス試験**で，溶血の原因になっている**自己抗体**を証明する。

　治療としては，副腎皮質ホルモンや免疫抑制剤の投与，脾臓摘出などがある。一般に貧血は軽度または中等度にとどまるものが多い。

4.2　再生不良性貧血（aplastic anemia）
（1）病　　因

　骨髄中の造血幹細胞の障害により骨髄の低形成をきたし，白血病などの悪性疾患がないにもかかわらず，赤血球，白血球，血小板の3系統が減少するいわゆる**汎血球減少症**を示す貧血である。先天性と後天性があり，先天性のものは小児でみられ**ファンコニ貧血**ともいわれ，遺伝子異常を伴い，奇形を合併する。後天性の大部分は原因不明であるが，原因が判明したものでは，薬剤，放射線，有機溶媒などがある。**正球性正色素性貧血**の場合が多い。

（2）症状と治療

　症状は，汎血球減少による全身倦怠感，貧血，黄疸，脾腫などが認められ，重度になると呼吸困難，心拡大などを示す。血小板減少による出血や，白血球減少による感染などが死因となる場合がある。治療には，血小板輸注，造血能を回復するためのたんぱく同化ホルモン，免疫抑制剤，脾臓の摘出，骨髄移植（造血幹細胞移植）などが行われている。

4.3　続発性貧血（secondary anemia）

　続発性貧血（症候性貧血）とは，造血器や赤血球などの異常はなく，他の基礎疾患すなわち感染症，悪性腫瘍，腎疾患，肝疾患，内分泌疾患，膠原病などに併発する貧血である。頻度は鉄欠乏性貧血と並んで比較的多い。原疾患の治療を優先するが，困難な場合には対症療法的に輸血も考慮される。腎疾患による貧血では，エリスロポエチン産生の低下が原因である場合が多いので，エリスロポエチンの投与も行う。

5. 血液の凝固異常

5.1　特発性血小板減少性紫斑病（idiopathic thrombocytopenic purpura：ITP）
（1）病　　因

　血小板産生能力は正常であるが，血小板膜などに対する抗体を産生し，自らの血小板を破壊する**自己免疫疾患**である。小児に発症し，ウイルス感染が先行することが多い急性型と，20～40歳くらいの女性に多い慢性型がある。

（2）症状と治療

　皮膚の紫斑，点状出血，口腔粘膜や泌尿生殖器からの出血，消化器やときに頭蓋内出血などが認められる。小児に発症するタイプは，比較的自然緩解し，治癒に導かれることが多い。慢性型は自然緩解しにくいので，副腎皮質ホルモンなど対症療法が主になるが，脾臓が摘出されることもある。

5.2　血栓症（thrombosis）

　血管内で血栓が形成された場合を**血栓症**といい，動脈系と静脈系があるが，ここでは，全身の微小血管に血栓をつくる**播種性血管内凝固症候群**（disseminated intravascular coagulation：DIC）について述べる。

（1）病　　因

　悪性腫瘍，白血病，重症感染症，羊水栓塞などの重い基礎疾患に伴い，凝固系が過度に活性化し，凝固因子が大量に血中に放出されると，全身の小血管に微小血栓が形成され，二次的な虚血による臓器障害を起こす。また凝固のために血小板や凝固因子が大量に使われるので，逆に出血しやすくなり，そのうえ，血栓を溶かすために線維素溶解現象が活発化し，ますます**出血傾向が亢進**している状態をいう。

（2）治　　療

　基礎疾患の治療と早期のヘパリンなど血栓形成抑制剤の投与，血小板や凝固因子の補充，出血予防などが大切であるが，一度 DIC が起こると多臓器不全に陥り，治療は困難になる場合が多い。

5.3　血友病（hemophilia）
（1）病　　因

　先天的な出血性疾患で，血液凝固にかかわる**第Ⅷ因子**または**第Ⅸ因子**の異常で，X染色体上にある遺伝子異常，すなわち伴性劣性遺伝である。第Ⅷ因子の異常によるものを血友病 A，第Ⅸ因子異常によるものを血友病 B というが，血友病 A の頻度が高い。両因子が欠損している極めてまれな血友病 AB もある。発症は男性 5,000〜10,000 人に 1 人で，異常遺伝子をヘテロにもつ女性は保因者となるが，多くは無症状である。

（2）症状と治療

　症状は，関節内，口腔内，皮下，筋肉内，頭蓋内，腹腔内などに出血した後の止血困難である。出血場所によっては血腫をつくり，繰り返すと機能障害を起こすことがある。最も危険なのは頭蓋内出血で，主な死因のひとつである。治療は，足りない第Ⅷ因子または第Ⅸ因子を濃縮製剤により補充する。

6. 血液の腫瘍性疾患

6.1 白血病 (leukemia)

（1）病　因

　白血病は，骨髄で造血幹細胞が分裂中のある時期に無限に増殖し始め，白血病細胞となり，全身の臓器に浸潤し，また末梢血中にもみられるようになった状態である。未熟な白血病細胞が急速に増殖したものが**急性白血病**で，一般に症状は重い。成熟した白血病細胞が緩慢に増殖したものが慢性白血病である。増殖した白血球の種類により，リンパ性白血病と骨髄性白血病に分けるが，日本では急性・慢性ともに骨髄性白血病が多い。原因には，ウイルス，遺伝的要因，放射線被爆，化学物質，人種などが考えられているが，多くは不明である。ウイルスを原因とするものとしては，九州地区に比較的多くみられるT細胞白血病なども知られている。

（2）症状と診断

1）急性白血病

　症状は，急速で進行性のことが多い。骨髄内では白血病細胞が異常増殖し，他の血球の産生が抑えられているので，再生不良性貧血様の症状を示す。すなわち，末梢血での貧血所見，血小板減少に伴う出血，白血球減少に伴う感染症のほかに，細胞破壊によるLDHや尿酸値の上昇などが認められる。骨髄穿刺で，白血病細胞を同定する。

2）慢性白血病

　初期には自覚症状がほとんどないが，**急性転化**して急性白血病の症状を呈することも多い。検査では，白血球数が著明に増加し，第9染色体と第22染色体の相互転座により生じた**フィラデルフィア染色体**が検出されれば，診断のひとつの根拠になる。

（3）治　療

　腫瘍性増殖なので，適切な治療が行われなければ，予後は悪い。化学療法，輸血，抗生物質投与，血小板投与，条件が整えば**骨髄移植**などが行われている。食事は高たんぱく質，高エネルギーで，刺激の少ない栄養バランスのとれた消化のよいものがよい。衛生管理に気をつけ，生ものなどは避けて加熱処理を行う。骨髄移植時などで無菌室入室後は，**無菌食**が提供される。無菌食は食されるまで，二重の滅菌バッグで包装して置かれる。

6.2 悪性リンパ腫 (malignant lymphoma)

　リンパ組織由来の悪性腫瘍をまとめて**悪性リンパ腫**というが，一般には**ホジキン病**（Hodgkin disease）と**非ホジキンリンパ腫**（non-Hodgkin disease）に分けて考える。ホジキン病には特徴的な巨核巨細胞である**リード・ステルンベルグ細胞**が認められ，リンパ節腫脹と脾腫を伴い，欧米に多い。非ホジキンリンパ腫の多くは，Bリンパ球やTリンパ球またはNK細胞などが腫瘍化したもので，日本にも多い。病因はまだ不明

のものも多いが，バーキットリンパ腫*のようにウイルスが関係しているという考えがある。

特徴的な症状はないが，全身倦怠感，発熱，体重減少，貧血，表在性で無痛のリンパ節腫大などが認められる。リンパ腫が１つのときには外科的に切除するが，病変が広がっている場合には，放射線や化学療法や抗癌剤を併用する。

6.3　骨髄腫（myeloma）

骨髄の中で形質細胞が腫瘍化（骨髄腫細胞）し，単一クローンの免疫グロブリンを大量に産生するようになった腫瘍である。次第に骨を破壊して圧迫骨折による腰背部痛，全身倦怠感，貧血症状や出血傾向などが出現する。肋骨，頭蓋骨，脊椎，骨盤など赤色髄の多い扁平骨髄に多発する。60歳以上の高齢者に多く，やや男性に多い。X線検査では骨融解による打抜き像や泡沫状像が認められる。高 γ-グロブリン血症，血液粘度の増加，尿に免疫グロブリンの軽鎖に由来するベンス・ジョンズたんぱく質が検出される。治療は，通常化学療法であるが，放射線療法を行う場合もある。正常グロブリン低下による感染症や，腎不全により予後生存率は平均３年とされる。

---

*バーキットリンパ腫：外科医バーキットが報告したのでこの名がある。アフリカに多い小児のリンパ腫で，悪性度が高い未分化癌である。顎骨，眼窩，腹部臓器，甲状腺，卵巣，精巣などを侵す。EBウイルスとの関係が推定されている。

第 8 章

免疫とアレルギー疾患

1. 予 備 知 識

1.1 免 疫

　生体内に細菌などの異物が侵入してくると，生体はそれを**非自己**と認識して，**抗体**というたんぱく質を産生する。再び同じ異物（抗原）が侵入してくると，抗体や白血球の仲間であるリンパ球やマクロファージなどが異物に対抗し生体を防御する（抗原抗体反応）。こうした働きは，本来，有利な生体防御反応であるが，逆に生体に不利になることもある。一般に，生体に有利に働く場合を**免疫**といい，不利に働く場合を**アレルギー**という。アレルギーを引き起こす細菌や花粉などの抗原を**アレルゲン**という。アレルゲンが体内に入る経路は，吸気から気管経由，食物や薬など消化管経由，あるいは経皮的に侵入するか，生殖器の管口などからである。

1.2 液性免疫と細胞性免疫

　免疫には，侵入してきた抗原に対し特異的な抗体をつくって抗原抗体反応を起こして生体を防御する**液性免疫**と，リンパ球などの細胞が関与する**細胞性免疫**がある（図8-1）。液性免疫と細胞性免疫は，細菌の感染など外部からの異物に反応して生体が獲得する免疫なので，**獲得免疫**という。一方，生来ヒトに備わっている生体防御能を**先天免疫**という。

（1）液性免疫

　液性免疫の主役をなす**抗体**（図8-2）は，図8-3で示したような過程を経て産生されると考えられている。まず，外部から侵入してきた抗原は，マクロファージに捕え

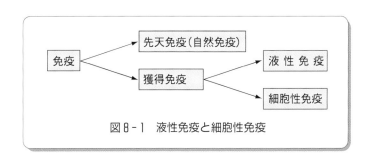

図 8-1　液性免疫と細胞性免疫

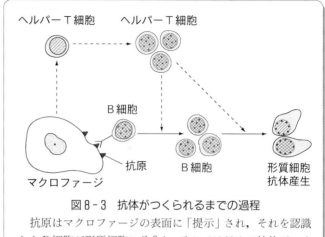

図8-3　抗体がつくられるまでの過程

　抗原はマクロファージの表面に「提示」され，それを認識したB細胞が形質細胞に分化し，そこではじめて抗体がつくられる。……▶は生理活性物質の作用を示す。

　出典）高橋　徹：『よくわかる専門基礎講座病理学』，金原出版，p.80（2006）より改変

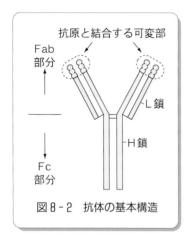

図8-2　抗体の基本構造

　られ認識される。**マクロファージ**は，捕えた抗原の情報を自身の膜表面に**提示**すると同時に，インターロイキンなどの生理活性物質を分泌する。マクロファージの提示した抗原情報はリンパ球の仲間である**B細胞**が読み取る。またインターロイキンに反応して分裂増殖したT細胞が分泌するインターロイキンが，B細胞の増殖分裂を促し，最終的にB細胞は形質細胞へと変化して，形質細胞が**抗原特異抗体**を産生する。このような反応に関与するT細胞は**ヘルパーT細胞**といい，細胞表面にCD4というたんぱく質を表現している。

　抗体には，IgM，IgG，IgA，IgE，IgDなどの種類があり，それぞれの役割が異なる。初回感染で産生されるのはIgMで，抗原結合部位が多く免疫活性が強い。時間とともにIgM産生から，IgG産生へと移行していく。2回目以降の感染では，B細胞が以前の抗原情報を記憶していて，速やかにIgGの産生を行う。IgGは，血中に最も多く存在する免疫グロブリンで，胎盤を通過する。したがって，母親の抗体は新生児に移行し，生後しばらくの間は乳児の感染を防御する。IgAは，腸管や気道の粘膜の表面に多量に存在し，また初乳にも含まれていて，食べ物や空気からの感染防御を行っている。IgEは，肥満細胞や好塩基球と結合して，アレルギー反応に関与している。このようにB細胞系が中心的役割を担い，抗体を産生し，生体防御をする免疫を**液性免疫**という。

（2）細胞性免疫

　液性免疫のほかに，表面にCD8というたんぱく質を表示している**キラーT細胞**が関与して，侵入した抗原や自己とは異なってしまった自身の細胞を排除する機序があ

り，これを細胞性免疫という。細胞性免疫の代表的な例として，臓器移植後の拒否反応，ウイルス性肝炎，癌細胞や結核菌の排除などがある。標的となる細胞は，移植された他人の臓器，肝炎ウイルスに感染した肝細胞や癌化した細胞など本来の自己の細胞とは異なってしまった細胞である。また，結核菌を認識したT細胞が指令を出し，マクロファージを活性化し，最終的にマクロファージが結核菌を処理するなどもこの例にあたる。

1.3 アレルギー反応

　アレルギーはその発生機序により，Ⅰ型アレルギーからⅣ型アレルギーまでの４型に分けて考えていたが，近年Ⅴ型までに分類する考えがある。また，反応が出現するまでの時間，すなわち数分から数時間の即時型と，１～２日後に現れる遅延型に分けられる。即時型には，液性抗体が関与し，遅延型には，細胞性免疫が関与する。

（1）Ⅰ型アレルギー（図8-4）

　Ⅰ型アレルギーは，IgEが関与する即時型アレルギー反応である。抗原が最初に体に入ってきたときにIgEが産生され，肥満細胞や好塩基球の表面に結合する。次に同じ抗原が体内に入ってくると，抗原は肥満細胞などの表面のIgEと結合する。結合後，これらの細胞は脱顆粒を起こし，ヒスタミンやセロトニンなどの活性物質（ケミカルメディエーター）を放出する。これらの物質が血管透過性の亢進，平滑筋の収縮，粘液の分泌亢進などを起こし，アレルギーの諸症状を出現させる。結膜炎，気管支喘息，アレルギー性鼻炎，じん麻疹などである。Ⅰ型アレルギーで，特に激しい反応が現れた場合をアナフィラキシーといい，局所のみの場合と全身性に発症する場合がある。全身性の場合には，ときにショック症状を起こし，生命にかかわる重篤な結果に陥ることがある。ペニシリンなどの薬物，スズメバチなどのハチ毒，ソバなどの食物と，原

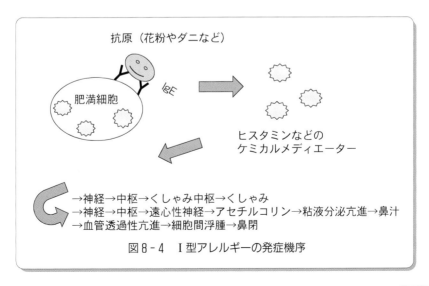

図8-4　Ⅰ型アレルギーの発症機序

因物質はさまざまであるが，早急な手当が必要である。あらかじめ発症の可能性が考えられる場合には，アナフィラキシー補助治療剤を本人が常時携帯していて，緊急時にはアドレナリンの自己注射が行えるようになった。

（2）II型アレルギー

細胞や組織の**表面抗原**と IgG や IgM と補体とが反応し，細胞障害や細胞融解を起こす**即時型アレルギー反応**で，細胞障害性アレルギーともいう。**血液型不適合による輸血，自己免疫性溶血性貧血，新生児溶血性黄疸**などが含まれる。

自己免疫性溶血性貧血では，赤血球表面の自己の抗原に対して抗体を産生し，抗原抗体反応を起こし，そこに補体が関与して，最終的にその赤血球をマクロファージなどが捕獲・消化して，貧血を起こす。

（3）III型アレルギー

抗原と抗体と補体が結合した**免疫複合体**が貪食細胞により処理されず組織に沈着し，好中球や血小板などもかかわって，組織を傷害する型のアレルギーで，**糸球体腎炎**や**膠原病**などにみられる。

糸球体腎炎では，A群 β 溶血性連鎖球菌（溶連菌）などの先行感染があり，この菌体成分などを抗原として抗体がつくられる。そして再び抗原の侵入があると，免疫複合体がつくられ，糸球体に沈着する。さらに補体が活性化され，好中球などをよび寄せる。好中球などが出す酵素などにより，糸球体の血管内皮が傷つけられ，糸球体腎炎が発症する。

（4）IV型アレルギー

遅延型アレルギー反応で，T 細胞が関与する**細胞性免疫**である。この反応を利用し

アトピー性皮膚炎

近年，アトピーという言葉がよく使われているが，アトピーとはギリシャ語に由来し，「奇妙な」という意味である。アトピー素因とは，IgE を産生しやすく，したがって気管支喘息，アレルギー性鼻炎，アレルギー性結膜炎などを起こしやすい素因を指し，現在では，乳幼児期に発症し，アトピー素因が強い即時型過敏反応を指してアトピーという場合が多い。

このような素因を持つ人に生じた搔痒感を伴う湿疹を主とする慢性の経過をとる皮膚炎をアトピー性皮膚炎という。治りにくく増悪と緩解を繰り返し，重症化や難治化する例がある。一般には，素因と，原因となる抗原と，皮膚表面のバリアー機能の破綻が主な原因と考えられているが，必ずしも素因がなくても発症する例がある。原因抗原としては，ダニ，花粉，ハウスダスト，食物などがある。

たのが，**ツベルクリン反応**であるが，ゴム，漆，化粧品，洗剤などによる**接触皮膚炎**，結核の空洞形成などもⅣ型である。

　ツベルクリン反応は，結核菌で感作されているヒトの体に，結核菌からつくった精製ツベルクリンたんぱくであるツベルクリン液が皮内注射されると，T細胞などが浸潤集積し，注射部位が赤く堅く盛り上がることを利用したものである。発赤硬結部位の大きさをもって結核菌への感作状態を判断する。過去または現在の結核菌の感染の有無を診断する反応で，発病を診断するものではない。

（5）Ⅴ型アレルギー

　Ⅱ型アレルギーに分類されていたものが分かれたもので，抗体の作用により組織の働きが異常に亢進したり，低下したりして起こる疾病である。

　異常亢進した例としては，**甲状腺機能亢進症**があり，低下した例としては**重症筋無力症**がある。甲状腺機能亢進症では，甲状腺刺激ホルモン（thyroid stimulating hormone：TSH）のレセプターに対する抗体が常時レセプターを刺激しフィードバック機構は効かず，常に甲状腺ホルモンを分泌し続けるようになる。重症筋無力症は，神経筋接合部の筋側のアセチルコリンレセプターに対する抗体が，レセプターを破壊して，アセチルコリンが受容できなくなり，筋収縮が行われなくなる疾病である。

2. 食事性アレルギー

2.1 概　念

　食事性アレルギーは，食物を経口的に摂取して消化管を介して発症するアレルギーである。食物に接触したり，空中の食物アレルゲンを吸入したりして発症するアレルギーなどを含めて食物アレルギーというが，それよりも狭義に使われている。

2.2 病　因

　乳幼児期には，たんぱく質が十分消化されないで，抗原性を保ったまま吸収されるので，その未消化物に感作されて発症する。したがって，成長するにつれ食事性アレルギーは軽減する傾向がある。食物が接触する口腔，食道，胃，腸などの粘膜で，抗体と結合して局所にアレルギー反応を起こし，さらに体内に吸収された場合には，全身症状や臓器に障害を及ぼす。食事性アレルギーの主な機序はⅠ型アレルギーと考えられており，ときにショック症状を呈すアナフィラキシーが出現し，致命的となることがある。

2.3 原因食物

　抗原になる食物には，牛乳，小麦，米，そば，鶏卵，大豆，さば，えび，かに，魚，魚卵，落花生，チョコレート，果実など多彩であるが，小児によくみられる原因食物は，鶏卵，牛乳，小麦である。なお，2002（平成14）年4月よりアレルギー物質の原料

表示が義務づけられ，2023 年 4 月現在，卵，乳，小麦，そば，くるみ，落花生，えび，かにの 8 品目が「特定原材料」として指定されている。また，ほかに表示が推奨されている 20 品目がある（表 8 - 1）。

表 8 - 1　アレルギー物質を含む食品に関する表示（消費者庁）

必ず表示されるもの（義務品目）
卵・乳・小麦・そば・くるみ・落花生・えび・かに
表示が勧められているもの（推奨品目）
アーモンド，あわび，いか，いくら，オレンジ，カシューナッツ，キウイフルーツ，牛肉，ごま，さけ，さば，大豆，鶏肉，バナナ，豚肉，まつたけ，もも，やまいも，りんご，ゼラチン

2.4　症状と診断

症状は多彩で，じん麻疹，顔面や眼瞼の浮腫，顔面紅潮，腹痛，下痢，血圧低下，意識障害，重篤な場合には，アナフィラキシーショックにより，死に至る例もある。

診断は，まず食事性アレルギーを疑い問診や食物日誌をつけさせて，原因食物を推定する。生活指導を行い，食物以外の誘発因子や増悪因子を除外する。各種の血液検査，**皮膚試験**，特異的 IgE 価の測定などの免疫学的検査を行い，そのうえで原因と思える食品を除去することで，症状が軽くなるか消失するかを検査する**除去試験**を行う。除去試験を行っても症状が改善しない場合には，再度最初から手順を踏んで，原因食物を探る。除去試験で症状が改善した後，なお必要があれば，慎重な準備と十分な注意を払って，原因食物を与えることで再び症状が出現または悪化するかを調べる**負荷試験**などを行うこともある。

2.5　治　　療

通常は，**原因食物の除去**と，出現した症状に対する対症療法を行う。原因食物の除去には，抗原となる食物を食べない，または生で食べるより熱などを加えてアレルゲン活性を弱くする，**代替食品**などを用いる，同じ食品を連続して食べない，低アレルゲン化した食物を利用するなどの工夫をして，発症させないようにする。学校給食の場合には，弁当持参なども考える。また小児の場合には発育の障害についても細心の注意を払う。なお，一度生じた食事性アレルギーも，成長とともに消滅することがあるので，検査の結果などを参考にして，ある程度の期間を置いて，原因食物の少量摂取を試みることも行われている。対症療法としては，搔痒感には抗ヒスタミン剤の塗布または服用，炎症が強いときには，副腎皮質ホルモンを使用する。その他，重篤な緊急時には，補液，酸素投与，気管内挿管，人工呼吸などを行う。激しいアナフィラキシーショックが予想される場合には，あらかじめ処方されたアドレナリンが注射器に内蔵されている自己注射用製剤を携帯する。

3. 自己免疫疾患

3.1 概 念

　自己免疫疾患とは，通常は外部から侵入した抗原などに反応する免疫系が，自己の組織を構成する成分に反応する抗体やリンパ球などを産生して，組織障害を起こす疾患の総称である。すなわち，自己アレルギー疾患でⅡ型，Ⅲ型，Ⅳ型，Ⅴ型アレルギーの型をとり，Ⅰ型アレルギーはない。女性に多くみられ，各疾患には，自己抗体が検出されるので，診断の手がかりになる。

3.2 全身性エリテマトーデス（systemic lupus erythematosus：SLE）

（1）病 因

　代表的な自己免疫疾患で，さまざまな自己抗原，特に核に対して抗体を産生する臓器非特異的な全身性炎症疾患である。女性は男性の5〜10倍と多く，特に20〜40歳ぐらいまでの妊娠可能年齢に多い。本態は，Bリンパ球の異常活性化による多彩な自己抗体の産生と考えられているが，遺伝的素因，性ホルモン，ウイルス感染などの関与も否定されていない。再燃と緩解を繰り返して病期は長期に及ぶ。

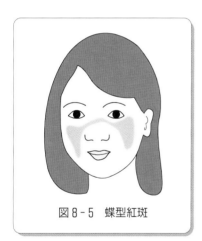

図8-5 蝶型紅斑

（2）症状と診断

　全身症状としては炎症に伴う発熱，倦怠感などとともに，皮膚症状など障害が起こった臓器に基づく多彩な症状を示す。アメリカリウマチ学会が1997年に一部改訂した診断基準では，①蝶型紅斑（図8-5），②円盤状皮疹，③日光過敏症，④口腔無痛性潰瘍，⑤非破壊性関節炎，⑥胸膜炎や心膜炎，⑦腎障害，⑧痙攣など神経病変，⑨溶血性貧血などの血液学的異常，⑩免疫学的異常，⑪抗核抗体陽性の11項目中4項目以上に該当する場合をSLEと診断し，現在では日本でも，この基準をもとに診断している。

（3）治 療

　原因に対する根本的治療法はないので，抗炎症剤や免疫抑制剤として副腎皮質ホルモンなどが使用されている。特定疾患として医療費補助の対象となる。食事療法では，臓器障害や薬による副作用などの合併症に対応する食事が主になるが，一般的には，炎症によるエネルギーの消耗を補い，消化吸収がよくバランスのとれた献立がよい。

3.3 関節リウマチ（rheumatoid arthritis：RA）

（1）病因と症状

　病因は遺伝的素因に何らかの外的要因が関与するという考えなどがあるが，詳細は

不明である。全身性エリテマトーデス同様**女性に多く**，以前は慢性関節リウマチとよばれていた疾患である。

症状は，炎症に伴う発熱，倦怠感，食欲不振，体重減少など全身症状がみられることがあるが，朝起きたときの両側性の手の**小関節のこわばり**で気づく場合が多い。朝の小関節のこわばりは時間の経過とともに軽快するが，次第に軽快するまでの時間が長くなり，指関節は紡錐状に腫脹してくる。両側性に生じる**多発性関節炎**が特徴で，本態は滑膜の炎症である。関節以外の症状としては，皮下結節，**レイノー現象***，心膜炎，胸膜炎，びまん性間質性肺線維症，末梢神経障害など多彩である。生活に支障がない程度に回復する場合もあるが，慢性の経過をとり，炎症が体幹部にまで広がり，腫脹，変形，硬直，運動域の制限などが起こり，生活に支障をきたすようになる場合がある。

（2）検査と診断

検査では，自身の免疫グロブリンに対する抗体である**リウマチ因子（RA因子）**の出現，血沈の亢進，CRPや免疫グロブリンの高値などが認められる。X線写真では，関節間隙の狭小像などがみられる。症状と血液検査結果とX線写真などで診断を行う。

（3）治　　療

治療は，原因である免疫異常の是正，生じた炎症の沈静化，疼痛とこわばりの軽減，関節の拘縮の予防などである。早期に，**抗リウマチ剤**を使用し，**抗炎症剤，免疫抑制剤，副腎皮質ホルモン**などの投与を行う。生活に支障をきたすようになると，リハビリテーションとともに人工関節置換術など手術療法が試みられる。食事療法としては，関節に過度の過重がかからないように肥満に注意をし，炎症による消耗を防ぐために栄養バランスのとれた食事内容が望ましい。骨の強度を保つために，カルシウムやビタミンDに注意し，合併症がある場合には，それぞれの疾病の食事療法に準ずる。

3.4　その他の自己免疫疾患

（1）進行性全身性硬化症（progressive systemic sclerosis：PSS）

全身の臓器の線維化を起こす進行性の膠原病で，皮膚，肺，消化管，心臓，腎臓，関節などに硬化を起こす。**汎発性全身性硬化症**とも，**強皮症**ともよばれている。他の自己免疫疾患と同様，中年の女性に多くみられる。通常は，レイノー現象，関節症状，皮膚のこわばりなどで発症し，次第に皮膚は硬化し，手は拘縮し，顔は表情が乏しく仮面状になり，硬化が体幹部にまで及ぶことがある。肺線維症や心筋線維症など内臓の線維化が進むと予後は不良である。根本的な治療法はなく，生活指導や対症的薬物

---

*レイノー現象：発作的な動脈の収縮により，四肢の末梢が血液循環の悪化をきたし，冷たく蒼白化しチアノーゼを呈することもある。ときに痛むので，寒冷は避ける。

療法で，患者の QOL を高める。

（2）混合型結合組織病（mixed connective tissue disease：MCTD）

　若い女性に多くみられ，種々の自己免疫疾患様症状が混在する。全身性エリテマトーデス様，進行性全身性硬化症様，多発性筋炎様，皮膚筋炎様の症状など多彩な症状が認められる。急性期には発熱やリンパ節腫脹が出現し，レイノー現象，手背の腫脹，ソーセージ様の指，関節炎，筋炎，白血球減少，肺機能低下，特異な抗核抗体である抗 U 1-RNP 抗体価の単独上昇などが認められる。治療は，副腎皮質ホルモンや非ステロイド系抗炎症剤，血管拡張剤などを使用する。予後は，比較的良好な場合もあるが，肺高血圧症や心不全を起こし死に至ることがある。

（3）シェーグレン症候群（Sjögren syndrome：SJS）

　スウェーデンの眼科医シェーグレンにより報告されたために，この名がある。原因は明らかではないが，唾液腺や涙腺などの外分泌腺にリンパ球が浸潤して組織破壊が起こる腺型と，全身性エリテマトーデスや関節リウマチなど他の膠原病を伴う型がある。原因不明の自己免疫疾患で，中年の女性に多い。

　腺型の症状は，唾液が出にくくなるので，口腔が乾燥し，う歯が発生しやすく，また，涙液の分泌低下により，ドライアイ，異物感，結膜の充血などが認められる。口腔の乾燥に対しては，頻回なうがいと歯磨きの励行，人工唾液の使用などを試みる。涙液の分泌低下には，人工涙液などを使用した対症療法を行うが，予後は比較的よい。腺型以外の場合には，それぞれの疾患に応じた治療を行う。

4. 免疫不全症（immunodeficiency disease：ID）

4.1 概　念

　免疫系に欠陥があり，免疫が十分機能していない場合には，感染症に容易に罹患し，また，治りにくく重症化しやすい。一般の人には発症しないような弱毒菌によっても感染症を発症し，また悪性腫瘍も発生しやすい。このように免疫機能が不全なために起こる疾病を免疫不全症といい，先天性と後天性がある。

4.2 先天性免疫不全症（congenital immunodeficiency disease）
（1）先天性無 γ-グロブリン血症（congenital agammaglobulinemia）

　先天性抗体欠乏症ともいい，血中の γ-グロブリン量が少ないかあるいは全く検出されない疾病で，多くは伴性劣性遺伝である。B細胞の機能が不全なために起こる抗体産生異常で，抗体は血清の γ-グロブリン分画に含まれるので，結果として無 γ-グロブリン血症となる。母親から移行した抗体が少なくなる生後 6 カ月ごろから易感染性を示し，定期的な免疫グロブリン製剤の補充療法が必要である。

（2）胸腺無形成症（thymic aplasia）

　発見者の名に因んで，**ディジョージ症候群**（DiGeorge syndrome）とも，副甲状腺胸腺無形成症ともいい，副甲状腺や胸腺の低形成や無形成を呈する先天性疾患である。遺伝や妊娠初期の母体の環境が関与する発生異常と考えられており，心血管や顔貌などの奇形を伴うことが多い。母体の環境要因としては，糖尿病，アルコール多飲，薬物などがある。胸腺の低形成の程度に応じて**細胞性免疫機能が低下**するための易感染性や，副甲状腺ホルモン低下のための低カルシウム血症によるテタニーなどが起こる。治療は，低カルシウム血症の是正，奇形の手術，胸腺の移植などが試みられている。

4.3　後天性免疫不全症候群（acquired immunodeficiency syndrome：AIDS）

　正常な免疫系を持って生まれた後に，免疫不全症を発症した場合をいう。栄養失調，悪性腫瘍，透析，免疫抑制剤の使用などによっても発症するが，以下はHIV（human immunodeficiency virus）感染による**後天性免疫不全症候群**について述べる。

（1）病因と症状

　血液，精液，腟分泌液に含まれていたHIVが，輸血，性行為，母子感染などの経路を経て体内に侵入し，ヘルパーT細胞のマーカーであるCD4を受容体としてヘルパーT細胞内に侵入する。ヘルパーT細胞内で増殖したHIVは，次々に**ヘルパーT細胞を破壊**して，免疫系の主体をなしているヘルパーT細胞数の減少を起こす。感染してもすぐには症状が出ないか，発熱，食欲不振など感冒様の軽い症状が多い。服薬などで，できるだけ無症状の期間を長くするように試みるが，しだいにAIDS関連症候群（AIDS-related complex：ARC）に移行していく。

表8-2　AIDS発症とする定義（厚生労働省エイズサーベイランス委員会）

HIV陽性者に，以下に掲げる23指標疾患のうち，1つ以上を認める場合にAIDS発症と定義する。	
① カンジダ症（食道・気管・気管支・肺）	⑬ 化膿性細菌性感染症
② クリプトコッカス症	⑭ コクシジオイデス症
③ クリプトスポリジウム症	⑮ HIV脳症
④ サイトメガロウイルス感染症	⑯ ヒストプラズマ症
⑤ 単純ヘルペスウイルス感染症	⑰ イソスポラ症
⑥ カポジ肉腫	⑱ 非ホジキンリンパ腫
⑦ 原発性脳リンパ腫	⑲ 活動性結核
⑧ リンパ性間質性肺炎/肺リンパ過形成	⑳ サルモネラ菌血症
⑨ 非定型抗酸菌症	㉑ HIV消耗症候群
⑩ ニューモシスチス・カリニ肺炎	㉒ 反復性肺炎
⑪ 進行性多巣性白質脳症	㉓ 浸潤性子宮頸癌
⑫ トキソプラズマ脳症	

　AIDS 関連症候群とは，HIV 抗体陽性者すなわち HIV 感染者が，無症候ではないが AIDS 発症の基準（表8‒2）を満たさない場合をいう。1 カ月以上続く 38.5℃以上の発熱や下痢，易疲労，体重減少，盗汗，リンパ腺肥大，治りにくい口腔や陰部のカンジダ症，子宮頸部の癌などが認められる。さらに進むと AIDS に移行する。

（2）診断と治療

　HIV 感染者に指標とされる 23 疾患（表8‒2）の 1 つでも確認されると AIDS 発症と考える。また，アメリカ疾病予防管理センター（CDC）では，HIV の受容体と考えられている CD 4 陽性細胞数が 200/μL 以下になると，成人の場合指標疾患を併発していなくても AIDS 発症とする。

　治療は，抗 HIV 製剤の多剤併用療法や，HIV の増殖を抑えるための逆転写酵素阻害剤やプロテアーゼ阻害剤などが使用されている。**日和見感染**[*]の治療には，それぞれの原因菌に有効な薬剤を用いる。感染者への生活指導は，体力をできるだけ保つように，食事内容や運動などの日常生活に注意をし，感染を起こさないように心がける。特に口腔内の清潔や食事の衛生管理を徹底する。他人への感染にも注意する。

---

[*]日和見感染：免疫力が低下すると，健常人には感染を起こさないような病原性の弱い菌が，感染を起こすこと。口腔カンジダ症，アスペルギルス肺炎，ニューモシスチス・カリニ肺炎，緑膿菌による敗血症などが知られている。

第 **9** 章

内分泌疾患

1. 予 備 知 識

1.1　ホルモンとは

　ホルモンとは，①ある特定の腺細胞から血中に分泌され，②血流によって他の特定の臓器や組織に運ばれ，③極めて少量で種々の生理的機能を調節する化学物質である。ホルモンを産生する細胞を**内分泌細胞**という。内分泌細胞は集合して**内分泌腺**を形成する。内分泌腺には視床下部，下垂体，甲状腺，副甲状腺，膵臓，副腎，性腺などがある(図9‑1)。ホルモンを産生し，生体を調節するシステムを**内分泌系**という。ホルモンが作用する臓器を**標的器官**という。

1.2　ホルモンの作用と調節システム

　ホルモンは標的器官において特異的な**受容体**に結合して作用を発揮する。ホルモンが生体の機能を調節するために，巧みな調節システムが働いている。すなわち，**視床下部‑下垂体‑ホルモン分泌臓器系**である(図9‑2)。視床下部‑下垂体‑副腎皮質系を例にすると，上位中枢の刺激が視床下部に作用すると，視床下部から副腎皮質刺激ホルモン放出ホルモン (CRH) が分泌される。CRH は血行性に下垂体に達し，副腎皮質刺激ホルモン (ACTH) 分泌を刺激する。下垂体より分泌された ACTH は血流により副腎皮質に達し，副腎皮質ホルモンの分泌を刺激する。血中の副腎皮質ホルモンが増加し，その作用が亢進すると CRH および ACTH 分泌を抑制して，血中副腎皮質ホルモン濃度を低下させようとする反応が生じる。このように下位ホルモンが上位ホルモンの分泌を抑制して，下位ホルモンの血中濃度を調節するシステムを**ネガティブフィードバック**という。

2. 視床下部疾患

　視床下部は間脳の一部に存在し，食物摂取，飲水，体温の調節や行動・情動・記憶などの精神機能に関与している。また，視床下部ホルモンは**下垂体ホルモンの分泌を調節する**。疾患の原因としては脳腫瘍が最も多い。

　視床下部ホルモンには，下垂体ホルモン分泌を促進する，①成長ホルモン放出ホルモン (GRH)，②甲状腺刺激ホルモン放出ホルモン (TRH)，③性腺刺激ホルモン放出ホルモン (GnRH)，④副腎皮質刺激ホルモン放出ホルモン (CRH)，⑤プロラクチン放

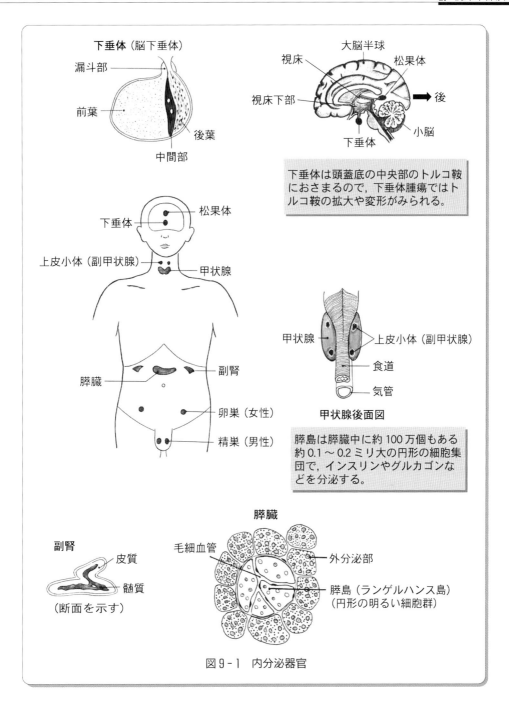

下垂体（脳下垂体）
- 漏斗部
- 前葉
- 後葉
- 中間部

- 大脳半球
- 視床
- 松果体
- 視床下部
- → 後
- 小脳
- 下垂体

下垂体は頭蓋底の中央部のトルコ鞍におさまるので，下垂体腫瘍ではトルコ鞍の拡大や変形がみられる。

- 松果体
- 下垂体
- 上皮小体（副甲状腺）
- 甲状腺

- 膵臓
- 副腎
- 卵巣（女性）
- 精巣（男性）

- 甲状腺
- 上皮小体（副甲状腺）
- 食道
- 気管

甲状腺後面図

膵島は膵臓中に約100万個もある約0.1〜0.2ミリ大の円形の細胞集団で，インスリンやグルカゴンなどを分泌する。

副腎
- 皮質
- 髄質

（断面を示す）

膵臓
- 毛細血管
- 外分泌部
- 膵島（ランゲルハンス島）
（円形の明るい細胞群）

図9-1　内分泌器官

出ホルモン（PRH）と，下垂体ホルモン分泌を抑制する，⑥成長ホルモン放出抑制ホルモン（GIH：ソマトスタチン）⑦プロラクチン放出抑制ホルモン（PIH）などがある。

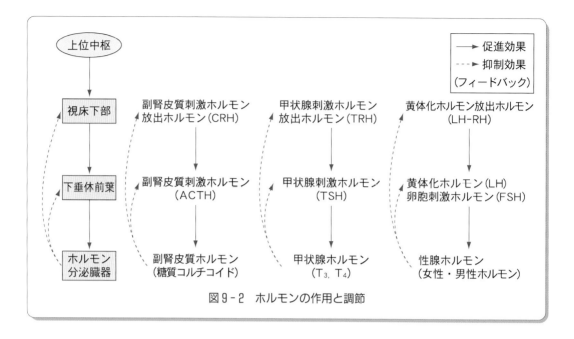

図9-2　ホルモンの作用と調節

3. 脳下垂体疾患

3.1　下垂体ホルモン

　下垂体前葉ホルモンには，①成長ホルモン（GH），②プロラクチン（乳腺刺激ホルモン：PRL），③黄体化ホルモン（LH），④卵胞刺激ホルモン（FSH），⑤甲状腺刺激ホルモン（TSH），⑥副腎皮質刺激ホルモン（ACTH），下垂体後葉ホルモンには，①抗利尿ホルモン（ADH：バソプレシン），②オキシトシンがある。LH と FSH は性腺刺激ホルモン（ゴナドトロピン）と総称される。LH は男性では男性ホルモン（テストステロン）の分泌を促進，女性では排卵を誘発し，黄体ホルモン（プロゲステロン）の分泌を促進する。FSH は女性では卵巣の卵胞の成熟を促し，卵胞ホルモン（エストロゲン）の分泌を促進する。オキシトシンは分娩時の子宮筋収縮や乳汁分泌を促す。

　腫瘍などの原因で分泌増加や低下を生じ，ホルモン作用の亢進や低下による症状が出現する。分娩時の下垂体壊死による下垂体機能低下症をシーハン（Sheehan）症候群という。

3.2　下垂体性巨人症，末端肥大症

（1）定　　義

　下垂体腺腫により下垂体からの GH 分泌が亢進して起こる疾患で，骨発育が停止してから発症すると末端肥大症に，骨発育の停止前に発症すると下垂体性巨人症になる。

（2）症　　状

　発育期に発症すると均整のとれた巨人となる。骨発育の停止後も GH 分泌過剰が続

くと，手足，鼻，耳，口，口唇の肥大，下顎，眉弓，頬骨の突出，皮膚，皮下組織，舌の肥大，内臓の腫大が起きる。また，GH の作用により糖尿病，高血圧，脂質異常症が生じ，動脈硬化を発症する。腫瘍が視神経を圧迫すると半盲を生じる。

3.3　下垂体性小人症

GH の分泌欠損により発育が障害され，均整のとれた小人になる。知能は侵されない。他の下垂体ホルモンの障害を伴う汎下垂体機能低下性小人症と単独 GH 欠損症がある。前者の場合は小人症以外の症状を認める。治療は小児の場合，GH の注射を継続する。

3.4　尿　崩　症

尿崩症は，下垂体後葉ホルモンである ADH の分泌障害により，腎集合管における水の再吸収が障害されて著明な多尿と口渇，多飲を生じる疾患である。尿量は 1 日 4〜10 L と増加し，低浸透圧尿を認める。水制限試験によっても尿濃縮が起こらない。原因としては腫瘍，遺伝，外傷がある。治療は合成バソプレシン製剤（デスモプレシン®）点鼻薬が用いられる。また，脱水を防ぐため十分な水分補給を行う。

3.5　ADH 不適合分泌症候群（SIADH）

ADH の不適切な分泌増加が持続的に起こると体液貯留，低ナトリウム血症を生じる。原因としては，肺疾患，脳疾患，腫瘍などがある。低ナトリウム血症のために食欲不振，悪心，嘔吐，意識障害，痙攣を生じる。1 日 500 mL 程度の水制限をする。重症では高張食塩水を投与する。

4.　甲状腺疾患

4.1　甲状腺ホルモン

甲状腺内の甲状腺濾胞で，食事により摂取されたヨードと合成されたサイログロブリンから，甲状腺ホルモンのサイロキシン（T_4）とトリヨードサイロニン（T_3）が合成・分泌される。T_4 および T_3 の合成・分泌は視床下部の TRH，下垂体前葉の TSH の調節を受けており，血中 T_4，T_3 が増加するとフィードバックにより TRH，TSH 分泌が抑制される。T_4 および T_3 作用の亢進により，代謝の亢進，耐糖能異常，脂質代謝異常を生じる。甲状腺から副甲状腺ホルモンと拮抗する作用を持ち，カルシウム代謝に関係するカルシトニンも産生される。

4.2　甲状腺機能亢進症
（1）定　　義

甲状腺機能亢進症は，甲状腺ホルモンの増加により生じる疾患で，主な疾患はバセドウ（Basedow）病である。原因は自己免疫機序（TSH 受容体に対する自己抗体の刺激作

表9-1　甲状腺機能亢進症と低下症の症状・検査所見

	甲状腺機能亢進症	甲状腺機能低下症
病　　名	バセドウ病など	クレチン病（先天性），橋本病（自己抗体）など
症　　状	頻脈 体重減少 多汗 活動力亢進 食欲亢進 下痢 無月経 眼球突出，手指振戦 甲状腺腫	徐脈 体重増加 皮膚乾燥 活動力低下 食欲低下 便秘 月経頻度増加 甲状腺腫
検　　査	コレステロール低下 TSH 低下 TSH 受容体抗体陽性	コレステロール上昇 TSH 上昇 CPK 上昇

用，アレルギーⅤ型）による。20～30歳の**女性に好発**する。

（2）**症状・検査**（表9-1）

①びまん性**甲状腺腫**，②**眼球突出**，眼球開大などの眼症状，③**頻脈**，心悸亢進などの心血管症状，④**手指振戦**，筋力低下，不安焦燥感などの神経・精神症状，⑤その他，食欲亢進，体重減少，発汗亢進，下痢，無月経などを認める。また，血液検査では，**コレステロール値の低下，遊離**T_4**・**T_3**値の高値，TSH 値の低下**を認める。

（3）治　　療

①抗甲状腺薬療法，②放射線療法，③外科的手術がある。放射線療法および外科的手術では後遺症として甲状腺機能低下症を生じ，甲状腺ホルモンの補充が必要となる。

4.3　甲状腺機能低下症
（1）定　　義

甲状腺機能低下症は，甲状腺ホルモンの作用低下により発症する疾患である。視床下部（TRH）-下垂体（TSH）-甲状腺（T_4，T_3）のいずれの段階の障害でも生じる。

（2）分　　類
1）原　発　性

先天性甲状腺機能低下症（クレチン病），慢性甲状腺炎（橋本病），甲状腺機能亢進症に対する**放射線療法**および**外科手術**後の**甲状腺機能低下症**がある。

2）二　次　性

TRH 分泌低下，TSH 分泌低下によるものがある。

（3）症　　状（表 9-1）

1）慢性甲状腺炎（橋本病）

自己免疫疾患のひとつであり，男女比は 1：20 で圧倒的に女性が多い。初期には甲状腺機能は正常，亢進，低下とさまざまであるが，進行すると低下症になる。他の自己免疫疾患（関節リウマチ，全身性エリテマトーデスなどの膠原病）を合併することがある。甲状腺機能低下症状として，圧痕を残さない浮腫，易疲労感，体温低下，冷え性，皮膚乾燥，薄い毛髪，嗄声，巨舌，徐脈，貧血，精神活動の鈍化などを認める。

2）先天性甲状腺機能低下症（クレチン病）

動作が鈍く不活発，低体温を新生児に認める。知能の発達が遅延し，発育が障害されて低身長となる。その他，甲状腺機能の低下症状を認める。

（4）診　　断

甲状腺機能低下の症状を認める。原発性甲状腺機能低下症の血液検査では，甲状腺ホルモン（遊離 T_3，遊離 T_4）の低下，TSH の上昇，血清コレステロールの上昇，クレアチンキナーゼ（CK）値の上昇を認める。心電図は徐脈，低電位を認める。

橋本病では，硬い甲状腺腫と赤沈亢進，γ-グロブリン増加，自己抗体である抗サイログロブリン抗体，抗ミクロソーム抗体が陽性である。

（5）治　　療

1）薬物療法

甲状腺ホルモン（T_4）の補充療法を続ける。特に，クレチン病は早期に甲状腺ホルモンの投与を開始することが重要である。

2）食事療法

全身の代謝が低下し，体重が増加しやすいので，エネルギー摂取は標準体重を維持するようにする。高コレステロール血症は，T_4 補充療法で不十分の場合には，動物性脂肪およびコレステロール摂取を制限する。浮腫を生じやすいので食塩を制限する。ヨウ素の過剰摂取は甲状腺機能を低下させるので注意する。

4.4　甲状腺腫

びまん性甲状腺種の原因としては，単純性甲状腺腫，バセドウ病，慢性甲状腺炎（橋本病）が，結節性甲状腺腫の原因としては，腺腫様甲状腺腫，良性腫瘍，甲状腺癌がある。

5. 副甲状腺疾患

5.1　副甲状腺ホルモン

　副甲状腺は甲状腺の背面に左右上下4個あり，副甲状腺ホルモン（パラトルモン：PTH）を分泌する。PTH は，①骨に作用してカルシウムを血中に溶出する（Ca 吸収），②腎臓からのカルシウム排泄を減少させる，③腎臓でビタミン D を活性化して腸管からのカルシウム吸収を増加する，④腎尿細管でのリンの再吸収を抑制して血清リン濃度を低下する，作用がある。血清カルシウム濃度が増加すると PTH 分泌が抑制され，血清カルシウム濃度が低下すると PTH 分泌が増加する。血清カルシウムが増加すると甲状腺からカルシトニンが分泌し，血清カルシウムを低下させる（図9-3）。

　副甲状腺機能亢進症の原因には腺腫，過形成，癌，副甲状腺機能低下症の原因には原因不明の特発性，甲状腺癌手術後の続発性がある。

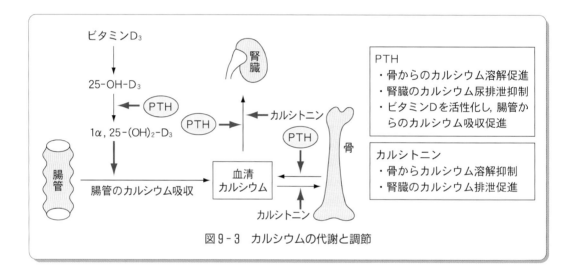

図9-3　カルシウムの代謝と調節

6. 副腎皮質疾患

6.1　副腎皮質ホルモン

　副腎は腎臓の上部に左右1対あり，皮質と髄質からなる。副腎皮質は糖質（グルコ）コルチコイド，鉱質（ミネラル）コルチコイド，性ホルモンを分泌する。糖質コルチコイドは視床下部（CRH），下垂体（ACTH）の支配を受ける。糖質コルチコイドは，①糖代謝，②たんぱく質代謝，③脂質代謝，④電解質，⑤水代謝，⑥骨・軟骨，⑦心血管，⑧中枢神経，⑨血液，⑩免疫・炎症に作用する（表9-2）。

6.2　副腎皮質機能亢進症

（1）クッシング症候群

1）定　　義

　副腎皮質から分泌される糖質コルチコイド（コルチゾール）の増加により発症する疾

表9-2 糖質コルチコイドの作用

①	糖代謝作用	糖新生・肝グリコーゲンの増加，血糖上昇
②	たんぱく質代謝作用	たんぱく質異化の促進，肝臓ではアミノ酸利用増加，骨基質減少
③	脂質代謝作用	脂肪細胞での脂肪分解促進，脂肪沈着，血中コレステロール増加
④	電解質作用	ナトリウムの貯留，カリウム排泄促進
⑤	水代謝作用	ADHと拮抗し，水分排泄増加
⑥	骨・軟骨への作用	骨粗鬆症
⑦	心血管作用	ナトリウム貯留，レニン増加による高血圧
⑧	中枢神経系への作用	興奮性の亢進，精神障害
⑨	血液への作用	赤血球増多，白血球減少
⑩	免疫・炎症への作用	抗炎症，抗アレルギー作用

患で，副腎腺腫，癌，過形成による。ACTH 分泌増加により糖質コルチコイドの分泌増加を生じる場合，**クッシング病**といい，クッシング症候群と区別する。

2）症　　状

満月様顔貌，バッファローハンプ（首の後部や鎖骨上部の脂肪沈着），中心性肥満（体幹は脂肪沈着するが手足は細い），皮膚線条，無月経，多毛，皮下出血，精神障害，糖尿病，高血圧，骨粗鬆症を認める。

3）診　　断

CT スキャン，副腎シンチグラフィーによる画像診断を行う。血中コルチゾール値とその代謝産物である尿中 17-OHCS，17-KS 値を測定する。デキサメタゾン 2 mg および 8 mg 投与ともに血中コルチゾール，尿中 17-OHCS，17-KS 値の低下がない場合はクッシング症候群，8 mg 投与で低下する場合はクッシング病と診断する（デキサメタゾン抑制試験）。

4）治　　療

①　外 科 療 法

外科的に副腎腫瘍を摘出することが治療の第一である。

②　食 事 療 法

肥満は，適正なエネルギーを摂取し標準体重に是正する。糖尿病ではその食事療法を行う。高血圧には食塩制限，低たんぱく血症になりやすいので高たんぱく質食とする。骨粗鬆症では高カルシウム食，カリウム排泄増加に対して高カリウム食，出血傾向があるのでビタミン C，ビタミン K を摂取する。

（2）原発性アルドステロン症（コン症候群）

1）定　　義

副腎皮質から分泌される鉱質コルチコイドであるアルドステロンの分泌増加により発症する疾患である。アルドステロンは腎尿細管でのナトリウム再吸収・カリウム排

泄促進による血圧上昇作用がある。アルドステロンは，レニン-アンジオテンシン-アルドステロン系の調節を受ける。原因は腫瘍，過形成などである。

2）症　　状

カリウム欠乏により口渇，多尿，周期性四肢麻痺を生じる。また，高血圧により腎機能障害を生じる。副腎腫瘤，カリウム低値，アルドステロン高値，レニン低値を認める。

3）治　　療

腫瘍の場合は外科的手術が行われる。薬物療法は抗アルドステロン薬を用いる。ナトリウム貯留には食塩制限，低カリウム血症には高カリウム食を摂取する。

6.3　副腎皮質機能低下症（アジソン病）

1）定　　義

副腎結核，副腎萎縮などにより慢性の**副腎皮質機能低下**を生じる疾患である。

2）症状・検査

糖質コルチコイド作用の低下により，易疲労感，筋力低下，消化器症状（食欲不振，吐気，下痢，便秘など），**体重減少**，**低血糖**，感情の不安定，**体毛脱落**，**色素沈着**がある。検査では，**血清ナトリウム低下**，**カリウム増加**，ACTH 増加，コルチゾール低下，尿中 17-OHCS，17-KS 低下を認める。

3）治　　療

①　薬　物　療　法

糖質コルチコイドを補充する。

②　食　事　療　法

低血糖があり，高エネルギー，高炭水化物食とする。下痢がある場合は高たんぱく質で，脂肪は低めにする。低ナトリウム血症には食塩の補給をする。高カリウム血症ではカリウムの多い食品を避ける。

7.　副腎髄質疾患（褐色細胞腫）

1）定　　義

副腎髄質細胞あるいは交感神経節細胞から発生する腫瘍で，**カテコールアミンを産生・分泌する**。腫瘍の 90 ％は良性で，90 ％は副腎に発生する（10 ％は副腎以外）。

2）症状・検査

発作性の高血圧は 60 ％に認め，250/150 mmHg の著明な上昇を示すこともある。頭痛，心悸亢進，発汗過多，めまい，顔面蒼白，吐気，不安感，全身倦怠感，四肢の振戦などを生じる。検査では，たんぱく尿，血糖上昇，血中および尿中カテコールアミンとその代謝産物（バニリルマンデル酸：VMA）の増加を認める。

3）治　　療

根治療法は外科的な腫瘍摘出である。薬剤による高血圧のコントロールを行う。

第 10 章

骨・歯科疾患

1. 予備知識

1.1 骨の基本構造とリモデリング

　骨の基本的な構造は，表面が堅い**緻密骨**で，その内側が**海綿骨**，中心部が骨髄で，表面が軟骨で覆われる関節面を除き**骨膜**で覆われている。緻密骨は，血管路であるハバース管の周囲を何層もの**ハバース層板**が取り巻き，堅牢な構造になっている（図10-1）。海綿骨は網目状に骨梁を形成し，骨髄は造血にかかわっている。骨は，成長期においても，成長が停止した後も，常に**破骨細胞**による既存骨の吸収と**骨芽細胞**による新生骨の形成を繰り返している組織で，これを**骨のリモデリング**（再改造）という。健常な成人では，吸収される骨量と形成される骨量の均衡が保たれているが，この均衡が崩れ，骨吸収が骨形成を上回ると骨量が減り，もろく骨折しやすくなる。

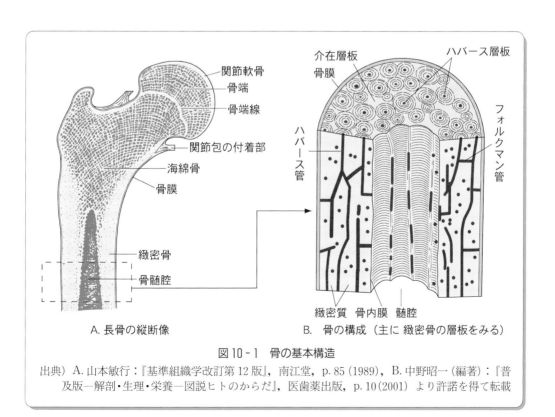

A. 長骨の縦断像　　　　　　B. 骨の構成（主に 緻密骨の層板をみる）

図 10-1　骨の基本構造

出典）A. 山本敏行：『基準組織学改訂第12版』，南江堂，p. 85（1989），B. 中野昭一（編著）：『普及版―解剖・生理・栄養―図説ヒトのからだ』，医歯薬出版，p. 10（2001）より許諾を得て転載

1.2　カルシウムの吸収と排泄

　骨の主成分は，リン酸カルシウム系のヒドロキシアパタイト〔$Ca_{10}(PO_4)_6(OH)_2$〕とコラーゲンを主体としたたんぱく質である。ヒトの体内のカルシウム量の99％（約1 kg）が骨や歯に蓄えられ，骨組織はカルシウムの貯蔵庫でもある。カルシウムは小腸から吸収され，カルシウムとリンの比が約1：1で，胃液の酸度が高いなど酸性のときに吸収がよい。したがって，牛乳の中のカルシウムは，牛乳の乳糖が分解されて乳酸ができるので吸収されやすい。また，小腸からのカルシウムの吸収は活性型ビタミンDによっても促進される。運動不足などで骨への負荷が低いとカルシウムの利用効率は下がる。1日のカルシウムの推奨量は男性650〜800 mg，女性650 mgとされているが，閉経後の女性には，より多くの摂取が推奨されている。カルシウムは，糞便，尿，汗から排出され，過度の飲酒，カフェインや食塩の過剰摂取は，尿中へのカルシウムの排泄を促進する。

　カルシウムは骨組織を形づくる主要な成分としてのほかに，筋肉の収縮，血液の凝固，神経細胞の興奮，ホルモンの分泌，酵素活性，細胞内情報伝達などにも関与している。

表10-1　食品に含まれるカルシウム（100 g中：mg）

普通牛乳	110	こまつな（ゆで）	150	プロセスチーズ	630
アイスクリーム	140	だいこん（葉・ゆで）	220	わかさぎ（生）	450
木綿豆腐	93	わかめ（生）	100	ししゃも（生干し）	330

　出典）『日本食品標準成分表2020年版（八訂）』

1.3　カルシウムの代謝

　血中には，約10 mg/dLのカルシウムが存在し，その半分はアルブミンなどのたんぱく質と結合している。血漿中のカルシウムは，生存に必須で重要な役割を担っているので，濃度をほぼ一定に保つ必要がある。カルシウム濃度の調節は，副甲状腺ホルモン（PTH）とビタミンDと甲状腺の濾胞傍細胞から分泌されるカルシトニンによって行われている。血漿中のカルシウム濃度が低下すると，副甲状腺ホルモンが分泌され，骨吸収を促進して骨からカルシウムを血漿中に放出させ，尿中に排出されるカルシウムを抑制し，また腎臓で活性型ビタミンD〔$1,25\text{-}(OH)_2\text{-}D_3$〕の合成を促し，腸管からのカルシウムの吸収を促進し，血漿中のカルシウム濃度を標準範囲に戻す。逆に血漿中のカルシウム濃度が高くなると，副甲状腺ホルモンの分泌が抑えられ，カルシトニンが分泌されて，血漿中のカルシウムを骨に沈着させ，血漿カルシウム濃度を範囲内に戻す。このようにして，血漿中のカルシウム濃度は常に一定範囲に保たれている（図10-2）。

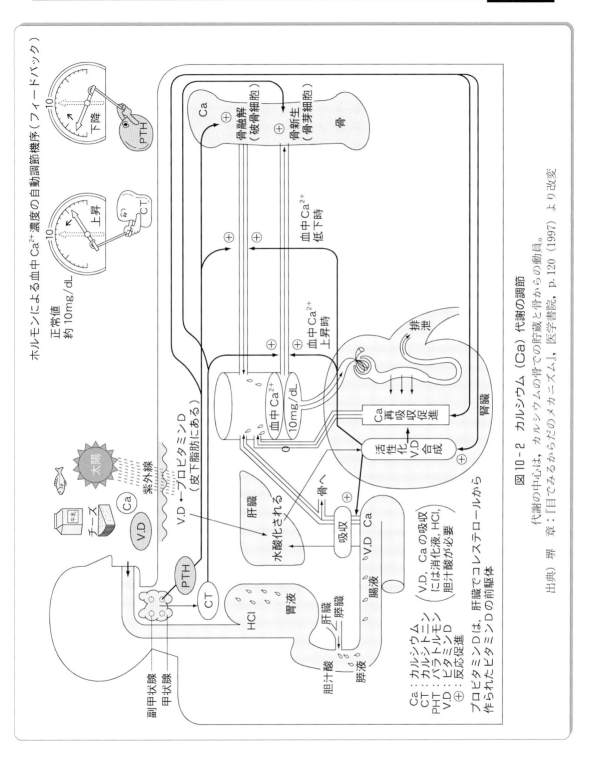

図10-2 カルシウム（Ca）代謝の調節

代謝の中心は、カルシウムの骨での貯蔵と骨からの動員。

Ca：カルシウム
CT：カルシトニン
PHT：パラトルモン
V.D：ビタミンD
⊕：反応促進

（V.D，Caの吸収）
（には消化液，HCl，
胆汁酸が必要）

プロビタミンDは、肝臓でコレステロールから
作られたビタミンDの前駆体

出典）堺　章：『目でみるからだのメカニズム』，医学書院，p. 120（1997）より改変

2. 骨　疾　患

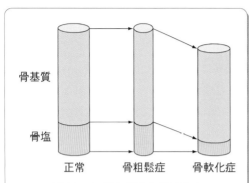

図10-3　骨粗鬆症と骨軟化症

骨粗鬆症は、骨塩と骨基質の構成割合は変わらず全体の量が減り、骨軟化症は、石灰化障害のため骨塩量が減る。

2.1　骨粗鬆症（osteoporosis）

（1）概　　念

骨粗鬆症とは、骨形成と骨吸収の均衡が崩れ、骨吸収のほうが多くなっているが、カルシウムとリンの割合など骨組成には異常がなく骨量のみが低下し、骨折が起こりやすくなっている状態をいう（図10-3）。

骨粗鬆症には、原発性と基礎疾患に付随して発症する続発性がある。**原発性骨粗鬆症**は、閉経後の女性や70歳以上の高齢者に起こることが多いが、若年性や突発性などもある。しかし、高齢社会の現在、患者数からいっても**閉経後**や**高齢者**に起こる原発性骨粗鬆症が続発性骨粗鬆症より重要視されている。

（2）病　　因

閉経後骨粗鬆症の原因は、閉経に伴う**エストロゲンの欠乏**が主なものであるが、加齢に伴う運動不足、カルシウム摂取量や吸収量の不足などもある。エストロゲンは、副甲状腺ホルモンの働きを抑え、骨吸収を抑えているが、閉経後はエストロゲンが減少するので骨吸収が促進される。また、エストロゲンは、骨芽細胞にも働きかけ骨形成を促進しているが、エストロゲン減少のために、次第に骨吸収が骨形成を上回るようになり、徐々に骨量が低下して骨粗鬆症を発症する。したがって、若くても両側の卵巣摘出術を受けたり、極端な痩せで無月経の女性なども閉経後と同じホルモン状態になるため、同様な症状が起こりうる。

老人性骨粗鬆症は、年齢に伴う骨芽細胞の機能低下と、腸管からのカルシウム吸収の低下、副甲状腺機能亢進などによって発症すると考えられている。

続発性骨粗鬆症の基礎疾患には、クッシング症候群、副甲状腺機能亢進症、甲状腺機能亢進症、糖尿病、膠原病、吸収不良症候群、悪性腫瘍、胃切除、臥床安静などの不動性、先天性骨形成不全などがある。

（3）症状と診断

原発性骨粗鬆症は生活習慣病でもあり、最初は自覚症状はほとんどない。病状が進むと、動作開始時の**腰背部痛、易骨折性、脊柱彎曲、身長低下**などが認められる。骨折部位で多いのは脊椎椎体、大腿骨頸部、橈骨遠位部、上腕骨頸部などで、寝たきりの原因にもなる。

X線像では、骨は薄くスカスカに写ることが多いが、診断には**骨密度測定**が重要で

表10-2　原発性骨粗鬆症の診断基準 (2012年改訂版)

低骨量をきたす骨粗鬆症以外の疾患または続発性骨粗鬆症を認めず，骨評価の結果が下記の条件を満たす場合，原発性骨粗鬆症と診断する

Ⅰ．脆弱性骨折 (注1) あり
　　　　1．椎体骨折 (注2) または大腿骨近位部骨折あり
　　　　2．その他の脆弱性骨折 (注3) があり，骨密度 (注4) がYAMの80％未満

Ⅱ．脆弱性骨折なし
　　　　骨密度 (注4) がYAMの70％以下または−2.5SD以下

YAM：若年成人平均値（腰椎では20〜44歳，大腿骨近位部では20〜29歳）
注1　軽微な外力によって発生した非外傷性骨折。軽微な外力とは，立った姿勢からの転倒か，それ以下の外力をさす。
注2　形態椎体骨折のうち，3分の2は無症候性であることに留意するとともに，鑑別診断の観点からも脊椎X線像を確認することが望ましい。
注3　その他の脆弱性骨折：軽微な外力によって発生した非外傷性骨折で，骨折部位は肋骨，骨盤(恥骨，坐骨，仙骨を含む)，上腕骨近位部，橈骨遠位端，下腿骨。
注4　骨密度は原則として腰椎または大腿骨近位部骨密度とする。また，複数部位で測定した場合にはより低い％値またはSD値を採用することとする。
出典）日本骨代謝学会，日本骨粗鬆学会合同原発性骨粗鬆症診断基準改訂検討委員会 (2013)

ある(表10-2)。日本骨代謝学会等により示された原発性骨粗鬆症診断基準によれば，脆弱性骨折がない場合には，若年成人の平均骨密度（young adult mean：YAM）の70％以下または−2.5SD以下を骨粗鬆症とし，脆弱性骨折がある場合には，椎体骨折，大腿骨近位骨折では骨密度の測定値にかかわらず骨粗鬆症とし，その他の場合は，80％未満を骨粗鬆症と考える。

（4）治療と予防

　老人性骨粗鬆症に対しては，有効な治療法が確立されていないが，閉経後骨粗鬆症に対しては，骨量減少の予防効果が認められるいくつかの薬剤がある。

1）エストロゲン

　閉経後に減少したエストロゲンを補って，骨量の急速な低下を抑える療法である。エストロゲン依存性腫瘍，特に子宮体癌の発症を抑えるために，エストロゲン製剤とプロゲステロン製剤を併用し，定期的な検診を受ける必要がある。

2）カルシトニン

　骨吸収を抑制し，また骨粗鬆症の疼痛の軽減にも有効である。筋肉注射で補充するが，カルシウム剤と併用されることが多い。

3）活性型ビタミンD

　定期的に血中カルシウム量を測定しながら経口投与し，高カルシウム血症や腎結石の発症などに注意をする。腰背部痛の軽減効果が認められている。

表 10 - 3　食品に含まれるビタミン D（100 g 中：μg）

あんこう・きも（生）	110.0	うなぎ（養殖，生）	18.0
べにざけ（生）	33.0	さんま（生）	16.0
にしん（生）	22.0	かつお・秋獲り（生）	9.0
なまり節	21.0	しいたけ（乾）	17.0

出典）『日本食品標準成分表 2020 年版（八訂）』

4）ビスホスホネート

骨表面に付着し，破骨細胞に取り込まれ，破骨細胞の骨吸収機能を強く抑制する。第一世代，第二世代，第三世代とより効果の強い新しい薬剤の開発が進み，骨粗鬆症の治療薬として現在認可されている。腸管内で，カルシウムなどと結合して吸収されにくくなるため，空腹時の服用が推奨されている。

5）生 活 指 導

骨粗鬆症は，発症しないように予防することが大切である。ウォーキングなど適度な運動による骨への負荷，日光浴などもプロビタミン D のビタミン D への変換に必要である。カルシウムやビタミン D を多く含む食物（表 10 - 1，表 10 - 3）を十分量摂取し，カルシウムの利用効率を下げないように乳製品も摂取する。ビタミン D の 1 日の摂取目安量は 5.5 μg とされている。カルシウムの尿中排泄を促進する飲酒，食塩，カフェイン飲料，リンを含む加工食品やインスタント食品などの過剰摂取に注意する。転倒を避けるために部屋を整理し，段差をなくすように住居を工夫するなどもよい。

2.2　骨軟化症（osteomalacia）

（1）定　　　義

カルシウムとリンなどが骨に沈着しないために，石灰化しない骨基質が過剰に骨組織に存在する状態で，骨は脆弱で曲がりやすくなる（図 10 - 3）。骨端線が閉鎖した成人に発症した場合を骨軟化症といい，小児などの成長期に発症した場合をくる病という。骨軟化症とくる病は本質的には同一の疾患である。

（2）病因と症状

ビタミン D やリンの不足などで，ヒドロキシアパタイトの結晶ができず類骨組織が過剰に形成されて骨が軟化した状態である。不足の原因には，骨軟化症では，高齢者などの食事摂取量の不足や偏食，日光浴の不足，慢性腎不全などによるビタミン D 活性化の障害，消化管疾患などによる吸収の不足，抗痙攣剤の長期服用*などがある。く

---

*抗痙攣剤の長期服用：てんかんなどのときに抗痙攣剤を長期間服用すると，肝臓で 25-OH-D$_3$ の生成障害を起こし，その結果腎臓での活性型ビタミン D 生成不足を招き，くる病などを発症する。

る病では，以前は日光が少ない土地に住む乳幼児にみられたが，現在ではアレルギー疾患による過度の食事制限なども原因のひとつになっている。

骨軟化症の症状としては，初期には無症状で，しだいに腰痛，関節痛，脊柱の彎曲，骨盤の変形，筋力低下，歩行困難などが出現するが，特徴的な症状は少ない。出産年齢の女性では，骨盤が変形して分娩が困難になったり，高齢者では骨軟化症に骨粗鬆症が合併することがある。くる病では，幼少時期にはO脚，年長児期にはX脚を呈して歩行障害や発育障害が認められることがある。低カルシウム血症を伴うものでは，痙攣などが観察されることがある。

（3）診断と治療

くる病の診断は，X線像で骨端線の拡大や骨端部の辺縁の不整や杯状変化など，骨軟化症では，初期には変化が認められないことが多いが，透亮帯として左右対称に認識される偽骨折像などが検出されることがある。また，血清 ALP 値の上昇や，リン値やカルシウム値の低下などが認められる。

治療としては，不足しているものを補う。ビタミンDの不足には，ビタミンDを補充，ビタミンD活性化障害には活性型ビタミンDの投与，カルシウム不足にはカルシウム剤の投与などが主になる。また，日光に当たることや，ビタミンDやカルシウムを多く含んだ食品の摂取なども大切である。高齢者には，必要な食事量が摂取できるように，義歯などでも食べやすいように食事内容を工夫する。

3. 歯科疾患

3.1　予備知識

歯は，エナメル質，象牙質，歯髄からなる歯牙と，歯牙を支持する歯槽骨（顎骨），セメント質，歯根膜，歯肉からなる歯周組織からできている（図10‐4）。歯髄には，血管や神経が分布している。乳歯は上下合わせて20本，永久歯は32本とされていたが，近年軟らかい食物などを多く食するため歯数の減少などが認められ，現在のヒトの歯は退化傾向にあると考えられている。歯を失う主な原因は，う歯と歯周病である。

3.2　う　　歯
（1）病　　因

う歯とは，う蝕歯いわゆる虫歯のことである。人体で最も堅い歯の表面のエナメル質が，口腔内の微生物により産生された酸で溶かされ，唾液による再石灰化では修復が間に合わない場合に，その部分が欠損し破壊されていく疾患である。歯が萌出してから，2〜4年の間に罹患することが多い。

口腔内に存在するう蝕に関与する菌は，主にミュータンス連鎖球菌（*Streptococcus mutans* group)などで，ショ糖を基質として乳酸などの有機酸をつくり，また粘着性のある非水溶性のグルカンを産生する。産生されたグルカンは歯の表面に付着し，ミュ

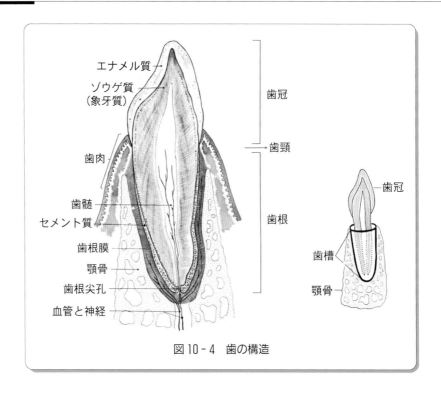

図 10 - 4　歯の構造

ータンス連鎖球菌などを集合させ，産生された酸の拡散を妨げ，エナメル質から無機質を溶かし出す，いわゆる脱灰を行う。象牙質やセメント質では有機質を含むため，脱灰と有機質の両方の崩壊が進行する。う蝕を起こす他の原因としては，歯の形状や歯列の状態，唾液の分泌量，歯の遺伝的素因，全身状態など多くの要素が関与する。

（2）症　　状

　症状は，う蝕が歯のどの部分まで進んだかによって異なる。歯の一番外側のエナメル質のみのう蝕では，症状はほとんどなく，第 1 度に分類される。象牙質までう蝕が進むと冷たいものが一過性にしみるようになり，第 2 度に分類され，さらに歯髄にまで達し歯髄炎を起こして痛みが長く続くようになると第 3 度となり，歯冠部も失われ，残根状態になり，激痛を伴うようになると第 4 度と分類される。

（3）治療と予防

　う歯は多因子性の疾患で，一度罹患すると自然治癒が難しいので，欠損部分を人工物で補填する。歯髄まで病変が及んだ場合は，歯髄の処置をしてから補填する。
　予防としては，ショ糖の摂取を控え，食後の歯の清掃を十分に行い，う蝕原性菌の数を可能な限り減少して，う蝕のリスクを減らす。ショ糖に対しては，1 日の摂取量，摂取頻度，食品の粘着性などがう蝕を起こす重要な因子である。ショ糖に代わるキシリトールなどう蝕を起こしにくい甘味料の適度な使用もよい。また，よく咀嚼するこ

とで，唾液を出すことも大切である。過度の甘いものの制限は，ストレスで交感神経を刺激して，唾液の分泌量を減らし，かえってう蝕を起こしやすくするともいわれる。唾液を十分出すために，よく噛まなければならない繊維を多く含む海藻や葉物などの摂取も予防効果がある。歯の清掃は，毎食後の歯ブラシ，歯間ブラシ，デンタルフロスなどの使用により，飲食物や歯垢の除去を行い，またう蝕原性菌の数を減らす。フッ化物を含む溶液や歯磨き剤の使用，歯科医による定期的な検診や歯石の除去なども，う蝕の予防や進行を遅らせる効果がある。自分で清掃がしにくい乳幼児などでは，歯の萌出の都度，フッ化物の塗布などを行うのもよい。

3.3 歯周疾患

（1）概　　念

歯周病ともいい，歯の周囲の組織に生じた病変を指す。炎症が辺縁の歯肉に限定しているものを歯肉炎といい，病変が歯根膜や歯槽骨の破壊にまで及んだものが歯周炎，いわゆる歯槽膿漏症である。

（2）病因と症状

病因には，食後の不適切な口腔内清掃による食片の残存と細菌の増殖，歯垢や歯石の付着，歯列の不正，糖尿病などの全身性疾患による免疫力低下による易感染性などが考えられる。症状としては，歯肉の発赤，腫脹，ブラッシング時の出血，歯と歯肉の間の深い溝（ポケット），歯肉の盲嚢，排膿，口臭，歯肉の退縮，歯の動揺，そして最終的に歯を失うなどである。

（3）治　　療

治療は，歯周ポケットの処置や咬合調整など歯科医による専門的な処置が必要である。また，患者自身が行う歯肉マッサージ，歯間ブラシやデンタルフロスなどを適宜用いた適切な歯磨きも症状の進行を防ぐ。歯周組織を健康に保つために効果がある栄養素であるたんぱく質，ビタミンC，ビタミンB複合体，ビタミンA，ビタミンD，カルシウム，リンなどを十分摂取することも重要である。

第 11 章

精神・神経疾患

1. 予 備 知 識

1.1 意 識 障 害

（1）意識障害とは

①覚醒度が低下し，②自分と周囲の状況の認識や状況の変化に応じた的確な反応ができない状態である。覚醒度は上行性網様体賦活系（延髄から橋，中脳，視床下部，視床に及ぶ網様体中に存在する）が関与する。大脳皮質は上行性網様体賦活系の刺激を介して，状況認識や状況変化への反応など高度知的機能に関与する。意識障害は上行性網様体賦活系あるいは大脳皮質の障害により生じる。

意識障害は脳自体の疾患のほかに，種々の内臓の障害によっても生じる。

（2）意識障害の程度

1）意 識 混 濁

外部刺激に対する反応が鈍くなる。周囲の状況の認識，理解が低下する。周囲の状況変化に対する順応性が低下し，思考，記憶も低下する。

2）傾　　眠

外部刺激によって覚醒するが，刺激がなくなると眠ってしまう。

3）昏　　迷

痛み刺激や大声のよびかけ，明るい光などには何とか反応し，逃避反射もみられる。

4）半 昏 睡

自発運動はほとんど消失するが，深部反射や瞳孔反射，逃避反射は認められる。

5）昏　　睡

刺激に対し全く反応せず，自発運動，種々の反射もみられない。糞尿失禁を伴う。Japan Coma Scale（JCS）などの簡便な評価方法が使用されている（表11‐1）。

1.2 認知機能の障害

（1）記 憶 障 害

認知症の初発症状である。認知症の初期には新しい事実や出来事に関する記憶が障害されるが，進行とともに発症以前の出来事の記憶も障害される逆行性健忘もみられるようになる。記憶は新しい出来事のほうが障害されやすく，古い出来事は新しい出

表11-1　Japan Coma Scale

Ⅰ．刺激をしなくても覚醒している
Ⅰ-1　意識清明とは言えない，今ひとつはっきりしない Ⅰ-2　見当識障害（時間，ヒト，場所がわからない）がある Ⅰ-3　自分の名前，生年月日が言えない
Ⅱ．刺激すると覚醒するが，刺激を止めると眠り込む
Ⅱ-10　普通のよびかけで容易に覚醒し，合目的的な運動（右手を握れ，離せなど）や発 　　　　語もあるが，間違いが多い Ⅱ-20　大きな声，体を揺さぶることで覚醒し，簡単な命令に応じる（握手など） Ⅱ-30　痛み刺激やよびかけを繰り返すとかろうじて開眼する
Ⅲ．刺激しても覚醒しない
Ⅲ-100　痛み刺激に対し，払いのけるような動作をする Ⅲ-200　痛み刺激に少し手足を動かしたり，顔をしかめる Ⅲ-300　痛み刺激に全く反応しない
R：restless（あばれている） Ⅰ：Incontinence（尿または便失禁） A：akinetic mutism（自発性がない）

来事に比べて障害を受けにくい。概念の意味や知識などの記憶に比較して，仕事の手順や手技などの体で覚える記憶は後期まで保たれる。

（2）失見当識

時間，場所，人物を把握する能力の障害である。記憶障害が顕著になるころから日時の把握が困難になり，その後に場所の見当識障害が出現する。人物の見当識は後期まで保たれるが，進行すると身近な家族でも誰だかわからなくなる。

（3）失　　語

運動性失語は他人の話す内容や書物の理解は正常なのに，自分から話すことができない。感覚性失語は自発的によく話すが，誤りが多く，聴力は正常であるが，他人の言葉や書かれた文字・文章が理解できない。

認知症の初期には健忘により語彙が貧困化し，「あれ」，「これ」という指示語が増加する。進行すると発語の誤りが多くなり，他人の言葉，文字や文章の理解の障害など感覚性失語が出現する。

（4）失　　認

感覚機能が障害されていないにもかかわらず，対象を認識または同定する能力が障害される。視空間の認識，空間構成が障害されると，図形などの模写や指パターンの

模倣ができなくなる。

（5）失　　行

運動機能が障害されていないにもかかわらず，**動作を遂行する能力が障害**される。日常慣用物品（歯ブラシ，ハサミなど）の使用障害や着衣の障害が出現する。

（6）妄　　想

認知症でしばしばみられる精神症状である。自分の置いた財布の場所がわからず，他人が盗ったと訴える，自分の家を他人の家と思い込み帰ろうとする，などの症状がみられる。

（7）抑うつ，無関心

意欲の低下，無気力，活気の減少がみられる。社交的であった人が外出しなくなる，身なりや身の回りの整頓に無頓着になる。

（8）徘　　徊

他人には目的を理解できない状況で歩き回る。

2. パーキンソン病

2.1　定　　義

中年以降に発症し，**振戦，筋固縮，無動，姿勢反射障害**などの神経症状，認知症，抑うつ状態，幻覚，妄想などの精神症状および**便秘，流涎，起立性低血圧，排尿障害**などの自律神経症状を示す慢性進行性の疾患である。**原発性，薬剤性**（フェノチアジン系抗精神病薬など），**脳動脈硬化性**（脳卒中後遺症の経過で発症）などがある。

2.2　病　　因

病理学的には**中脳の黒質，橋の青斑核**のメラニン含有細胞の変性・脱落を認める。黒質は神経伝達物質の**ドーパミン**を産生するが，その欠乏により運動機能障害を生じる。青斑核は**ノルアドレナリン**を産生するが，その欠乏により自発性の低下を生じる。

2.3　症状・診断

中年以降に発症し，①**振戦**（3～6サイクル/秒の丸薬をまるめるような運動），②**筋固縮**（鉛管現象：受動運動時の筋の抵抗が鉛管を曲げるように一様，歯車現象：がくがくという断続的な筋の抵抗），③**無動・寡動**（運動開始のためらい，小刻み歩行，仮面様顔貌，歩行時の腕振り消失），④**姿勢反射障害**（突進現象：わずかな外力で押されても突進し，急に止まれない）などの神経症状を認め，**認知症**を発症する例が多い。頭部CTスキャン，MRIでは年齢相応の脳萎縮を認めるが，特徴的な所見はない。

2.4 治　　　療

　本症は神経変性疾患であり，根本的な治療法はなく対症療法となる。薬剤に反応する例は多いが，長期的には進行を阻止できない。

　ドーパミン補充・刺激薬（Lドーパ，ドーパミン様作用薬，塩酸アマンタジン），抗コリン薬，ノルアドレナリン補充薬などを使用する。

3. 認　知　症

　認知症とは，いったん正常に発達した知的能力が，後天的な器質的脳障害のために，家庭生活や職業を含めた社会生活に重大な支障をきたすまでに低下した状態である。意識障害はなく，多くは不可逆性である。記憶障害が主症状であるが，思考，判断，人格もある程度には障害され，失語，失行，失認などの症状も加わる，高度大脳機能の障害である。脳の変性を原因とする神経変性型認知症と脳動脈硬化を原因とする脳血管型認知症に分類される。神経変性型ではアルツハイマー型認知症が最も多い（表11-2）。

3.1　アルツハイマー型認知症
（1）定　　　義

　アルツハイマー病が主な原因である。多くは45歳以降に発症するが，人口の高齢化に従い70歳前後の発症が増加している。記銘力・記憶力障害と失見当識を主症状とする進行性の認知症を認める。

（2）病　　　因

　神経変性疾患で，大脳萎縮を認め，組織学的には脳神経細胞の脱落，特徴的なアルツハイマー神経原線維変化と老人斑を認める。老人斑にはアミロイドの沈着を認める。

（3）症状・診断

　症状は記銘力・記憶力障害，失見当障害，計算力障害，幻覚，妄想，うつ状態，判

表11-2　アルツハイマー型認知症と脳血管型認知症の鑑別

	アルツハイマー型認知症	脳血管型認知症
原 因 疾 患	神経変性疾患（アルツハイマー病など）	脳動脈硬化
発 症 年 齢	45歳〜	50歳〜
病気の進展	緩徐	急速に進行することがある
人　　　格	早期に消失	末期に消失
知 的 機 能	全般的に低下	まだらな低下
病　　　識	早期に消失	末期まで保たれている
感 情 失 禁	少ない	多い
神 経 症 状	少ない	多い

表11-3　改訂長谷川式簡易知能評価スケール（HDS-R）

1	お歳はいくつですか？（2年までの誤差は正解）		0 1
2	今日は何年の何月何日ですか？　何曜日ですか？ （年月日，曜日が正解でそれぞれ1点ずつ）	年 月 日 曜日	0 1 0 1 0 1 0 1
3	私たちが今いるところはどこですか？ （自発的にでれば2点，5秒おいて家ですか？　病院ですか？　施設ですか？　のなかから正しい選択をすれば1点）		0 1 2
4	これから言う3つの言葉を言ってみてください。あとでまた聞きますのでよく覚えておいてください。 （以下の系列のいずれか1つで，採用した例に○印をつけておく） 　1：a）桜　b）猫　c）電車　　2：a）梅　b）犬　c）自動車		0 1 0 1 0 1
5	100から7を順番に引いてください。(100－7は？，それからまた7を引くと？と質問する。最初の答えが不正解の場合，打ち切る)	（93） （86）	0 1 0 1
6	私がこれからいう数字を逆から言ってください。(6-8-2，3-5-2-9を逆に言ってもらう。3桁逆唱に失敗したら，打ち切る)	2-8-6 9-2-5-3	0 1 0 1
7	先ほど覚えてもらった言葉をもう1度言ってみてください。 （自発的に解答があれば各2点，もし解答がない場合，以下のヒントを与え正解であれば1点） a）植物　b）動物　c）乗り物	a：0 1 2 b：0 1 2 c：0 1 2	
8	これから5つの品物を見せます。それを隠しますので何があったか言ってください。 （時計，鍵，タバコ，ペン，硬貨など必ず相互に無関係なもの）		0 1 2 3 4 5
9	知っている野菜の名前をできるだけ多く言ってください。(答えた野菜の名前を右欄に記入する。途中で詰まり，約10秒間待っても出ない場合にはそこで打ち切る)　0～5＝0点，6＝1点，7＝2点，8＝3点，9＝4点，10＝5点	…………… …………… …………… 	0 1 2 3 4 5
		合計点	

HDS-Rの最高得点は30点である。20点以下を認知症の可能性が高いとしている。

断力障害，思考力障害，異常行動（徘徊など）を認める。脳血管型に比較して，**進行が緩徐**で，早期から病識がなく，認知症症状は重篤である。CTスキャンで脳萎縮，脳波で徐波の出現を認める。長谷川式などの**知的機能検査法**による認知症評価を行う（表11-3）。

（4）治　療

　急激な環境の変化を避け，常に刺激を与えるようにすることが重要である。薬物療法には有効なものはなく，うつ状態，幻覚・妄想，不眠などの症状に対する対症療法となる。食事については自己管理が困難であり，十分な栄養をバランスよく摂取できるような介護を必要とする。

3.2 脳血管型認知症

（1）定　　義

脳血管型認知症は脳動脈硬化を原因として発症する認知症で，小梗塞巣の多発を認める。脳血管障害を契機にして急速に進行する場合が多いが，明らかな脳血管障害既往のない場合もある。

（2）症　　状

症状はアルツハイマー型認知症と同様であるが，アルツハイマー型認知症に比較して，人格・病識は末期まで保たれており，知的機能は病状により進行の程度がさまざまで，感情失禁を多く認める。片麻痺など神経症状が多彩で，全身の動脈硬化所見を認める。CT スキャン，MRI で脳血管障害性病変を認める。

（3）治　　療

治療はアルツハイマー型認知症と同様であるが，脳血管障害を契機として発症する場合が多いので，脳卒中後早期に予防処置を開始する必要がある。脳動脈硬化抑制のために，高血圧，脂質異常症をコントロールすることが重要であり，それに対応した食事療法を行う。

4. 神経性食欲不振症

（1）定　　義

神経性食欲不振症は精神的な問題を背景として食行動の異常，特に食欲不振，拒食（ときには過食となることもある）により著しい痩せをきたす疾患で，思春期から25歳ごろまでの若い女性に多く発症する。

（2）病　　因

肥満に対する嫌悪感，痩せへの願望，自我の確立の障害，家族内関係（特に，母子関係）の障害，社会的な問題（友人，進学，就職など），成人することへの不安感などを背景として，肥満を友人から指摘されたこと，肉親の死などを誘因として発症する。

（3）症　　状

標準体重の 20 ％以上の著明な体重減少がみられる。肥満への嫌悪感，痩せへの願望があり，拒食をするが，空腹感や疲労感を訴えず活動的である。食事を拒否する一方で，過食，盗み食い，隠れ食いなどの食行動の異常を認める。精神的には，拒否的，易刺激的になるが依存性が強くなる。無月経になることが多いが，腋毛，恥毛，乳房は保たれる。便秘，腹部膨満などの消化器症状の訴えが多い。徐脈，低体温となる。

表11-4　神経性食欲不振症と下垂体機能低下症との鑑別

	神経性食欲不振症	下垂体機能低下症
性	ほとんど女性	男女とも
発 症 年 齢	思春期，若年	全年齢
食 欲 不 振	著明	ないこともある
動　　　作	活発	無気力
食 行 動 異 常	あり	なし
精 神 症 状	不安・緊張状態	無気力
性 的 特 徴	保たれる	認めなくなる
病　　　識	乏しい	ある

（4）診　　断

　下垂体機能低下症などの痩せをきたす基質的な疾患との以下のような鑑別が必要である（表11-4）。うつ病，統合失調症などの**精神疾患がない**。食欲不振と標準体重の20％以上の**体重減少**があり，症状は3カ月以上持続する。30歳以下の**若い女性**に多く，**無月経**を伴うが性的特徴は保たれている。痩せへの願望，空腹の否定，食行動の異常を認める。体重減少にもかかわらず**活動的で，病識に乏しい**。

（5）治　　療

1）精神療法

　家族とともに面接を行い，種々の誘因を取り除く。治療の必要性を理解させる。

2）行動療法

　摂取量や体重が増加したときは褒美を与えるようにする。

3）薬物療法

　精神安定薬を投与する。

4）栄養療法

　極度の体重減少，脱水，電解質異常を生じ，死の危険があるときは，強制的に輸液，静脈内栄養によりエネルギーを補給する。

5.　アルコール依存症

　アルコール依存症は飲酒からの離脱が困難な状態をいう。慢性的な飲酒は心身の依存を生じ，精神的には飲酒への渇望と断酒に際しての酒の探索行動を，身体的には禁断症状をきたす。多量飲酒を続けると，**手指振戦，不穏，胃腸症状**，さらには**幻覚，痙攣発作，振戦，せん妄**が現れる。

　アルコール依存症による神経障害の予防には，慢性飲酒を避けること，飲酒時においてもバランスのとれた食物を摂ることが必要である。慢性飲酒の治療には，ときに**嫌酒薬**が用いられるが，服薬中の飲酒は非常に危険であり，また種々の副作用を起こしうるので，その投与には十分な注意が必要である。

第 **12** 章

小児および婦人科疾患

1. 小 児 疾 患

1.1　たんぱく質・エネルギー栄養障害（protein-energy malnutrition：PEM）

（1）概念・定義

　必要な栄養素が長期にわたって不足し，多様な病的症状が生じた状態で，低栄養，栄養不良，栄養失調症ともよばれる。主としてたんぱく質の欠乏によって起こる**クワシオルコル**（kwasiorkor）と，主として**エネルギーの欠乏**によって起こる**マラスムス**（marasmus）とがある（表12 - 1）。

（2）原　　　因

　食事の量的・質的欠陥（貧困，先天性奇形での食事摂取困難など），消化・吸収障害（未熟児，吸収不良症候群，消化管奇形など），代謝障害（感染，内分泌疾患など）がある。食事の摂取不足によるものは，従来発展途上国で問題とされていたが，現在の日本でも，虐待や育児ネグレクトなどによる栄養失調がみられるようになった。また，不適切な栄養管理に伴う栄養失調が，病院内や介護施設でみられることが報告されている。

（3）症状・病態

　痩せ，発育障害，免疫能の低下，貧血などが生じる。**クワシオルコルの三大徴候**は，

表12 - 1　クワシオルコルとマラスムスの比較

	クワシオルコル	マラスムス
原　　　因	主としてたんぱく質の欠乏 エネルギーは比較的保たれる	エネルギー，たんぱく質の欠乏*
好 発 年 齢	離乳期以降の1〜3歳の幼児	6〜24カ月ごろ
痩せ・体重減少	なし〜軽度	極度の痩せ
低アルブミン血症	あり	なし
浮　　　腫	あり	なし
脂肪肝・肝腫大	あり	なし

*エネルギー不足が長期間続くと，エネルギー産生のために体たんぱくが分解され，たんぱく質栄養障害を伴う。

169

低アルブミン血症，浮腫，脂肪肝（肝腫大）であり，極端な痩せはみられない。一方，マラスムスでは，著しい体重減少と痩せがみられる（表12‐1）。

（4）治　　療

原因疾患がある場合にはその治療を行い，できるだけ早く栄養状態の改善を図る。

1.2　消化不良症
（1）概念・定義

消化・吸収が障害され，下痢，嘔吐などが生じた状態を消化不良症という。特に乳幼児の急性下痢症（急性消化不良症）を指すことが多い。

（2）原　　因

急性消化不良症（乳幼児急性下痢症）は，ウイルス感染によって起こる急性胃腸炎がほとんどで，なかでもロタウイルスによるものが最も頻度が高く症状も強いため，臨床的に重要である。

（3）症状・病態

下痢，嘔吐，腹痛，発熱，食欲低下，不機嫌，体重減少，皮下脂肪減少などがみられ，特にロタウイルス感染症では白色水様便が特徴的である。下痢や嘔吐が激しく水分の補給が十分に行われない場合には，脱水や電解質異常が生じ，神経症状（不安，興奮，意識障害），血液循環障害（頻脈，脈拍微弱，チアノーゼ），代謝性アシドーシスなどを起こすこともある。

（4）治　　療

原因の除去とともに，脱水に対する水分・電解質の補給を十分に行う。

1.3　周期性嘔吐症
（1）概念・定義

反復性の嘔吐発作を主徴とする原因不明の症候群のひとつ。アセトンなどのケトン体の増加を伴い（ケトーシス），アセトン血性嘔吐症，自家中毒ともよばれる。2～10歳の小児（特に6歳以下）に好発し，痩せ型の神経質な小児に発症することが多い。

（2）原　　因

原因不明であるが，ストレス，疲労，感染などが契機となり，延髄の嘔吐中枢が刺激されて嘔吐発作をきたすと考えられている。ストレスは同時に視床下部の自律神経中枢を興奮させ，脂肪動員の亢進により，血中ケトン体が増加すると考えられる。

（3）症状・病態

元気であった子どもが急にぐったりして顔面蒼白となり，激しい嘔吐発作を起こす。前駆症状として，頭痛，腹痛，食欲不振を伴うことも多く，夜間から早朝に好発する。嘔吐発作は，半日から長いときで1週間くらい続き，年に数回の頻度で不規則に繰り返す。血中・尿中ケトン体高値，代謝性アシドーシス，アセトン血症による呼気のエーテル臭などがみられ，重症例では脱水，痙攣，昏睡をきたすこともあるが，多くの場合は軽症で経過し，嘔吐の消失とともに全身状態は回復する。

（4）治　　療

鎮静，脱水の補正，ケトーシスの抑制，アシドーシスの改善が中心となる。安静を保って十分な睡眠をとらせ，ブドウ糖を含む電解質液を補給する。

1.4　食事性アレルギー（第8章2項，p.137参照）

乳幼児期には消化酵素の活性が低く，一般に脂肪・たんぱく質の消化・吸収が不十分である。このため，さまざまな食品に対してアレルギーを起こしやすい。乳児期では，特に牛乳アレルギーが重要である。反復性の下痢や湿疹など，消化器症状，皮膚症状が多くみられるが，軽度な腹痛から重篤なアナフィラキシーまで，多彩な症状を示す。

アレルゲンを食品から排除し，代替食品を使用したりして抗原を避けるうちに，多くは学童期までに耐性が得られ，自然にアレルギーが消失することが多い。

1.5　小児肥満（第1章1項，p.1参照）

肥満とは脂肪が過剰に蓄積した状態で，単純性肥満と，何らかの基礎疾患による症候性肥満とに分けられる。現在の日本では，飽食や運動不足による小児の単純性肥満が増加している。

肥満の判定には，

$$肥満度＝（実測体重－標準体重）／標準体重×100$$

を指標として，18歳未満の小児で肥満度が20％以上かつ／または有意に体脂肪率が増加した状態（男児：25％以上，女児11歳未満：30％以上，女児11歳以上：35％以上）を肥満児と判定する。さらに，肥満に起因ないし関連する健康障害を合併する場合で，医学的に治療を必要とする病態を肥満症として取り扱う。

治療は，症候性肥満を除外したうえで，食生活の是正により肥満の改善を図る。

1.6　先天性代謝異常（第1章6項，p.29参照）

先天的な酵素障害により代謝に異常をきたす疾患で，フェニルケトン尿症，ホモシスチン尿症，メープルシロップ尿症，ガラクトース血症の4つの先天性代謝異常は，2つの先天性内分泌疾患〔先天性副腎皮質過形成，先天性甲状腺機能低下症（クレチン

症）〕と合わせて，新生児マススクリーニング*の対象となっている。

1.7 小児糖尿病 （第1章2項, p.8参照）

　15歳以下で発症した糖尿病を小児糖尿病という。小児糖尿病はその多くが1型糖尿病であるが，最近では2型の小児糖尿病も増加しつつある。1型糖尿病は，膵臓 β 細胞の破壊によるインスリンの絶対的不足が原因で，治療は，インスリン投与と食事療法が基本となる。食事療法では，低血糖予防のために間食や補食を摂らせるほか，発育・成長を妨げないよう年齢別の食事摂取基準に応じた食事の調整や治療目標の設定を行う。

1.8 小児腎疾患 （第5章2項, p.89・3項, p.104参照）

　小児の腎臓病では，急性糸球体腎炎が圧倒的に多く，ネフローゼ症候群がこれに続く。急性糸球体腎炎は，A群 β 溶血性連鎖球菌（溶連菌）感染後に起こることが最も多く，小児では5～12歳が好発年齢で，女子よりも男子に多い。扁桃炎，咽頭炎などの先行感染後1～3週間で突然，血尿，たんぱく尿（軽度），浮腫，乏尿，高血圧を認める。治療は安静と食事療法で，大半は1～2カ月の入院安静により自然に治癒する。ネフローゼ症候群は，高度のたんぱく尿，低たんぱく血症，高脂血症，浮腫を主徴とする症候群で，小児では2～6歳に好発し，男子に多い。小児期のネフローゼ症候群は，大部分が微小変化型で，ステロイドホルモン治療によく反応する。

2. 婦人科疾患

2.1 妊婦肥満 （第1章1項, p.1参照）

　食生活の欧米化や運動不足により，わが国でも肥満妊婦は増加傾向にある。非妊娠時に肥満に属する者，また妊娠中に体重増加が著しい場合には，妊娠高血圧症候群（妊娠中毒症），糖尿病，巨大児分娩，帝王切開，分娩時の出血過多，児の危険度増加などのリスクが高まる。妊娠直前のBMIをベースに母体の体重増加の指標が設定されており，正常な体重増加にとどめるよう指導する。極端な食事制限は，ケトン体産生を増加させ，胎児の知的発達にも影響を及ぼすので，適度な運動とバランスのとれた食事により，産科的異常の発生予防に努める。

2.2 妊娠性貧血 （第7章2項, p.125参照）

　妊婦にみられる貧血を妊娠性貧血といい，その90％は鉄欠乏性貧血である。妊娠中は鉄の需要が増すため，鉄欠乏が起こりやすい。妊娠中の貧血は，胎児の発育遅延，妊娠高血圧症候群（妊娠中毒症），分娩異常，新生児仮死，乳児貧血などを起こす原因となる。鉄補給は食事療法を基本とするが，必要に応じて鉄剤を投与する。

---

*新生児マススクリーニング：生後5～7日に少量の血液を濾紙に染み込ませたものを測定し，疾患の早期発見を目指すスクリーニング法。

2.3 妊娠糖尿病 (第1章2項, p.8参照)

妊娠中に発見される耐糖能異常には，①妊娠糖尿病(妊娠中に初めて発見または発症した，糖尿病にいたっていない糖代謝異常。妊娠中に診断された明らかな糖尿病は含めない)，②明らかな糖尿病，の2つがある。妊娠中は，母体のインスリン抵抗性が増大して耐糖能低下を生じやすく，①空腹時血糖 92 mg/dL 以上，② 75 g 経口ブドウ糖負荷後1時間値 180 mg/dL 以上，③同2時間値 153 mg/dL 以上，のいずれかを満たした場合，妊娠糖尿病と診断する。母体の糖尿病症状のほかに，妊娠高血圧症候群，流産，早産，胎児発育不全，先天奇形，**巨大児**，新生児低血糖など，さまざまな母体・胎児・新生児の合併症が引き起こされる。治療は食事療法を基本とし，**コントロール不良の場合インスリン療法を行う**。経口血糖降下薬は，催奇形性が否定できないため禁忌である。

2.4 妊娠高血圧症候群
(1) 概念・定義

妊娠時に**高血圧**を認めた場合，**妊娠高血圧症候群**とする。①妊娠高血圧腎症，②妊娠高血圧，③加重型妊娠高血圧腎症，④高血圧合併妊娠の4つに分類される(表12-2)。①妊娠高血圧腎症，②妊娠高血圧は，妊娠 20 週以降分娩 12 週までの間に高血圧が認められる病態で，妊娠前あるいは妊娠 20 週までに高血圧を発症した場合は，③加重型妊娠高血圧腎症，④高血圧合併妊娠に分類される。

(2) 原　　因

母体のさまざまな要因 (若年・高齢初妊婦，肥満，高血圧，糖尿病，多胎妊娠など) と胎盤形成障害が原因で，血管内皮細胞が障害され，血管攣縮と血管透過性亢進が起こると考えられている。血管攣縮により血圧が上昇し，また，血管障害により**腎症**をはじめとするさまざまな臓器障害を生じる。

(3) 症状・病態

収縮期血圧 140 mmHg または拡張期血圧 90 mmHg 以上の場合を，高血圧と診断する。たんぱく尿は，

① 24 時間尿で 300 mg/日以上の場合

② 随時尿でたんぱく/クレアチニン比 (P/C) が 0.3 mg/mg・CRE 以上の場合

③ ①，②のいずれもが実施できないときは，2回以上の随時尿を用いたペーパーテストで2回以上連続して尿たんぱく1＋以上陽性が検出された場合

のいずれかで，たんぱく尿と診断する。

収縮期血圧 160 mmHg または拡張期血圧 110 mmHg 以上の場合，もしくは妊娠高血圧腎症・加重型妊娠高血圧腎症において，**母体の臓器障害**または**子宮胎盤機能不全**を認める場合，重症と規定する。重症では致死的な病態も起こりうるため，注意が必

表12-2　妊娠高血圧症候群の分類

① 妊娠高血圧腎症

1)妊娠20週以降に初めて高血圧を発症し，かつ，たんぱく尿を伴うもので，分娩12週までに正常に復する場合。

2)妊娠20週以降に初めて発症した高血圧に，たんぱく尿を認めなくても以下のいずれかを認める場合で，分娩12週までに正常に復する場合。

　　ⅰ）基礎疾患のない肝機能障害

　　ⅱ）進行性の腎障害

　　ⅲ）脳卒中，神経障害

　　ⅳ）血液凝固障害

3)妊娠20週以降に初めて発症した高血圧に，たんぱく尿を認めなくても子宮胎盤機能不全を伴う場合。

② 妊娠高血圧

　妊娠20週以降に初めて高血圧を発症し，分娩12週までに正常に復する場合で，かつ妊娠高血圧腎症の定義に当てはまらないもの。

③ 加重型妊娠高血圧腎症

1)高血圧が妊娠前あるいは妊娠20週までに存在し，妊娠20週以降にたんぱく尿，もしくは基礎疾患の無い肝腎機能障害，脳卒中，神経障害，血液凝固障害のいずれかを伴う場合。

2)高血圧とたんぱく尿が妊娠前あるいは妊娠20週までに存在し，妊娠20週以降にいずれかまたは両症状が増悪する場合。

3)たんぱく尿のみを呈する腎疾患が妊娠前あるいは妊娠20週までに存在し，妊娠20週以降に高血圧が発症する場合。

4)高血圧が妊娠前あるいは妊娠20週までに存在し，妊娠20週以降に子宮胎盤機能不全を伴う場合。

④ 高血圧合併妊娠

　高血圧が妊娠前あるいは妊娠20週までに存在し，加重型妊娠高血圧腎症を発症していない場合。

出典）日本妊娠高血圧学会：『妊娠高血圧症候群　新定義・臨床分類』（2018）

要である。なお，軽症という用語は，ハイリスクでないと誤解されるため原則用いない。

（4）治　　療

　基本的には安静を心がけ，食事療法と高血圧に対する治療を行う。重症の病型で胎児が十分に成熟している場合や，母体の状態悪化または合併症により母児に危険が及んだ場合は，分娩誘発や帝王切開によって妊娠を人為的に終了させる。

2.5　更年期障害

（1）概念・定義

　更年期とは，生殖期から非生殖期へ移行する時期のことであり，女性の場合は，平均閉経年齢50歳前後の10年間を更年期とよぶ。卵巣機能低下に伴う**エストロゲン減少**と，社会的環境，個人的要因などが複雑に絡み合い，器質的疾患がないにもかかわらず，自律神経失調を中心とした多彩な不定愁訴が現れる症候群である。50～80％の女性が更年期症状を自覚しているといわれているが，このうち症状が重く治療を要するものを**更年期障害**という。

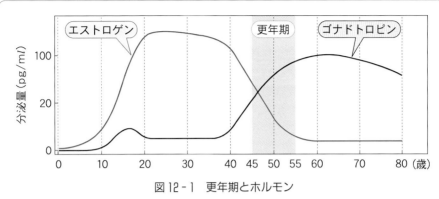

図 12 - 1 　更年期とホルモン

　更年期になると正常な機能を持つ卵胞は徐々に減少し，卵胞からのエストロゲン分泌が低下する。反対に下垂体前葉から分泌されるゴナドトロピン（LH，FSH）は増加する。

　出典）医療情報科学研究所（編）：『病気が見える vol.9 婦人科』，メディックメディア，p. 96（2006）

（2）原　　因

　生涯にわたり排卵される卵子の数は決まっている。そのため更年期になると，正常な機能を持つ卵胞は減少し，卵胞から**のエストロゲン分泌が低下**する。反対に下垂体前葉から分泌される黄体形成ホルモン（LH），卵胞刺激ホルモン（FSH）は増加する（図12 - 1）。更年期障害は，このホルモンのアンバランス，特に過剰分泌された LH，FSHが自律神経失調を招き，さらに社会環境の変化や加齢による心理的要因が重なって発症すると考えられる。

（3）症状・病態

　不定愁訴とよばれる不快な症状で，①血管運動神経症状（ほてり，のぼせ，手足の冷え，動悸など），②精神神経症状（怒りっぽい，憂うつ感，焦燥感，不眠，めまいなど），③知覚神経症状（手足のしびれ，感覚の鈍化など），④運動器官症状（疲れやすい，肩こり，手足の痛み，頭痛など）がある。また，エストロゲンの減少により，骨粗鬆症，脂質代謝異常，肥満，動脈硬化，糖代謝異常が起こりやすくなる。

（4）治　　療

　エストロゲンを補う**ホルモン補充療法**のほかに，自律神経失調症状に対する薬物療法，精神的サポートを目的としたカウンセリングや心理療法などが行われる。

第 13 章

高齢期の疾患

疾患のなかには，加齢とともに増加する高齢者に特有なものがある。一般に，こうした疾患を老年病あるいは老年疾患（geriatric disease）とよぶ。すなわち，「老年疾患は，高齢者に多い，高齢者に特徴的な疾患」と定義されるが，必ずしも高齢者のみが罹患するのではなく，若年者であっても罹患することを理解しておく必要がある。

高齢になると，虚弱になり，わずかな段差でつまずいたり転倒しやすくなる。また，嚥下反射の低下により誤嚥しやすく，さらに，膀胱直腸機能が低下し失禁しやすくなる。こうした明確に病気というより，老化として扱われることが多い臨床徴候は，**老年症候群**（geriatric syndrome）とよばれ，高齢者の生活の質（QOL）を著しく障害することがある。

老年症候群につながる比較的新しい概念を以下に述べる。

1. フレイル（frailty，虚弱）

（1）概　　念

「老化に伴う種々の機能低下（予備能力の低下）を基盤とし，さまざまな健康障害に対する脆弱性が増加している状態，すなわち健康障害に陥りやすい状態」と定義される。生理的な加齢変化と，機能障害・要介護状態の間にある状態として理解されている。身体面のみならず，精神的要因（うつ状態，認知機能低下）や社会的要因（独居，閉じこもり，貧困）も含めて考えることが多い。

（2）原　　因

低栄養や筋肉量・筋力の低下など複数の要因が重なることにより引き起こされる。診断基準は確立していないが，Friedらの定義が有用である（表13-1）。5つの項目のうち，3項目が当てはまればフレイルと診断し，1～2項目が当てはまる場合は，フレイル前段階（プレフレイル）としている。

表 13-1　Fried らのフレイルの定義

① 体重減少
② 主観的疲労感
③ 日常生活活動量の減少
④ 身体能力（歩行速度）の減弱
⑤ 筋力（握力）の低下
上記の5項目中3項目以上
該当すればフレイル

（3）治　　療

　治療よりも予防が重要である。慢性疾患の管理，栄養管理，認知機能低下の予防などがあげられる。必要十分なエネルギー量および良質のたんぱく質を十分に摂取すると同時に，適切な運動を行い，積極的に社会参加を促すことが予防につながる。

2. サルコペニア（sarcopenia）

（1）概　　念

　サルコペニアは造語であり，サルコ(sarx)はギリシャ語の筋肉を表し，ペニア(penia)は消失を表す。したがって，本来サルコペニアは骨格筋量の減少を意味したが，最近は，①骨格筋量の減少，②筋力の低下あるいは身体機能の低下の2つの条件を満たす場合をサルコペニアと定義することが多い。

　また，加齢のみが原因であるサルコペニアを原発性，それ以外の原因によるものを二次性と分類することもある（表13-2）。

（2）原　　因

　原発性サルコペニアは，加齢による活動性の低下，たんぱく質やビタミンDをはじめとする栄養摂取不良があげられるが，その他にも，加齢による内分泌環境の変化，免疫力の低下など多因子によって引き起こされると考えられている。

（3）症　　状

　特に下腿筋力の低下が著しくなると，転倒，歩行速度の低下，活動性の低下が生じる。これらは，前述のフレイル，後述のロコモティブシンドロームの原因となる。

（4）診断・評価

　わが国における診断基準は，現時点では確立されていない。筋肉量の評価方法として，二重エネルギーX線吸収法（DXA法）やインピーダンス法が広く用いられているが，基準値も統一されていない。アジアサルコペニア・ワーキンググループが提唱しているサルコペニアの診断法を図13-1に例示しておく。

表13-2　サルコペニアの分類

分　　類	関与する要因	原　　因
原発性サルコペニア	加齢のみ	年齢以外の原因はなし
二次性サルコペニア	活動量の減少	ベッド上安静，不活発な生活習慣，無重力状態
	疾病	臓器不全，炎症性疾患，悪性腫瘍，内分泌疾患
	栄養不良	栄養摂取不良，吸収不良，食欲不振

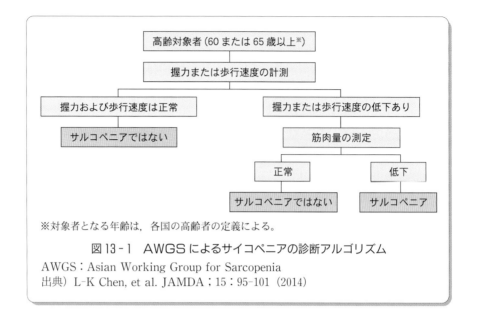

※対象者となる年齢は，各国の高齢者の定義による。

図13-1　AWGSによるサイコペニアの診断アルゴリズム

AWGS：Asian Working Group for Sarcopenia
出典）L-K Chen, et al. JAMDA；15：95-101（2014）

（5）治　　療

　明確な治療法は示されていないが，栄養面からは，エネルギー，良質たんぱく質を十分に摂取し栄養素の摂取不足にならないことが第一である。また，たんぱく質組成を考慮し，必須アミノ酸が不足しないこと，なかでも**分枝アミノ酸**，とくに**ロイシン**にはサルコペニアの予防効果が期待されている。同時に，運動療法が重要であり，とくに筋力向上のため筋肉に比較的高負荷をかける抵抗運動（レジスタンス運動）が勧められる。

3. ロコモティブシンドローム（locomotive syndrome，運動器症候群）

（1）概　　念

　運動器の障害によって要介護状態になるリスクが高い状態に対して，日本整形外科学会が，2007年にはじめて提唱した。認知症，メタボリックシンドロームと並び要介護状態に陥る三大原因のひとつである。

（2）原　　因

　運動器の構成要素である骨，関節，筋肉あるいは神経系における疾患が原因となる。頻度の高いものとしては，骨粗鬆症，変形性関節症，変形性脊椎症，サルコペニアなどがある。

（3）症　　状

　関節や背部の疼痛，関節可動域の制限，筋力低下，バランス能力低下などが主な症

候である。これらによって移動機能が低下，すなわち歩行障害をきたし，日常生活動作（ADL）や社会活動の制限，要介護状態へと進展する。

（4）診断・評価

　早期に運動機能低下を自覚することが重要である。そのために日本整形外科学会では，7項目からなる**ロコチェック**（表13-3）によるロコモティブシンドローム予防を啓発 している。あるいは，立ちあがりテスト，2ステップテストなどがロコモ度テストとして用いられる。

表13-3　ロコチェック

7項目のうち1つでもあてあまるものがあればロコモの心配があります。
1　片脚立ちで靴下がはけない
2　家の中でつまずいたり滑ったりする
3　階段を上るのに手すりが必要である
4　家のやや重い仕事が困難である（掃除機の使用，布団の上げ下ろしなど）
5　2kg程度の買い物をして持ち帰るのが困難である（1Lの牛乳パック2個程度）
6　15分くらい続けて歩くことができない
7　横断歩道を青信号で渡りきれない

出典）日本整形外科学会公認，ロコモティブシンドローム予防啓発公式サイト

（5）治　　療

　予防が重要である。骨や筋肉の脆弱化を防ぐために，エネルギー，良質たんぱく質を十分に摂取し，ビタミンDやカルシウムといった運動器に関連の深い栄養素をバランスよく摂取することが重要である。同時に，歩行機能の維持・改善には，足腰の筋力強化，バランス力の強化が必要で，そのための運動は，ロコモーショントレーニング（ロコトレ）とよばれ，基本的にはレジスタンス運動が勧められる。代表的なロコトレとして開眼片脚立ちおよびスクワットが用いられる。

第 14 章

外科と栄養

1. 予 備 知 識

外科患者は，入院時からさまざまな程度の**低栄養状態**にあることが少なくない。ことに消化器系疾患患者では，食欲不振や腹痛などの自覚症状，消化管の通過障害などのために食事摂取そのものが減少する。あるいは，食事は摂取できたとしても消化吸収障害が存在する。さらに，病変部からの持続的・断続的な出血などが加わり，術前に著明な低栄養状態に陥っていることが多い。しかし，低栄養状態のままで手術を行うと，**手術後の合併症**，例えば**創傷治癒の遅延**による**縫合不全**や**感染症**が起こりやすく，患者の予後の悪化につながる。したがって，術前に低栄養状態にある患者の栄養状態の改善，脱水や電解質のアンバランスの是正を目的として，**栄養ケア**を行うことが重要である。

栄養ケアは，外科患者に特化するものではなく，すべての入院患者に求められるが，栄養ケアを科学的根拠に基づいて系統的に行うためにはシステム化しておく必要がある。システム化することにより栄養ケアは適切にマネジメントされる（**栄養ケア・マネジメント**）。

栄養ケア・マネジメントに対しては，2012（平成24）年4月の診療報酬の改正により入院基本料の算定要件のひとつとして，栄養管理体制の基準が定められた。これは，従来の栄養管理実施加算を廃止し，入院基本料として包括的に評価することとなったものである*。多職種協働の栄養ケア・マネジメント体制が整ってきている。

2. 栄養ケア・マネジメント (nutrition care and management：NCM) （図14-1）

栄養ケア・マネジメントにおける栄養ケアのスタートは**栄養スクリーニング**である。これは栄養ケアに先立ち，全入院患者から**低栄養リスク**のある患者を拾い上げる過程である。現在，臨床現場では患者を主観的包括的に評価し，A．栄養状態良好，B．中等度の栄養不良，C．高度の栄養不良の3段階に分類する**主観的包括的アセスメント**（subjective global assessment：SGA）が用いられることが多い（図14-2）。

---

*：介護現場では2021（令和3）年度より，人員基準に栄養士に加え，管理栄養士の配置を位置づけ，基本サービスとして栄養管理の計画的な実施が求められている。

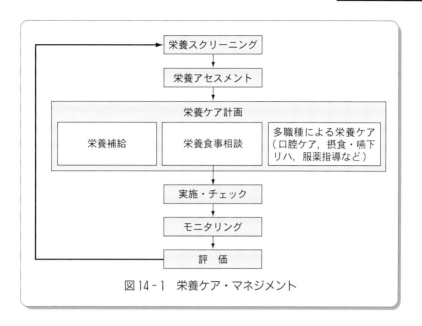

図 14-1　栄養ケア・マネジメント

3. 栄養アセスメント（nutritional assessment）

　栄養アセスメントは，栄養スクリーニングで拾い上げられた低栄養リスク者の栄養状態を客観的に評価することをいうが，大きく，①静的栄養アセスメント，②動的栄養アセスメント，および，③予後栄養アセスメントの 3 つに区分される。

3.1　静的栄養アセスメント（static assessment）

　低栄養状態の重症度と栄養障害のタイプを判定するために，比較的動きのゆっくりとした指標，例えば身体計測値や生物学的半減期が長く代謝回転が遅い血清アルブミン値あるいは免疫能などが用いられる。

（1）Body mass index（BMI）

　肥満指数（体格指数）で，臨床では肥満あるいはるい痩の判定に用いられる。身長と体重を計測し，次式より算出する。

　　　BMI（kg/m²）＝体重（kg）÷［身長（m）］²

　理想値は 22 であるが，男女ともにこの値の日本人は，高血圧，糖尿病，脂質代謝異常，心疾患などの罹病率が最も低いことが明らかにされている。日本肥満学会では，18.5 未満を痩せ，25 以上を肥満と分類している。したがって，最近は標準体重を，標準体重（kg）＝［身長（m）］²×22（kg/m²）の式から求めることが多い。

（2）標準体重比（% ideal body weight：% IBW）

　標準体重と実測した体重との比をいう。標準体重比が 80〜90 ％は軽度，70〜80 ％は中等度，70 ％以下は高度の低栄養状態と判定する。

A．病歴
　1．体重の変化
　　　過去6カ月における体重の減少：＿＿＿＿kg（減少率＿＿＿＿％）
　　　過去2週間における変化：＿＿＿＿（増加）＿＿＿＿（無変化）＿＿＿＿（減少）
　2．食物摂取における変化（平常時との比較）
　　　無変化＿＿＿＿
　　　変化：（期間）＿＿＿＿（週）＿＿＿＿
　　　タイプ：不十分な固形食＿＿＿＿　液体食＿＿＿＿　絶食＿＿＿＿
　3．消化器症状
　　　なし＿＿＿＿　悪心＿＿＿＿　嘔吐＿＿＿＿　下痢＿＿＿＿　食欲不振＿＿＿＿
　4．生活機能状態
　　　機能不全なし＿＿＿＿
　　　機能不全：（期間）＿＿＿＿（週）＿＿＿＿
　　　タイプ：日常生活可能＿＿＿＿　歩行可能＿＿＿＿　寝たきり＿＿＿＿
　5．疾患と栄養必要量の関係
　　　初期診断：＿＿＿＿
　　　代謝亢進に伴う必要量／ストレス
　　　　：なし＿＿＿＿　軽度＿＿＿＿　中等度＿＿＿＿　高度＿＿＿＿

B．身体（スコア表示：0＝正常，1＝軽度，2＝中等度，3＝高度）
　皮下脂肪の喪失（三頭筋，胸部）＿＿＿＿
　筋肉喪失（四頭筋，三角筋）＿＿＿＿
　浮腫＿＿＿＿

C．主観的包括的評価
　栄養状態良好　　　　A＿＿＿＿
　中等度の栄養不良　　B＿＿＿＿
　高度の栄養不良　　　C＿＿＿＿

図14-2　主観的概括的評価

（3）体重減少率

　1カ月で5％，3カ月で7.5％，6カ月で10％以上の体重減少が認められれば，高度の低栄養状態と判定する。

（4）上腕周囲長（arm circumference：AC）

　体脂肪量と筋肉量の指標として用いられる。肩先（肩峰）から肘（尺骨の肘頭）までの中点で，上腕周囲を2回計測し，それらの計測値の差が0.5cm以内であれば，その平均値を採用する。

（5）上腕三頭筋皮下脂肪厚（triceps skinfold thickness：TSF）

　体脂肪量を推定する方法である。上腕周囲長を測定した同じ部位で皮下脂肪厚を測定する。2回計測し，その計測値の差が4mm以内であれば，その平均値を採用する。

（6）上腕筋面積（arm muscle area：AMA）

全身の筋肉量または除脂肪量のよい指標である。計測した AC および TSF を用いて，次式により算出する。

$$\text{AMA （cm}^2\text{）}=[\text{AC （cm）}-\pi\times\text{TSF （mm）}/10]^2\div 4\pi$$

これらの身体計測値〔例えば，AC，TSF，AMA など〕は，日本人の新身体計測基準値 JARD 2001 を参考に，健常者の値と比較することにより評価することができる。

（7）クレアチニン身長係数（creatinine height index：CHI）

クレアチニンの尿中排泄量は全身筋肉量を反映しているため，筋たんぱく量すなわち体たんぱく質の貯蔵状態を鋭敏に示す。標準体重 1 kg/日尿中クレアチニン排泄量（男性 23 mg，女性 18 mg；ただし Blackburn らによる標準値であり，日本人の標準値ではない）に対する％である。60〜80 ％中等度，60 ％以下を高度の低栄養状態と判定する。

（8）血清アルブミン値（albumin：Alb）

肝臓のみで合成されるたんぱく質で，半減期は約 21 日である。内臓たんぱく質の指標とされる。3.5 g/dL 以下を低栄養状態と判定する。

（9）免　疫　能

低栄養時には免疫グロブリン濃度の低下，遅延型皮膚過敏反応（ツベルクリン反応など）の減弱など，液性免疫，細胞性免疫ともに低下がみられ，感染しやすくなる。また，末梢血総リンパ球数も減少する。

3.2　動的栄養アセスメント（dynamic assessment）

生物学的半減期が短い rapid turnover protein（トランスサイレチン（プレアルブミン），レチノール結合たんぱく質，トランスフェリン），窒素バランス，エネルギー代謝動態など，代謝の変動に鋭敏で短時間で変化する指標を用いて，その経時的変動から，主に栄養療法の効果判定に用いられる。

（1）レチノール結合たんぱく質（retinol binding protein：RBP）

レチノール（ビタミン A）の輸送たんぱく質で，肝臓で生成される。
基準値は 2.6〜7.6 mg/dL。半減期は約 0.5 日と極めて短く，鋭敏な指標である。

（2）トランスサイレチン（transthyretin：TTR）

プレアルブミンともいう。基準値は 20〜40 mg/dL。甲状腺ホルモンと結合しているたんぱく質で半減期は約 2 日である。

（3）トランスフェリン（transferrin：Tf）

　基準値は 190〜320 mg/dL。肝臓で合成され，体内では血清鉄の運搬を担う。半減期は約 7 日である。

（4）窒素バランス

　窒素摂取量と窒素排泄量の差によりたんぱく質栄養状態を判定するもので窒素出納ともいう。健常時はゼロ，すなわち平衡状態にあるが，この値が負であれば体内において，たんぱく異化が亢進していることを示している。

（5）エネルギー代謝動態

　間接熱量計を用いて，ベッドサイドにおいて呼気ガス分析を行い，現在のエネルギー消費量，呼吸商を知ることができる。エネルギー投与量の設定および投与エネルギー基質を考えるうえで有用である。

3.3　予後栄養アセスメント（prognostic assessment）

　術前の栄養状態から術後合併症を予測するものである。これまでにいくつか報告があるが，いずれも数項目の栄養指標から**予後判定指数**（prognostic nutritional index：PNI）を計算して判定に用いている。術前術後の栄養管理の目安としては有用である。

4. 栄養補給法

4.1　必要エネルギー量の算定

　臨床では，患者の必要エネルギーの算定法には，Harris-Benedict の式（表 14 - 1 -①）から算出した**基礎代謝量**（basal metabolic rate：BMR）に，**活動係数**（activity factor：Af）（例えば，ベッド上安静は 1.0，自由に歩行できれば 1.2 を掛ける，など）と**傷害係数**（ストレス係数, stress factor：Sf）（表 14 - 1 -②）を掛けて求めていることが多い。すなわち，

　必要エネルギー量（kcal/日）＝BMR（kcal/日）×Af×Sf で求めることが多い。

　しかし，可能であれば間接熱量計を用いて**安静時エネルギー消費量**（resting energy expenditure：REE）を実測し，これに活動係数（Af）を掛けて算出するほうがより精度が高く望ましい。実測した場合には，傷害係数はすでに実測値のなかに含まれているため，

　必要エネルギー量（kcal/日）＝REE（kcal/日）×Af で求められる。

　ただし，Af や Sf の値に関する報告はいくつかみられるが，いずれも十分なエビデンスが認められていないことから，あくまで参考値と考えておくべきである。

　また，より簡易で現実的な方法として，非侵襲時，軽度侵襲時，中等度侵襲時，高度侵襲時の非たんぱく質エネルギー量を，それぞれ標準体重当たり 25〜30 kcal/kg/日，25〜30 kcal/kg/日，30〜35 kcal/kg/日，35〜40 kcal/kg/日と概算する方法もある。

表14-1　必要エネルギー量の算定

① Harris-Benedict の公式（HBE）

男性：66.47＋13.75 W＋5.0 H－6.76 A
女性：655.10＋9.56 W＋1.85 H－4.68 A

W：体重（kg），H：身長（cm），A：年齢（歳）。

② 傷害因子（stress factor）（例）

○術後（合併症なし）	1.0
○長管骨骨折	1.15～1.30
○癌	1.10～1.30
○腹膜炎/敗血症	1.10～1.30
○重症感染症/多発外傷	1.20～1.40
○多臓器不全症候群	1.20～1.40
○熱傷	1.20～2.00
○合併症なし	1.0

たんぱく質に関しては，非侵襲時には0.8～1.0 g/現体重 kg/日，比較的侵襲の小さい胃切除や結腸切除であれば，1.0～1.2 g/現体重 kg/日，食道癌手術など中等度侵襲の手術では1.2～1.5 g/現体重 kg/日，敗血症の合併など侵襲が大きな場合には1.5～2.0 g/現体重 kg/日とする。しかし，これらも理論上の設定値であり，しかも病態は常に変化しているため，実際には繰り返し栄養状態をモニタリングしつつ栄養投与量を変更することが重要である。

4.2　栄養補給経路

栄養補給には経口栄養，経管栄養，静脈栄養がある（図14-3）。経口栄養は最も生理的で望ましい栄養補給経路であるが，経口摂取ができない場合や，経口摂取のみでは摂取量が不足する場合には経管栄養や静脈栄養が用いられる。栄養補給経路の選択には，図14-4に示すアルゴリズムが有用である。

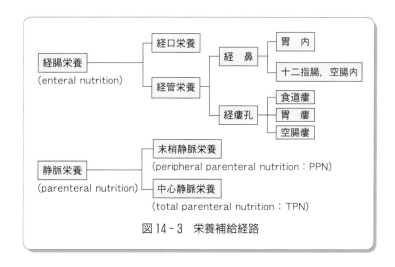

図14-3　栄養補給経路

4.3　経腸栄養（enteral nutrition または経管栄養；tube feeding）

経腸栄養は，本来は文字通り経口栄養と経管栄養の両者を指す経消化管栄養のことである。しかし，臨床現場で経腸栄養といえば，実際には経管栄養を意味することがほとんどで，臨床現場で用いられるいわゆる"経腸栄養"は，チューブを通して胃や腸に液状の栄養剤を直接注入する経管栄養（チューブ栄養）を指している。

経管栄養は多くの場合，鼻からチューブを挿入（経鼻チューブ）して，チューブの先端を胃または小腸に留置することになるが，咽頭や食道病変による通過障害がある場合は施行できない。また，胃に孔をあけ腹壁から直接胃内にチューブを挿入（胃瘻），

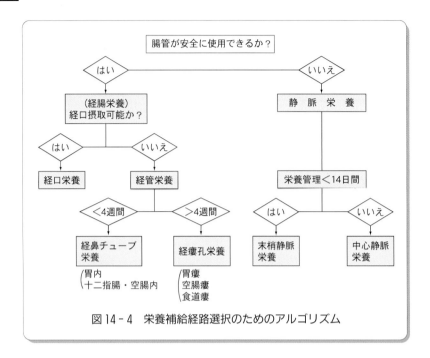

図14-4　栄養補給経路選択のためのアルゴリズム

あるいは食道や空腸にチューブを挿入する（食道瘻, 空腸瘻）方法も経腸栄養のひとつ
である。近年は, 内視鏡的に比較的容易に侵襲も少なく胃瘻を造設する**経皮内視鏡的
胃瘻造設術**（percutaneous endoscopic gastrostomy：PEG[*1]）が普及しており, 胃瘻
患者の増加が著しい[*2]（図14-5）。

　経腸栄養は(中心)静脈栄養に比べて生理的な栄養補給であり, 合併症も少なく管理
が容易である。術前・術後の栄養管理, 特に食事が経口から十分摂取できない場合や
消化管の安静を必要とする場合には有用である。

　現在用いられている**経腸栄養剤**には, **天然濃厚流動食, 半消化態栄養剤, 消化態栄
養剤**および**成分栄養剤**（elemental diet：ED）がある（表14-2）。

4.4　末梢静脈栄養（peripheral parenteral nutrition：PPN）

　経口摂取不能例で, かつ, その期間が短い場合の栄養補給や開腹手術のために**短期
間**（概ね2週間以内）の消化管の安静が求められる場合に行われる。

　末梢静脈から投与可能な輸液剤の濃度は, 血漿浸透圧（約290 mOsm/L）の3倍程度
まで（約900 mOsm/L）で, 維持電解質加10〜12％ブドウ糖輸液, 5％ブドウ糖加10

[*1]PEG：胃瘻の造設方法のひとつ。これまで, 胃瘻は主に患者に全身麻酔をかけ開腹手術下に造設してい
　たが, 最近は内視鏡を患者に飲ませ, 胃の中を観察しつつ, 全身麻酔をかけないで局所麻酔のみで胃瘻
　を造設できるようになった。この胃瘻の造設法を PEG というのであって, 直接, 胃瘻を指すものではな
　い。PEG は, 全身麻酔が不要で患者への侵襲が少なく, 胃瘻造設に要する時間も15分程度と短い。
[*2]：最近は, 頸の皮膚から直接食道にチューブを挿入する食道瘻も局所麻酔下で造設されるようになっ
　た。

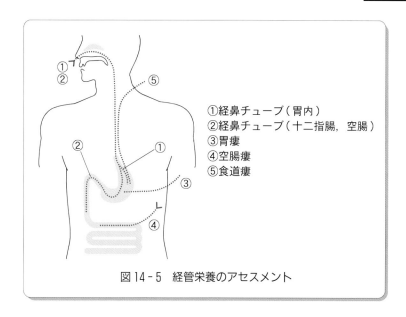

①経鼻チューブ（胃内）
②経鼻チューブ（十二指腸，空腸）
③胃瘻
④空腸瘻
⑤食道瘻

図14-5 経管栄養のアセスメント

表14-2 経腸栄養剤の種類と特徴

		天然濃厚流動食	半消化態栄養剤	消化態栄養剤	成分栄養剤（ED）
三大栄養素	糖　　　質	でんぷん	デキストリン	デキストリン	デキストリン
	たんぱく質	大豆たんぱく	ペプチド	ジペプチド	結晶アミノ酸
		乳たんぱく等			
	脂　　　質	多い	やや多い	極めて少ない	微量
特　　　　徴	構 成 成 分	天然の食品のみからつくられる	天然の食品を人工的に処理した栄養剤	化学的に組成の明らかな栄養成分のみ	すべての成分が化学的に規定され，消化されたかたちで配合されている
	味	料理の味	比較的良好	不良	不良
	分　　　類	食品，料理	医薬品，食品	医薬品	医薬品
	性　　　状	ポタージュ状	粉末，液状	粉末，液状	粉末製剤

％アミノ酸輸液などが用いられる。脂肪乳剤を併用すれば，成人１日のエネルギー必要量の50〜70％まで補給できる。

　高濃度で高浸透圧の輸液剤を用いて輸液を行うと，容易に血管炎（静脈炎）をきたすので，比較的低濃度で浸透圧の高くない輸液剤を用いて２週間程度を限度に行う場合は末梢静脈栄養を選択するが，施行期間が２週間を超えるときには中心静脈栄養とする。末梢静脈栄養は中心静脈栄養に比べると重篤な合併症がなく費用も安い。

4.5　中心静脈栄養（total parenteral nutrition：TPN）*

　消化管を用いた栄養補給が不可能で，しかも，静脈栄養が長期に及ぶ（２週間以上）

場合には1日に必要な栄養素をすべて補給する必要がある。しかし，末梢静脈に高濃度の栄養剤を投与すると容易に静脈炎をきたすため，血液量が多く流れの速い中心静脈（心臓に近い太い血管，すなわち右心房に近い上大静脈あるいは下大静脈）にカテーテルを留置して（図14-6），24時間持続して栄養剤を投与（点滴）することになる。

　TPNでは，中心静脈に直接栄養剤を投与することから，特に感染に関して，経腸栄養，PPN以上に注意が要求され，投与手技は厳密に無菌的に行わなければならない。

　高カロリー輸液用には，以前よりブドウ糖と電解質の混合液が市販されていたため，ここにアミノ酸と総合ビタミン剤を加えて投与してきた。最近は，ブドウ糖，電解質，アミノ酸およびビタミンのすべてが1つのバッグに収められている製剤も市販されており，無菌操作には都合がよく，症例の選択を正しく行えば極めて有用性が高い。

　一般に，中心静脈栄養による1日投与量の目安は，水分1,500～3,000 mL，糖300～500 g，アミノ酸50～100 g，脂質20～60 g，エネルギー1,500～3,000 kcalである。食道切除，胃全摘，膵頭十二指腸切除，縫合不全，消化管瘻，短腸症候群などで適応となる。

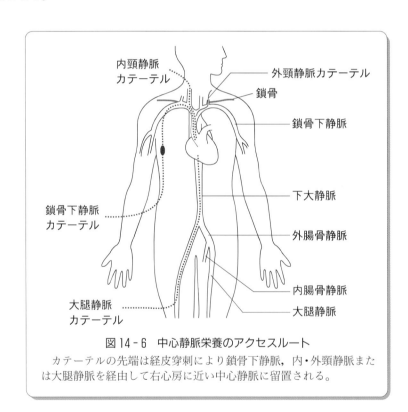

図14-6　中心静脈栄養のアクセスルート
カテーテルの先端は経皮穿刺により鎖骨下静脈，内・外頸静脈または大腿静脈を経由して右心房に近い中心静脈に留置される。

---

*中心静脈栄養（total parenteral nutrition：TPN）：TPNでは，静脈内に高カロリー輸液を行うことから，実際の臨床現場では，TPNと静脈内高カロリー輸液（intravenous hyperalimentation：IVH）は同じ意味で用いられている。また，中心静脈（central vein：CV）にカテーテルの先端を留置することから，TPNがCVとよばれることもある。

表 14-3　経腸栄養法と静脈栄養法の特徴とその比較

	経腸栄養法	静脈栄養法	
		中心静脈栄養法	末梢静脈栄養法
投 与 部 位	鼻→胃 鼻→十二指腸・空腸 食道瘻・胃瘻・腸瘻	鎖骨下静脈 内頸静脈 大腿静脈	四肢の静脈
投 与 期 間	短期間～長期間	長期間（2週間以上）	短期間（2週間以内）
栄養剤の特徴	低カロリー～高カロリー	高カロリーで高濃度	低カロリーで低濃度
投 与 技 術	容易（留置位置の確認必要）	高度（X線撮影必要）	容易
細 菌 感 染	カテーテルによる感染は少ない 誤嚥性肺炎の危険あり	カテーテルによる敗血症の危険 あり（カテーテルフィーバー）	比較的少ない
機械的合併症	①鼻部潰瘍，食道潰瘍 ②腸管穿孔 ③気管内注入	④気胸・不整脈 ⑤動脈穿刺 ⑥空気塞栓	高濃度輸液などによる 静脈炎
消化器系の合併症	①悪心・嘔吐 ②下痢・便秘	腸管粘膜の萎縮（バクテリアル トランスロケーションの惹起）	
代謝性合併症	①水分過剰・脱水 ②糖代謝異常 ③必須脂肪酸欠乏 ④電解質異常 ⑤ビタミン・ミネラル欠乏 ⑥肝機能障害 ⑦高窒素血症 ⑧高アンモニア血症	①水分過剰・脱水 ②糖代謝異常 ③必須脂肪酸欠乏 ④電解質異常 ⑤ビタミン・ミネラル欠乏 ⑥肝機能障害 ⑦高窒素血症 ⑧高アンモニア血症	①水分過剰・脱水 ②糖代謝異常 ③電解質異常

4.6　栄養投与経路の特徴とその比較（表14-3）

　経口による栄養投与は最も生理的で望ましいが，経口摂取ができない場合でも，可能な限り静脈栄養ではなく，自らの腸管を使用する経腸栄養を選択すべきである。腸管を使用しないと腸管粘膜は萎縮し，粘膜の正常な構造と機能が破綻して，腸管内の細菌や細菌が産生する生体傷害物質（エンドトキシン；endotoxin）が腸管粘膜細胞を通って，あるいは細胞間隙より体内に侵入（バクテリアルトランスロケーション；bacterial translocation）し，さらに，消化管リンパ管装置の破綻から分泌型IgAが減少し，免疫能が低下するため，容易に術後の感染性合併症を生ずる。自らの腸管を使用することのメリットとして，窒素の節約効果*が大きい，消化管ホルモンの分泌を促す，また，胆

---

*窒素の節約効果：静脈投与された窒素に比べて経腸投与された窒素のほうが，高率にたんぱく質の合成に利用されることがわかっている。すなわち，窒素は経腸投与されるほうが窒素バランスを正に傾けやすい。

汁排泄を促進することで術後の胆嚢炎や胆石形成を予防することなどがあげられる。

したがって，経口摂取ができない場合にも，経腸栄養の禁忌とされる，①難治性の嘔吐，②小腸起因の重篤な下痢，③腸閉塞，④大量の排液を伴う消化管皮膚瘻（瘻孔の遠位に栄養補給が不可能な場合），⑤短腸症候群（吸収障害が高度な場合）および，⑥出血性ショック，敗血症ショック，などを除けば，静脈栄養ではなく経腸栄養を選択する。

5. 手術前後の栄養管理

5.1　術前栄養管理

術前栄養管理は，手術成績の向上，患者の良好な予後のために必須である。ことに，低栄養状態にある患者に対しては経腸栄養，静脈栄養（多くの場合，中心静脈栄養）による栄養管理を行い，可能な限り栄養状態を良好な状態にしてから手術に望むようにする。**栄養ケア・マネジメント手順に則り，術前の栄養評価を正確に行い**，患者の食欲，経口摂取の可否，消化機能の状態から，最も適切な栄養管理を実施する必要がある。また，術後の栄養管理にも細心の注意が必要である。

一方，手術を予定している患者のなかには栄養状態が良好なケースもある。最近は健康診断が普及し，悪性腫瘍であっても早期の状態で見つかり，栄養に関する問題のない患者も少なくない。こうしたケースには特別な術前管理は必要ないが，術後の栄養管理は低栄養患者と同様に重要である。

5.2　術後栄養管理

術後1〜2日間はエネルギー消費量の低下がみられるが，その後はストレスホルモンであるカテコールアミン（アドレナリン，ノルアドレナリン），糖質コルチコイド（コルチゾル）の分泌が増加することによりエネルギー消費量は亢進する。その一方で，これらのホルモンはインスリン抵抗性に働き，術後高血糖（外科的糖尿病）をきたすことから，高エネルギーの投与が難しいといったジレンマもある。

また術後には，**たんぱく質代謝は亢進**し，体内では**異化亢進状態**（特に筋肉の異化亢進が著明）となり窒素バランスは負に傾く。一般に窒素バランスは，侵襲が大きいほど負に傾き，投与エネルギーのみを多くしても正にすることはできないとされる。

術後の栄養管理では，こうした術後の生体反応を考慮しつつ，患者の状態に合わせた栄養管理により栄養状態の改善を通して術後の早期回復を促進することである。

近年，グルタミン，アルギニン，核酸，n-3系脂肪酸などを強化して免疫能を高める効果を有する栄養剤が市販されるようになり，術後の栄養状態改善，感染症合併の軽減，入院期間の短縮などの報告がみられる（免疫栄養；immunonutrition）。

5.3　切除術別栄養管理

（1）食道切除術

食道切除の対象となる疾患はほとんどが**食道癌**である。嚥下障害（食道通過障害）に

よる食事摂取量の減少により，低栄養状態に陥っていることが多いため，術前に積極的に経腸栄養または中心静脈栄養を行い，栄養状態を改善しておくことが重要である。

術後は 7～10 日間は絶食にして**中心静脈栄養**とする。その後，排ガスが確認できれば，**経腸栄養**を開始し，中心静脈栄養を徐々に減らしていく。術後 10～14 日に，食道造影検査により縫合不全や吻合部に通過障害がないことを確認してから経口摂取を開始する。経口摂取は流動食から開始し，三分粥，五分粥，七分粥と段階的に全粥まで移行し，最終的には普通食とする。経口摂取を開始すれば中心静脈栄養は終了する。

（2）胃 切 除 術

近年は，ヒスタミン H_2 受容体拮抗薬，プロトンポンプ阻害剤の出現やヘリコバクター・ピロリ菌の除菌により，胃潰瘍により手術をする人は激減し，**胃切除術**を受ける患者のほとんどは**胃癌**である。手術前から食欲不振，腹痛，悪心・嘔吐などの自覚症状のために食事摂取量が減少しており，低栄養状態になっている患者が少なくない。

術前に食事摂取が可能であれば，消化のよいものを経口摂取させてもよい。しかし，すでに低栄養状態に陥っている場合は，食事のみで必要エネルギー量，たんぱく量のすべてを補うことは難しく，経腸栄養や静脈栄養を併用して積極的に栄養管理を行う。

胃全摘術後は 7～10 日間，広範囲胃切除術（胃亜全摘術）後は 4～5 日間は絶食とし，静脈栄養を行うが，状態がよければ最初から経腸栄養を併用してもよい。腸の蠕動運動が始まり，縫合不全および吻合部に通過障害がないことを確認してから経口摂取を開始する。流動食より開始し，悪心・嘔吐がなければ三分粥，五分粥，全粥へと移行する。胃切除後には胃容積の減少（小胃症状）や幽門機能消失により食事摂取量が減少するため，少なくとも術後 1 カ月程度は， 1 回量を少なく 1 日 5～6 回の分割食として，食事内容は，高エネルギー，高たんぱく，高ビタミン食で消化のよいものとする。胃切除後の合併症に対する食事・栄養療法は p. 60（胃切除後症候群）を参照。

（3）小腸広範切除術

小腸広範切除の対象となるのは成人では**クローン病，腸間膜動・静脈血栓症，絞扼性イレウス**などであり，クローン病以外は緊急手術になることがほとんどである。したがって，術前の栄養状態はさまざまで，そうした状態で手術に臨まなければならない現状がある。一方，原疾患がクローン病の場合は緊急手術でないことが多いが，多くは低栄養状態にあるため十分な術前栄養管理が必要である。

小腸広範切除後には，小腸の消化機能の低下，吸収面積の減少，腸内容物の腸内停留時間の短縮がみられる（短腸症候群）が，これらは残存小腸が短いほど現れやすい。また，吸収障害の程度は回盲弁・大腸が残存しているかどうかにも影響される。

一般に，経口栄養には成人 40～60 cm 以上，小児 20～30 cm 以上の残存小腸が必要とされる。しかし，個人差も大きいことから，静脈栄養の併用などを考慮しつつ患者にあった栄養投与経路を選択する。なかには，長期にわたり中心静脈栄養管理が必要

な患者も多く，その場合には在宅静脈栄養により社会復帰を目指す。あるいは，中心静脈からは離脱できても，在宅経腸栄養を続ける必要があるケースは少なくない。

6.　在宅で行う栄養管理（在宅栄養療法）

在宅経腸栄養，在宅経静脈栄養施行患者が増加しつつある現在，**在宅栄養療法**は，患者の家庭あるいは社会復帰といった QOL の向上には不可欠になった。1985 年に在宅中心静脈栄養法が，また 1988 年には在宅経管栄養法が条件付きではあるが医療保険の適応（在宅成分栄養経管栄養法*）となり，現在の在宅栄養療法の基盤となった。

6.1　在宅経腸栄養（home enteral nutrition：HEN）

腸管機能が正常であっても食事を経口摂取できない場合や，経口からのみでは十分に栄養確保ができない短腸症候群など，腸管の安静が必要な場合などには，**経管栄養**を在宅において行う。これによって，嚥下困難，神経疾患，短腸症候群，炎症性腸疾患患者などは，自宅で生理的に栄養補給をしながら療養することが可能となった。

6.2　在宅経静脈栄養（home parenteral nutrition：HPN）

経口・経腸栄養ができない患者にとって高カロリー輸液は欠かせない栄養療法であるが，在宅で中心静脈から点滴を投与する療法を**在宅中心静脈栄養法**という。中心静脈栄養のためだけに入院をする必要がなくなり，社会復帰に大きく貢献している。中心静脈栄養を行いつつ日常動作さらには外出も可能なように，携帯用輸液システムが開発されている。この装置は，輸液バッグ，カテーテル，フィルター，コネクターなどの輸液ルート，注入ポンプおよびジャケットからなる（図14 - 7）。

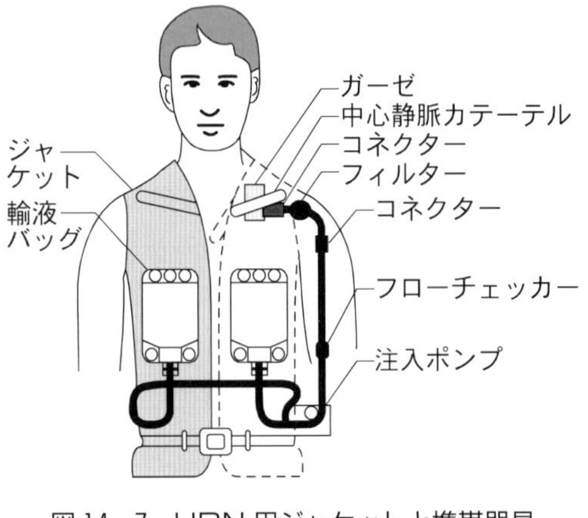

図14-7　HPN 用ジャケットと携帯器具

出典）日本外科学会教育委員会（編）：『外科領域における栄養管理』，中外医学社，p. 82（1986）

---

*在宅成分栄養経管栄養法：令和 4 年度診療報酬では，指導料の算定に以下の条件が付いている。「諸種の原因によって経口摂取ができない患者又は経口摂取が著しく困難な患者について，在宅において患者自らが実施する栄養法をいう。在宅成分栄養経管栄養法指導管理料算定の対象となるのは，栄養素の成分の明らかなもの（アミノ酸，ジペプチド又はトリペプチドを主なタンパク源とし，未消化態タンパクを含まないもの。）を用いた場合のみであり，単なる流動食について鼻腔栄養を行った場合等は該当しない」。

第 15 章

悪性腫瘍と栄養

1. 予 備 知 識

1.1 悪性腫瘍の概念

腫瘍とは生体の細胞が病的・自律的に過剰な増殖の結果形成される腫瘤（塊）であり，新生物とも命名される。腫瘍の性質によって良性腫瘍と悪性腫瘍に分類される。

悪性腫瘍とは自律的な増殖や増大が際限なく継続し，個体の生命を脅かすものであり，良性腫瘍は増殖がある状態で停止するため生命予後に影響を及ぼさない。上皮性悪性腫瘍を癌腫（癌），非上皮性悪性腫瘍を肉腫とよぶ。

1.2 悪性腫瘍の疫学

日本の病因別死亡の第1位は悪性腫瘍（癌）であり，高齢化に伴いその罹患率も増加している。癌による死亡率が増えている要因としては高齢者の癌診断数増加，平均寿命の延長による癌年齢人口の増加，脳血管障害や心疾患など良性疾患による死亡率の減少などが考えられる。

2015（平成27）年の死亡数が多いのは，肺癌，大腸癌，胃癌，膵癌，肝癌の順になっている。男性では肺癌，胃癌，大腸癌，肝癌，膵癌の順で，女性では大腸癌，肺癌，胃癌，膵癌，乳癌の順である。また2013（平成25）年の癌の罹患率では胃癌，大腸癌，肺癌，乳癌，前立腺癌の順に多くなっている（国立がん研究センターがん情報サービスより）。

1.3 腫瘍の発生要因

（1）遺伝的因子

発癌の大部分には遺伝的要因がかかわっていると考えられているが，明らかに発癌遺伝子が同定されている腫瘍は網膜芽腫，腎芽腫（ウィルムス腫瘍）など限られている。癌を発生する遺伝子を癌遺伝子，発癌を抑制する遺伝子を癌抑制遺伝子という。

（2）環 境 因 子

癌の外的要因として化学物質，放射線被曝，ウイルス感染などが明らかにされている。食物中に含まれるベンツピレン，ニトロソ化合物などは発癌性が証明されている。逆にポリフェノールなど抗酸化物質はフリーラジカルを抑制することで発癌を予防す

るとされており，HTLV-1 型ウイルス（成人 T 細胞白血病），エプスタイン・バーウイルス（Epstein-Barr virus：EBV；バーキットリンパ腫），B 型肝炎ウイルス（肝細胞癌）などの発癌機構も知られている。

1.4　癌と栄養

（1）栄養評価

　担癌患者の代謝量と栄養必要量が亢進しているという明らかな証拠はないが，栄養摂取量の減少によって低栄養状態にあることが多い。担癌患者の低栄養は予後に影響を及ぼし，治療前に体重減少や低アルブミン血症を認める患者の生存期間は短い。また手術前の予後栄養指標（PNI）など適切な栄養評価を行うことが，治療方針の決定や治療効果を改善するうえでも重要である。

（2）癌悪液質と栄養

　癌悪液質とは進行性の体重減少を特徴とする症候群であり，食欲不振，骨格筋萎縮，アレルギー，易疲労，貧血，低アルブミン血症などを呈する。その要因として食欲不振，腫瘍による消化管狭窄や吸収障害，手術や化学療法，放射線療法など治療による副作用，サイトカインやホルモン環境の変化などが要因と考えられる。特に化学療法中は著しい食欲低下を認め，経口摂取困難となることが多い（表 15 - 1）。

　癌患者には適切な栄養療法を行う必要があるが，悪液質に対する効果は限られる。中心静脈栄養（TPN）によって十分な必要カロリーを投与しても除脂肪体重の維持・増加は期待できない。

表 15 - 1　抗癌剤による栄養関連有害作用

薬品名（分類）	有　害　作　用
メトトレキセート（代謝拮抗剤）	悪心・嘔吐，肝障害，腎不全，口内炎，発熱
パクリタキセル（タキサン系抗癌剤）	悪心・嘔吐
5-FU（代謝拮抗剤）	悪心・嘔吐，粘膜炎，下痢，口内炎
ダカルバジン（アルキル化剤）	高度悪心・嘔吐，感冒様症候群
ビンクリスチン，ビンブラスチン（アルカロイド）	悪心・嘔吐，粘膜炎，下痢
ブレオマイシン（抗生物質）	悪心・嘔吐，粘膜炎，肺線維症，発熱
シタラビン Ara-C（代謝拮抗剤）	高度悪心・嘔吐，粘膜炎，胆汁うっ滞
シクロホスファミド（アルキル化剤）	悪心・嘔吐，心不全，膀胱炎

2. 肺　　癌

2.1　疫学と成因

　肺癌の死亡率は 1960 年代から徐々に増え，人口当たりの死亡数はここ 40 年あまりで男女とも約 10 倍に増加し，男性では胃癌を抜いて死亡数が第 1 位となった。男女比は約 3：1 で，いずれも 70 歳代がピークとなっている。

　最も大きな成因は喫煙であり，喫煙者の肺癌死亡リスクは数倍から 20 倍と推定されている。タバコ煙中のベンツピレンが発癌作用を持っている。最近では喫煙率低下の傾向に反して肺癌発生が増加しているが，喫煙との関連が低い腺癌の割合が増えている。

　喫煙以外にも自動車の排ガスや工場からの燃焼生成物などによる大気汚染や室内空気汚染，食事なども発癌リスクとなる。

2.2　分類と頻度

　組織学的に小細胞癌と非小細胞癌に分けられ，さらに非小細胞癌は腺癌，扁平上皮癌，大細胞癌などに分類される。欧米では扁平上皮癌が最も多いが，日本では腺癌が最も多く，続いて扁平上皮癌，小細胞癌の順となっている。このうち喫煙とのかかわりが大きいのが扁平上皮癌と小細胞癌である。

（1）扁平上皮癌

　類表皮癌とよばれることもあり，気管支の中枢側（区域支，亜区域支）に発生することが多いため中心型肺癌ともいう。男性では 95 ％が喫煙と関係があるとされている。

（2）腺　　癌

　日本で最も多い肺癌で，近年増加している。気道の末梢側（肺野側）に発生し（末梢型肺癌），遺伝子変異との関係が深いとされている。

（3）小 細 胞 癌

　肺癌の 15 ％程度を占め中心性肺癌に属する。早期にリンパ節や遠隔転移をきたす予後不良の癌であるが，化学療法や放射線療法に対する反応がよいため治療方針では他の肺癌と区別される。

2.3　症状および診断

　呼吸器疾患の一般的な臨床症候である咳嗽，喀痰，血痰などが肺癌の症状として認められ，進行すると気管支を閉塞して肺炎や無気肺，胸水貯留などをきたし，胸痛や呼吸困難などを呈する。

　定期検診などでは胸部 X 線写真による異常陰影の有無を調べる。

中心型肺癌の扁平上皮癌では早期から癌が気管支粘膜に露出してくることから自覚症

状が出現しやすく**喀痰細胞診**も陽性になりやすい。また**気管支鏡**（気管支内視鏡）での観察が有効で，生検による組織学的診断も可能である。

　一方，末梢型肺癌では自覚症状に乏しく X 線や CT での画像診断が必須である。X 線上，肺野に類円形の陰影を呈した場合には肺癌の疑いがある。また^{18}F フルオロキシグルコース（FDG）を用いた PET（陽電子断層撮影法）も有効である。

2.4　治　　療
（1）非小細胞癌

　比較的早期の肺癌では手術が第一選択であり，癌巣のある肺葉を切り取る**肺葉切除**と**肺門リンパ節廓清術**が基本術式である。また肺野型の小肺癌に対しては部分切除や区域切除などの縮小手術も行われる。

　切除不能な進行例には**放射線療法**と**化学療法**との併用が，さらに広く進行した癌では全身療法としての化学療法が行われる。

　化学療法としてはシスプラチン（CDDP）やカルボプラチン（CBDCA）などのプラチナ製剤と第三世代の抗癌剤〔イリノテカン（CPT-11），ドセタキセル，パクリタキセル，ゲムシタビンなど〕が併用される。

（2）小細胞癌

　一側胸郭内に留まる限局型とそれを超える進展型に分類され，約 1/3 が限局型である。限局型に対しては**放射線療法**と**化学療法**の併用が主体で，プラチナ製剤にエトポシド（PE 療法）あるいはイリノテカン（IP 療法）を併用した化学療法に胸部放射線療法を加えて行うことが多い。

3. 食 道 癌

3.1　成因と分類

　食道癌の罹患率は 1980 年代以降上昇傾向で，死亡率は男女比 5：1，2015（平成 27）年における男性の部位別癌死亡率の第 7 位となっている。

　日本の食道癌の 90％以上は**扁平上皮癌**である。食道癌の危険因子として**喫煙**と**飲酒**が知られている。アルコール多飲ではアルコールの代謝産物である**アセトアルデヒド**が発癌物質と考えられている。また腐食性食道炎や異形成，食道アカラシアなども発癌と強くかかわっている。また肉・魚の焦げにあるニトロ化合物，ワラビなどの山菜，食品添加物，排気ガスなどもリスクファクターとなる。

　欧米では近年**腺癌**が増加しており，半数近くに達している。逆流性食道炎により食道下端の扁平上皮が脱落し，そこへ酸に強い円柱上皮が這い上がってくると **Barrett 食道**となり，そこから発生した癌を **Barrett 腺癌**とよぶ。

3.2　診　　断

　食道癌のサーベイランスはバリウム造影剤を用いた X 線透視と内視鏡検査であるが，X 線透視は浸潤した癌の診断に有用であり，内視鏡では粘膜に限局した表在癌の発見も可能である。内視鏡観察の補助診断に**ヨード染色**を行う。正常粘膜は上皮のグリコーゲンがヨードに反応して茶褐色に発色するが，病変部は不染部分として残る。さらに内視鏡下生検で組織診断を行う。

　治療方針決定のためには，癌の壁深達度診断や，大動脈や心臓など周囲臓器への浸潤，リンパ節転移などの進展度診断が必要である。これには超音波内視鏡，胸部 CT や MRI などが有用である。

3.3　治　　療

（1）早期食道癌

　早期食道癌に対しては**内視鏡的粘膜切除術(EMR)**[*1]が広く行われている。EMR は病変部の粘膜下に生理食塩水を注入して膨隆させ，スネア鉗子で把持，高周波電流で焼き切る方法である。比較的広い病変に対しては，**内視鏡的粘膜下層剥離術（ESD）**[*2]が行われている。

（2）進行食道癌

　癌の進展により EMR など内視鏡治療の適応にならないが，遠隔転移のない症例では手術が標準的な治療となる。胸部食道癌に対しては食道亜全摘（胸腹部食道全摘）が主体であり，胃を持ち上げた**胃管**で再建する。腹部食道癌では下部食道噴門側胃切除や下部食道胃全摘術が主体で，再建は**空腸**を間置して行う。最近では胸腔鏡を用いた食道切除・再建を行う施設も増加している。

　切除不能食道癌に対しては放射線化学療法が主体となる。放射線療法は 60 Gy 程度の体外照射，化学療法はシスプラチンと 5 -FU の組み合わせが一般的である。

4. 胃　　癌

4.1　成因と分類

　胃癌のリスク要因として**食塩**の過剰摂取があげられる。また焦げた食物にあるベンツピレンなどの多環状芳香族炭化水素が発癌性を持つとされる。一方，ニンニクやタマネギ等の野菜類や果実などは予防的効果があるとされている。

　近年**ヘリコバクター・ピロリ菌**（*Helicobacter pylori*）と胃癌との関係が注目されてい

[*1]内視鏡的粘膜切除術（endoscopic mucosal resection）：早期胃癌や食道癌，大腸癌のうち隆起のない粘膜病変に対して行う内視鏡的治療。病変部の粘膜下層に生理食塩水を注射して病変部を隆起させ，その部分を輪状のスネア鉗子で把持絞扼し，高周波電流で通電切離する。

[*2]内視鏡的粘膜下層剥離術（endoscopic submucosal dessection：ESD）：先端部が針状あるいは鈎型の電気メスで病変部を粘膜下層から切開・剥離していく方法で，大きな病変の一括切除が可能である。

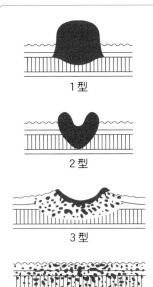

1型

2型

3型

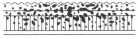

4型

胃癌の肉眼分類（ボルマン分類）
0型　表在型：病変の形態が軽度なもの
1型　腫瘤型：明らかに隆起し周囲粘膜との境界が明瞭なもの
2型　潰瘍限局型：潰瘍を形成し，周囲胃壁が肥厚して周堤を形成するもの
3型　潰瘍浸潤型：潰瘍を形成し，周堤を形成するが周堤と周囲粘膜との境界が不明瞭である
4型　びまん浸潤型：
5型　分類不能：上記0〜4型のいずれにも分類し難いもの

図 15 - 1　胃癌の肉眼分類：ボルマン（Borrmann）分類

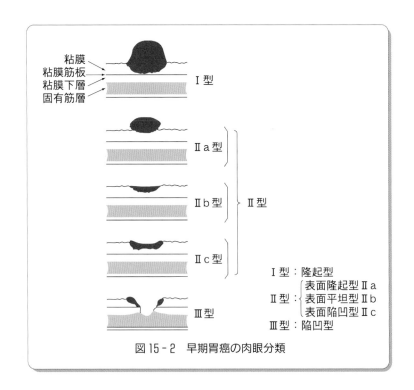

図 15 - 2　早期胃癌の肉眼分類

る。ヘリコバクター・ピロリ菌感染によって萎縮性胃炎や腸上皮化生という前癌状態となり発癌の契機となる。また EBV（Epstein-Barr virus）関連胃癌も知られている。

　胃癌は肉眼形態により 5 型に分類される（図 15-1）。そのうち**早期癌（粘膜および粘膜下層までの深達度の癌）**にあたる 0 型はさらに図 15-2 のように分けられ，それ以外を進行癌とよぶ。早期癌と進行癌はほぼ 1：1 であり，進行癌では 2 型と 3 型が多い。また治療法の選択や予後の推定のためには T（深達度，病巣の深さ），N（リンパ節転移），M（他部位への転移）の 3 因子により進行度を決める TNM 分類が利用される。

4.2　診　　断

　心窩部痛や重苦感などの症状が診断契機になる場合もあるが，無症状のまま進行癌で発見されることもある。近年は胃癌集団検診システムが導入され，早期発見と胃癌死亡数の低下に貢献している。

　検診は間接 X 線が中心であるが，バリウム製剤を用いた透視撮影を行う。内視鏡検査は早期癌など粘膜面の微細な変化を観察することが可能であり，確定診断のためには組織生検を行う。また病変の深達度や浸潤範囲，リンパ節転移などの診断には超音波内視鏡が有効である。このほか，遠隔転移，腹水の有無などには CT や MRI などが利用される。

4.3　治　　療

　早期癌症例に対しては内視鏡的治療，特に**内視鏡的粘膜切除術(EMR)**が積極的に行われている。しかし最近では大きな病変の一括切除を目的に**内視鏡的粘膜下層剥離術(ESD)**が急速に普及している。早期癌でも内視鏡的に切除できない例に対しては，腹腔鏡下手術などの低侵襲手術が行われる。

　一方，進行胃癌に対しては 2/3 以上の胃切除とリンパ節廓清を行うのが定型手術である。癌が胃壁を越えて浸潤している場合には他臓器切除を合わせた拡大手術を行う。胃を切除した後には腸を用いて再建する。近位側に胃を残す亜全摘術ではビルロート I 法ないし II 法（p.58 参照）で，全摘術後は Roux-en-Y（ルーワイ）法などで再建する方法（図 15-3）が行われている。

　切除不能・再発例に対しては放射線化学療法，免疫療法，温熱化学療法，レーザー治療などがある。化学療法では従来から代謝拮抗剤の 5-FU を主体とした多剤併用療法が中心であったが，最近では TS-1，タキソール，イリノテカンなども使用されている。

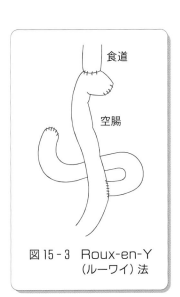

食道

空腸

図 15-3　Roux-en-Y
（ルーワイ）法

5. 大 腸 癌

5.1 成　　因

盲腸，結腸，直腸を大腸とよぶため臨床的には結腸癌，直腸癌を大腸癌として扱うことが多い。大腸癌の占拠部位としては直腸，S状結腸，上行結腸の順であるが，結腸癌の頻度が上昇傾向にある。

発癌機構として特徴的な大腸腺腫（ポリープ）からの発癌は，家族性大腸腺腫症の分析から解明されている。ここではまずAPC遺伝子*の異常により正常粘膜が腺腫（良性腫瘍）となり，さらに癌抑制遺伝子p53の変異などで癌化していくとされている。

環境因子としては食物，栄養が注目されている。野菜や果物は癌予防因子として，ハム，ベーコンなどの貯蔵肉や加熱処理した肉などはリスク因子としての可能性が高い。

5.2 診　　断

大腸癌の肉眼形態は胃癌に準じて分類され，病期は壁深達度，リンパ節転移，腹膜転移，肝転移などで決めているが，国際的にはTNM分類が用いられる。

進行癌では約半数で自覚症状が出現する。特に直腸や左半結腸の癌では血便，腹痛，便秘や腸閉塞（イレウス）などの頻度が高い。また便秘と下痢を繰り返す交替性便秘も重要である。右側大腸癌では症状が出にくいことが多く，軽い腹痛や貧血，腫瘤触知などで発見されることが多い。

診断の主体は大腸内視鏡検査である。大腸全体の観察が可能で，病変の存在部位や形態診断のほか，直視下生検や内視鏡的切除による組織診断や治療が可能である。転移や浸潤の診断に関しては，CT，MRI，超音波内視鏡などが有用である。

5.3 治　　療

リンパ節転移を伴わない早期癌に対しては内視鏡治療が主体となる。有茎性病変に対してはスネア鉗子で基部を絞扼切除するポリペクトミーが，それ以外には内視鏡的粘膜切除術（EMR）が行われる。

進行癌の治療は外科的切除が基本となる。病変の占拠部位によりリンパ節廓清を伴う右側結腸切除術，左半結腸切除術，S状結腸切除術などが行われる。最近では侵襲性の低い腹腔鏡下手術や腹腔鏡補助手術が普及し，進行癌に対する適応も拡大している。直腸の進行癌に対しては人工肛門造設を伴う腹部会陰式直腸切除術（Milesの手術）が行われるが，肛門からの距離がある場合には肛門括約筋温存術が適応となる。

切除不能例に対しては全身化学療法が主体となる。5-FUを基本とした多剤併用療法などが行われている。

---

*APC（adenomatous polyposis coli）遺伝子：大腸に腺腫を100個以上認める疾患を家族性大腸腺腫症（familial adenomatous poliposis：FAP）といい，その原因遺伝子がAPC遺伝子である。

6. 肝　　癌

6.1　定義と概念

　肝臓の癌には**原発性肝癌**と**転移性肝癌**とがある。原発性肝癌は元々の肝臓を構成する細胞から発生した癌で，**肝細胞癌**や**胆管細胞癌**がある。転移性肝癌は他臓器の癌が肝動脈や門脈などの血流を介して肝臓に転移したものである。原発性肝癌のうち 95 ％は肝細胞癌であり，多くは慢性肝炎や肝硬変を背景に発症する。

6.2　成因と診断

　肝細胞癌の 90 ％はウイルス感染を成因としており，患者の 70〜80 ％が C 型肝炎ウイルス陽性，20 ％程度が B 型肝炎ウイルス陽性である。アルコール性肝硬変からの発症は少ないが，ウイルス肝炎患者のアルコール摂取は発癌を促進する。また発癌の危険因子として肝線維化の持続進行，高齢，男性，飲酒などがある。

　慢性肝炎や肝硬変の定期的な検診には，肝細胞癌の腫瘍マーカーとして AFP（α-フェトプロテイン）や PIVKA-II が利用され，早期発見のみならず治療効果判定や予後推定にも有用である（表 15 - 2）。

　CT，MRI，超音波などの画像検査では造影剤により腫瘍の血行動態を観察する。また診断が確定できない場合には，超音波ガイド下に生検を施行し，組織診断を行う（表 15 - 2）。

6.3　治　　療

　肝細胞癌の治療法には内科的局所治療と外科的切除がある。前者には経皮的エタノール注入療法(PEIT)，経皮的マイクロ波凝固療法，ラジオ波焼灼療法などがある。血管造影下に腫瘍血流を遮断する肝動脈塞栓術(TAE)は根治的ではない。また進行癌に

表 15 - 2　肝細胞癌の診断法

検査分類	検査名
血清マーカー	AFP（α-フェトプロテイン）
	AFP-L 3 分画
	PIVKA-II（protein-induced by vitamin K absence or antagonist-II）
超音波検査	腹部超音波（B モードエコー）
	造影超音波
CT	腹部 MDCT（multidetector-row CT）
	肝動脈造影下 CT（CTHA）
	門脈造影下 CT（CTAP）
MRI	腹部 MRI
	ダイナミック MRI
血 管 造 影	腹部血管造影
組 織 検 査	超音波ガイド下腫瘍生検

表15-3　Child-Pugh 分類

	1点	2点	3点
腹　　　　水	ない	治療効果あり	治療効果が少ない
血清ビリルビン値（mg/dL）	2.0 未満	2.0〜3.0	3.0 超
血清アルブミン値（g/dL）	3.5 超	2.8〜3.5	2.8 未満
プロトロンビン時間（%）	70 超	40〜70	40 未満
脳症の程度	なし	軽度	ときどき昏睡

Child-Pugh 分類	
	A　　5〜 6点
	B　　7〜 9点
	C　　10〜15点

対しては 5-FU，シスプラチン（CDDP）の動注化学療法などがある。

　肝細胞癌の治療法を選択する際は，必ず肝予備能を評価する必要がある（Child-Pugh 分類：表15-3）。肝予備能が極度に悪い場合，一定の基準（ミラノ基準；5 cm 以下単発または 3 cm 以下 3 個以内，血管侵襲なし，遠隔転移なし）を満たせば肝移植が治療手段となりうる。

　肝細胞癌は非常に再発性の高い腫瘍であり，局所再発のみならず**多中心性再発**[*]を生じる。一時的には完全に治癒しても 5 年以内に約 80 ％が再発するとされ，定期的な検査を継続する必要がある。

7.　膵　　　癌

7.1　成　　因

　膵癌の罹患率，死亡率は徐々に増加しており，人口の高齢化，生活習慣の変化，環境要因等のほか，画像診断の普及による発見率の増加などがその原因と考えられる。膵癌の特徴として年齢調整罹患率と死亡率が接近しており，診断から亡くなるまでの期間が短く治療が困難であることを示している。

　膵癌のリスク因子として慢性膵炎，糖尿病，喫煙，飲酒などがあげられている。また動物性の脂質やたんぱく質の過剰摂取が発癌のリスクを高めると考えられている。逆にビタミンＣや食物繊維の摂取は発癌リスクを減少させるとの報告がある。

7.2　診　　断

　膵癌を早期に発見できるサーベイランス法はない。腹痛や背部痛，閉塞性黄疸（膵頭部癌による総胆管の閉塞）などの臨床症候は進行癌の浸潤によることが多い。また血液検査で腫瘍マーカー（CA 19-9，CEA）の上昇が認められたり，糖尿病の悪化で発見され

---

[*]多中心性再発：慢性肝炎による炎症が持続している場合などでは，ひとつの肝臓に次々に新しい肝臓癌が発生する場合が少なくない（多中心性発癌）。

る場合もある。

画像診断のスクリーニングとしては腹部 US，腹部 CT，MRI などがあり，検診では最も簡便な US が用いられることが多い。CT は多列検出式の MDCT が任意の面で画像が得られることから主流になってきている。最近では^{18}F-FDG-PET も有効性が認められている。

精密検査としては超音波内視鏡や内視鏡的逆行性胆管膵管造影（ERCP）などがあり，いずれも細胞や組織を採取して確定診断を下すことも可能である。

7.3　治療と予後

膵癌の予後は極めて不良であるが，他部位の癌と比べ切除可能な早期発見が極端に少ないことが要因と考えられる。

外科的切除が唯一の根治的治療であり，肝臓などへの遠隔転移がなく癌巣の切除が可能であれば適応となる。しかし術後の生存期間は 5 年累積生存率で 10 ％以下である。膵頭部癌では膵頭十二指腸切除術が，膵体尾部癌では膵体尾部切除術が一般的である。近年は手術前ないし後に補助化学療法を行う場合が多い。非切除例であっても抗癌剤として**ゲムシタビン（GEM）**が第一選択されるようになってから，生存期間の延長が認められている。

8. 前立腺癌

8.1　成　　因

前立腺癌は典型的な高齢者発生癌であり，罹患率や死亡率は欧米先進国で高い。わが国でも最近の寿命の伸びにより増え続けているが，5 年生存率 60 ％を超え，比較的予後がよい。

前立腺癌の危険因子には年齢，家系，人種などがある。50 歳以下ではほとんど発生せず 60 歳代後半からは急増する。また 1 親等以内の血族に前立腺癌がある場合には罹患率が高い。人種別では黒人が最も高く，続いて白人で，アジア系人種は比較的少ない。また**男性ホルモン（アンドロゲン）**は発癌に大きく関与している。生活習慣では高たんぱく・高脂肪食が危険因子とされている。

8.2　診　　断

癌が尿道や膀胱に浸潤してくると排尿障害，血尿，膀胱刺激症状などの自覚症状が現れ，尿管が閉塞すると水腎症や腎不全となる。また骨転移しやすく，転移巣の疼痛が現れる。現在は検診にて血中 PSA（前立腺特異抗原）の測定が導入され，早期癌の発見が増加した。

前立腺癌の大部分は腺癌である。好発部位は直腸に隣接した辺縁領域（peripheral zone）とされ，直腸内指診が重要である。

画像診断には超音波検査，CT，MRI などが用いられ，直腸内に超音波プローブを挿

入して行う**経直腸的超音波断層法**（TURS）や，直腸内にコイルをおいて撮影する MRI が特に有効である。

8.3　治　　療

　手術療法は開腹による**前立腺全摘術**が基本であるが，最近では**腹腔鏡的前立腺全摘術**も行われている。

　前立腺癌がアンドロゲン依存性であることから，内分泌療法も有効である。アンドロゲン除去療法としては**去勢術**（両側精巣摘徐）や **LH-RH 製剤**によりテストステロン分泌を抑制する方法がある。エストロゲン製剤やエストロゲンと抗癌剤との合剤も利用されている。

　放射線療法は原発巣や転移巣に対する外照射のほか，最近は**前立腺永久挿入密封小線源治療**（ブラキセラピー）が注目されている。これは超音波ガイドを用いて極小のシード線源を経会陰的に前立腺に永久挿入する方法であり，効果に比べて合併症が少なく外照射を併用することも可能である。

9. 乳　　癌

9.1　疫学と成因

　乳癌の罹患率は 1996（平成 8）年以降女性癌の第 1 位となった。罹患率が最も高いのは 40 歳代であり，それ以降は次第に下降する。日本でも 2004（平成 16）年から乳房を挟んで圧迫し X 線撮影する**マンモグラフィー**を併用した乳癌検診が始まり，早期発見例が増加している。

　乳癌はホルモン依存性の癌であり，発生・増殖には**エストロゲン**が大きく関与している。初潮年齢の低下，初産年齢の上昇，出産数の減少，閉経の遅延などが乳癌の危険因子となる。経口避妊薬やホルモン補充療法なども発癌のリスクを高める。

9.2　診　　断

　触診のみで早期乳癌の診断はほとんど不可能である。したがって，現在はマンモグラフィーや超音波検査による検診が普及しつつあり，発見した乳癌の約 60 ％が早期乳癌となっている。乳癌が疑われた場合には乳頭分泌物の細胞診，乳管造影や乳管内視鏡に加え，マンモグラフィーや超音波ガイド下の生検（**マモトーム生検**）組織診断を行う。浸潤癌になると腫瘤が触知され，皮膚の発赤や引きつれ，ただれなどが現れる。

9.3　治　　療

　根治手術としては**乳房全摘術**が基本であるが，現在は**乳房温存療法**（BCT）が広く施行されている。これは乳房切除をせず，乳頭乳輪を残し乳房の整容性を保つ治療法で，乳房部分切除と放射線照射の併用療法である。大きさが 3 cm 程度までの癌が適応である。乳房切除術としては単純乳房切除術，腋窩リンパ節廓清を行う胸筋温存乳房切

除術，胸襟筋合併乳房切除術などがある。

　乳癌の非手術例や術後再発例，あるいは術前や術後補助療法として積極的に化学療法が行われる。アントラサイクリン系やタキサン系薬剤のほか，経口薬剤のフッ化ピリミジン系カペシタビンが使用されている。最近では**分子標的薬**も積極的に使用されている。

　乳癌は高エストロゲン状態が大きく関与しているためホルモン療法が積極的に用いられている。抗エストロゲン剤であるタモキシフェンは高い奏功率を有し，特に閉経前には効果が高い。

第 16 章

臨床検査

1. 予備知識

　臨床検査には，①血液や尿など患者から得られた試料について行う検体検査，②患者自身を対象とする生理機能検査，③画像検査がある（表16 - 1）。多くの臨床検査では，その数値を判定する目安となる値，すなわち**基準値**（reference value）が設けられており，通常，健常者測定値の中央部95％が基準値として用いられる。

表16 - 1　主な臨床検査

	一 般 検 査	尿，便，脳脊髄液検査など
検 体 検 査	血 液 検 査	血球検査，止血・凝固検査など
	血液生化学検査	糖，脂質，たんぱく質，酵素，電解質，無機質，ホルモン検査など
	免疫・血清検査	抗原抗体反応など
	微生物学検査	細菌・真菌検査など
	染色体・遺伝子検査	染色体解析，遺伝子解析
生理機能検査	心電図，心音図，呼吸機能，脳波，筋電図など	
画 像 検 査	X線，CT，超音波（エコー），MRI，内視鏡など	

2. 末梢血液検査

　血球には，赤血球，白血球，血小板の3系統がある。末梢血液検査には，①各血球の数や形態を調べる血球検査と，②止血・凝固系に関する検査とがあり，血液疾患はもちろん，種々の全身性疾患のスクリーニング検査としても実施される。

2.1 赤 血 球

　赤血球は血液有形成分の大部分を占め，酸素を運搬する。**赤血球数，ヘモグロビン**（血色素），**ヘマトクリット**は赤血球増加症で増大し，貧血，白血病，悪性腫瘍で減少する。貧血の診断および鑑別には，平均赤血球容積(MCV)，平均赤血球血色素量(MCH)，平均赤血球血色素濃度（MCHC）が用いられる。

2.2 白 血 球

　白血球の主な働きは，感染防御・異物の処理と免疫機能である。白血球数は，白血

病，感染症，心筋梗塞などで増加し，再生不良性貧血，悪性貧血，AIDS(エイズ)，抗癌剤投与，放射線照射で減少する。白血球の検査では，数だけでなく血液像検査による**白血球分画**（白血球百分率）を調べることも重要である（表16‑2）。**好中球**の増加は細菌感染や中毒でみられ，**好酸球**の増加はアレルギー疾患や寄生虫感染を反映する。**リンパ球**と**単球**は免疫に関与する。

表16‑2　白血球の分画と役割

		分画の割合	役　　　割
顆粒球	好 中 球	40〜72 %	細菌などの異物を食作用で取り込み分解する
	好 酸 球	0〜7 %	寄生虫を殺す，過敏反応（アレルギー）を抑える
	好塩基球	0〜1 %	過敏反応（アレルギー）を起こす
単　　　球		2〜8 %	組織内でマクロファージとなり食作用で異物を取り込み分解する，免疫応答の制御
リ ン パ 球		26〜47 %	Bリンパ球：抗体産生による液性免疫 Tリンパ球：細胞性免疫，抗体産生の制御
白血球総数　　　3,500〜9,200/mm³			

2.3　血小板と凝固系

血小板は**止血**に不可欠で，一般に骨髄機能の亢進する場合に増加し，血小板減少症，再生不良性貧血，白血病などで減少する。止血・凝固系の検査には，出血時間，活性化部分トロンボプラスチン時間（APTT），プロトロンビン時間（PT）などがあるが，これらの凝固時間は，重症肝疾患，播種性血管内凝固症候群（DIC），ビタミンK欠乏症，凝固因子欠乏・異常症，抗凝固薬（ワルファリンなど）の服用によって延長する。

2.4　赤血球沈降速度（ESR）

血液に抗凝固剤を加えて放置すると，やがて赤血球が試験管底に沈み，血漿の一部が上方に分離されてくる。この現象を赤血球沈降現象または赤沈とよぶ。赤血球沈降速度は，感染症，炎症性疾患，貧血，心筋梗塞，悪性腫瘍で促進し，DIC，赤血球増加症で低下する。

3. 血液生化学検査

血清もしくは血漿中の成分を化学的手法によって検査するもので，臨床検査のなかでも項目数が多く，栄養指導や栄養管理の際に病態を把握するのに参考となる。

3.1　糖質検査

（1）血　糖

血中のグルコース（ブドウ糖）濃度を**血糖**という。血糖は，耐糖能異常の指標として最も重要である。高血糖をきたす代表的な疾患は糖尿病で，そのほかにインスリン拮

抗性ホルモンの増加〔末端肥大症，甲状腺機能亢進症，クッシング（Cushing）症候群，褐色細胞腫，グルカゴノーマ〕，膵疾患，肝疾患，肥満，妊娠などで高血糖をきたす。低血糖は，インスリノーマ，インスリン拮抗性ホルモンの減少（下垂体機能低下症，甲状腺機能低下症，副腎皮質機能低下症），重症肝疾患，胃切除後低血糖，血糖降下薬・インスリンの投与などでみられる。

（2）糖負荷試験（75ｇ経口ブドウ糖負荷試験：75ｇOGTT）

75ｇのブドウ糖（グルコース）を飲んで血糖値を測定し，糖代謝能を調べる検査で，糖尿病の診断に有用である。

（3）血糖コントロールの指標

ヘモグロビンA1c（HbA1c）は過去1〜2カ月の平均血糖値を反映し，フルクトサミン，糖化アルブミンは過去1〜2週間，1,5-アンヒドログルシトール（1,5-AG）は過去約1週間の血糖値を反映する。HbA1c，フルクトサミン，糖化アルブミンは高血糖で上昇し，1,5-AGは高血糖で低下する。

3.2　脂質検査

トリグリセリド（中性脂肪），総コレステロール，LDLコレステロール，HDLコレステロール，遊離脂肪酸，リン脂質，リポたんぱく分画などの項目がある。**トリグリセリド，コレステロール**は，脂質異常症，動脈硬化症，肥満，糖尿病，ネフローゼ症候群，胆道閉塞，甲状腺機能低下症，クッシング症候群，妊娠などで高値を示し，リポたんぱく欠損症，重症肝疾患，甲状腺機能亢進症，アジソン（Addison）病，吸収不良症候群などで低値を示す。コレステロールのうち，抗動脈硬化作用があるHDLコレステロールは，肥満，糖尿病で低値を示す。

3.3　たんぱく質検査

たんぱく代謝の指標として，総たんぱく，**アルブミン**，アルブミン/グロブリン比（A/G比），たんぱく分画などが用いられる。総たんぱく濃度が低値になるのはアルブミンが低下している場合が多く，重症肝疾患におけるたんぱく合成能低下，ネフローゼ症候群・たんぱく漏出性胃腸症などでの排泄増加，および栄養失調症でみられる。総たんぱく濃度の高値は，グロブリンの過剰産生，脱水による血液濃縮などが原因となる。また，栄養状態の改善や悪化を早期に知るための動的指標として，トランスフェリン（半減期8〜10日），トランスサイレチン（半減期2〜3日），レチノール結合たんぱく質（半減期0.4〜0.7日）などの**ラピッドターンオーバープロテイン**（rapid turnover protein：RTP）が用いられる。

3.4 肝・胆道系に関する検査（表16-3）

（1）トランスアミナーゼ（AST，ALT）

　アスパラギン酸アミノトランスフェラーゼ（AST，かつてはGOTと称した），アラニンアミノトランスフェラーゼ（ALT，かつてはGPTと称した）は，細胞が壊れると血中に流れ出る**逸脱酵素**である。肝疾患ではAST，ALTとも高値を示すが，心筋梗塞，筋肉疾患，溶血性貧血などではASTのみが上昇する。主に門脈域が障害される肝疾患（急性肝炎の回復相，慢性肝炎，脂肪肝）では，AST＜ALTとなり，中心静脈域が障害される肝疾患（肝硬変，肝癌，アルコール性肝障害）では，AST＞ALTとなる。

（2）乳酸脱水素酵素（LDH）

　LDHは，組織障害によって血中に逸脱し，肝炎，心筋梗塞，癌，白血病や溶血性貧血などの血液疾患，筋疾患，肺梗塞など，組織障害を起こす疾患で上昇する。肝炎や肝硬変では上昇は軽度であるが，肝癌では高値を示す。

（3）胆道系酵素

　アルカリホスファターゼ（ALP），ロイシンアミノペプチダーゼ（LAP），γ-グルタミルトランスペプチダーゼ（γ-GTP）は，胆道系の閉塞による**胆汁排泄障害**で高値となる。また，γ-GTPは**アルコール**の直接的影響により上昇することから，アルコール性肝障

表16-3　肝・胆道系の検査

	検 査 項 目		病変に伴う検査所見
肝細胞の破壊により血中に逸脱・放出されるもの	トランスアミナーゼ	AST（GOT）	↑
		ALT（GPT）	
	LDH		
	直接ビリルビン		
	胆汁酸		
肝臓の線維化を反映するもの	膠質反応（TTT，ZTT）		↑
肝細胞の合成能障害を反映するもの	アルブミン		↓
	コリンエステラーゼ（ChE）		
	凝固因子		
	コレステロール		
肝細胞の解毒能障害を反映するもの	アンモニア		↑
胆道系病変・胆汁うっ帯を反映するもの	胆道系酵素	ALP	↑
		LAP	
		γ-GTP	
	コレステロール		
	直接ビリルビン		

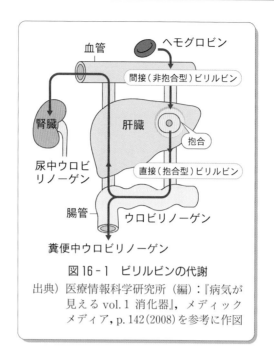

図16-1　ビリルビンの代謝

出典）医療情報科学研究所（編）:『病気が
　　　見える vol.1 消化器』，メディック
　　　メディア，p.142(2008)を参考に作図

害の鑑別に有用である。

（4）コリンエステラーゼ（ChE）

　ChE は，肝細胞における ChE 産生能を反映して，重症肝疾患で低値を示す。肝疾患以外にも，全身状態の悪化，栄養不良，外科侵襲の際に低下する。また脂質代謝の影響も受け，肥満，脂肪肝，ネフローゼ症候群，甲状腺機能亢進症では高値を示す。

（5）ビリルビン

　血中ビリルビンは，赤血球が崩壊したときに遊離するヘモグロビンに由来する。脾臓などで生成された間接ビリルビンは肝臓に運ばれ，肝細胞内でグルクロン酸抱合を受けて水溶性の直接ビリルビンになり，胆汁中に排出される（図16-1）。血中ビリルビンの高値は黄疸をきたす。間接ビリルビンの上昇は，グルクロン酸抱合障害(新生児黄疸）や溶血（溶血性黄疸）など肝前性の異常でみられ，直接ビリルビンの上昇は，肝細胞障害，胆道通過障害（閉塞性黄疸）など肝細胞性・肝後性の異常でみられる。

（6）アンモニア

　アンモニアは肝臓で尿素に変換され，腎臓から排泄される。肝硬変非代償期や劇症肝炎のような高度肝障害，尿素サイクルの先天的異常で上昇する。

3.5　心臓に関する検査

　心筋梗塞など，細胞壊死により細胞内酵素が血中に放出される病態で，AST，LDH，

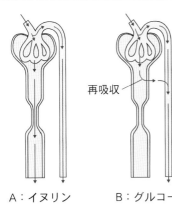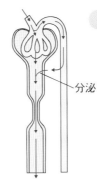

クリアランスの定義

血液中に存在するある物質（X）を
1分間に腎臓から尿中に排泄させ
るのに要する血漿量

$$C_x = \frac{U_x \cdot V}{P_x}$$

$\left\{\begin{array}{l}C_x：Xのクリアランス（mL/分）\\ P_x：Xの血漿濃度（mg/mL）\\ U_x：Xの尿中濃度（mg/mL）\\ V：単位時間あたりの尿（mL/分）\end{array}\right.$

再吸収

分泌

A：イヌリン
クレアチニン
濾過

B：グルコース
濾過と再吸収

C：PAH
濾過と分泌

図16-2　クリアランス

　クリアランス（clearance）は，腎臓が血漿から特定の物質を除去する機能を定量的に示す値である。糸球体で濾過されるが尿細管で全く再吸収も排泄もされない物質（イヌリン，クレアチニンなど）のクリアランスは，糸球体濾過量（GFR）を表す。また，糸球体からの濾過と尿細管からの分泌によって尿中に完全に排泄される物質（パラアミノ馬尿酸：PAHなど）のクリアランスは，腎血漿流量（RPF）を表す。

　出典）大地陸男：『生理学テキスト』，文光堂，p.468（2007）より改変

クレアチンホスホキナーゼ（クレアチンキナーゼ，CKまたはCPK）の上昇がみられる。特にクレアチンホスホキナーゼは，心筋，骨格筋の疾患で特異的に上昇する酵素として知られている。

3.6　腎臓に関する検査

　血清尿素窒素（BUN），クレアチニンは，糸球体濾過障害で上昇し，腎不全の指標となる。BUNは高たんぱく質食やたんぱく異化亢進（消化管出血，発熱，感染，甲状腺機能亢進症など）によっても影響されるが，クレアチニンは食事や尿量の影響を受けにくい。また，糸球体濾過量（glomerular filtration rate：GFR）を簡便に知る方法として，クレアチニンクリアランスが用いられる（図16-2）。クレアチニンクリアランスの測定には蓄尿が必要であるが，蓄尿は煩雑であるため，最近は血清クレアチニン値から糸球体濾過量を推算する方法（推算GFR）が用いられている。

3.7　膵臓に関する検査

　血清アミラーゼ，血清リパーゼ，血清トリプシンなどがあり，典型的には膵疾患で上昇，膵実質の荒廃（慢性膵炎末期，膵癌末期）では低下する。

3.8　尿　　酸

　尿酸は核酸プリン塩基の最終代謝産物であり，痛風で高値となる。

表16-4　酸-塩基平衡異常における pH, PaCO₂, [HCO₃⁻] の動態

	pH	$PaCO_2$	$[HCO_3^-]$
呼吸性アシドーシス	↓	↑↑	↑
呼吸性アルカローシス	↑	↓↓	↓
代謝性アシドーシス	↓	↓	↓↓
代謝性アルカローシス	↑	↑	↑↑

3.9　電　解　質

　電解質の異常は，腎疾患，内分泌疾患，代謝疾患，消化器疾患，循環器疾患などで生じ，また，輸液による体液管理，利尿薬の投与時にも検査が欠かせない。Na，Cl，K，Ca，P などの電解質が測定される。

3.10　無機質

　鉄代謝異常を評価するために，血清鉄，総鉄結合能，不飽和鉄結合能，フェリチン（鉄貯蔵たんぱく質）などの測定が行われる。鉄欠乏性貧血では，血清鉄，フェリチンが低値，総鉄結合能，不飽和鉄結合能は高値をとる。

3.11　血液ガス・酸-塩基平衡

　動脈血酸素分圧(PaO_2)，炭酸ガス分圧($PaCO_2$)，pH，重炭酸イオン濃度([HCO_3^-])等が測定される。PaO_2は肺における酸素化能，$PaCO_2$は換気と代謝，pH，[HCO_3^-]は酸-塩基平衡の指標となる（表16-4）。

4. 生理機能検査

4.1　循環機能検査

（1）心電図検査

　心臓に生じる電気的現象を体表面から記録するもので，標準肢誘導(Ⅰ，Ⅱ，Ⅲ)，単極肢誘導（aV_R，aV_L，aV_F），単極胸部誘導（V_1，V_2，V_3，V_4，V_5，V_6）からなる標準12誘導が用いられている。心臓の電気的興奮は，洞結節に始まり，房室結節を経由して心筋に伝わるが，そのうち主として心房の興奮が P 波として，心室の興奮が QRS 波として捉えられる（図16-3）。心電図の異常には，調律（リズム）の異常と波形の異常とがあり，心疾患の診断や経過観察，心臓に影響を及ぼす全身性疾患や循環状態の把握に有用である。

（2）心音図検査

　心音（Ⅰ音：主として僧帽弁の閉鎖に伴う音，Ⅱ音：主として大動脈弁・肺動脈弁の閉鎖に伴う音）や心雑音（異常心音）を記録するもので，心疾患，特に心臓弁膜症や先天性

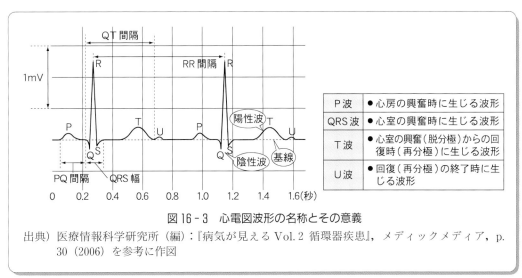

図 16-3　心電図波形の名称とその意義

出典）医療情報科学研究所（編）：『病気が見える Vol. 2 循環器疾患』，メディックメディア，p. 30（2006）を参考に作図

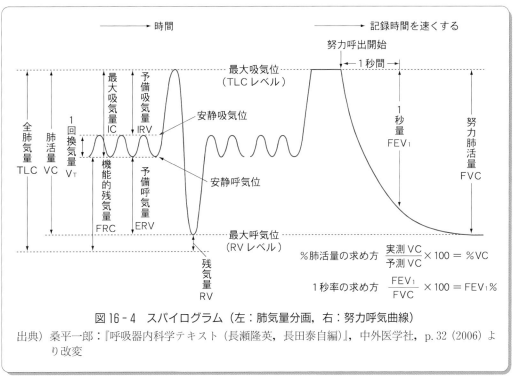

図 16-4　スパイログラム（左：肺気量分画，右：努力呼気曲線）

出典）桑平一郎：『呼吸器内科学テキスト（長瀬隆英，長田泰自編）』，中外医学社，p.32（2006）より改変

心疾患の診断に用いられる。

4.2　呼吸機能検査
（1）スパイロメトリー

　換気に際して口から出入りする空気の量を測定し，換気機能を調べる検査で，肺活量をはじめとする各種肺気量分画（図16-4左）と，努力呼気曲線（思いっきり空気を吸い込んだ後，一気に吐き出す）（図16-4右）を測定する。肺気量分画で求めた実測肺活

量と予測肺活量の比を％肺活量(% VC)，努力呼気曲線で最初の1秒間に呼出された空気の量と努力肺活量の比を1秒率(FEV$_1$%)といい，％肺活量が80％未満で拘束性喚起障害，1秒率が70％未満で閉塞性喚起障害と診断する。

4.3　神経機能検査

（1）脳波検査

大脳皮質の神経細胞の電気的興奮を，頭皮上に装着した電極で記録するもので，脳の機能的変化が捉えられる。突発的な脳波異常はてんかん**発作時**に，非突発的な脳波異常は**意識障害**，脳外傷など脳機能の全般的な低下時にみられる。

（2）筋電図検査

骨格筋の活動によって生じる電位変化を，筋肉内に刺入した針電極によって記録する。筋肉疾患のほか，筋肉を支配する脊髄運動神経の機能を評価することができる。

5. 画像検査

5.1　X線検査

（1）単純X線検査

人体にX線を照射すると，一部が吸収され，残りが透過X線として人体を挟んで対峙する検出器に到達する。X線吸収の度合いは臓器によって異なり，この違いを白黒の陰影としてフィルム上に撮像する(図16-5)。胸部，腹部，骨，軟部組織(乳房など)の検査があり，特に胸部X線検査は一般健康診断で広く用いられている。

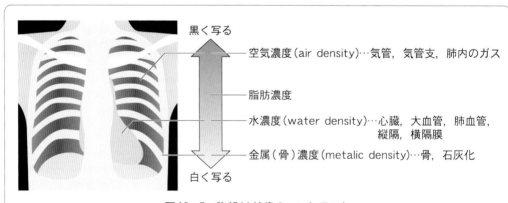

図16-5　胸部X線像のコントラスト

X線像では，X線の透過性（吸収度）の差により4つの黒化度に分けられる。空気を多く含む肺野は黒く写り，血液が流れる心臓大血管，骨，義歯や造影剤などの重金属は白く写る。
実際に見えるX線像における陰影の色調は，組織のX線透過性と組織の厚みの違いによる濃度差（コントラスト）から成り立っている。
出典）医療情報科学研究所（編）:『病気が見える vol.4 呼吸器』，メディックメディア，p.53（2008）を参考に作図

（2）造影検査

造影剤を投与した後，X線撮影を行うもので，単純X線検査では診断が困難な臓器・疾患を検査するのに有用である。消化管（食道，胃，腸），胆道系，膵管，尿路系，血管などの造影検査がある。

（3）コンピュータ断層撮影（computed tomography：CT）

X線照射装置と検出器を人体の周囲に沿って回転させ，さらに検出されたX線値をデジタル信号に変換して，コンピュータ上で画像再構成を行うことにより，人体の断層像を得る方法である。従来のX線撮影と異なり，臓器の重なりによる画像の不鮮明化がなく，脳のような骨内部にある臓器も検出することができる。頭蓋内の出血，梗塞，腫瘍をはじめ，全身の臓器疾患，腫瘍の検出に優れている。

5.2 核医学検査

放射性同位元素（ラジオアイソトープ）を投与し，放出される放射能を測定して画像化する方法である。シンチグラフィーでは，投与されたラジオアイソトープの生体内分布が二次元表示される。断層画像としては，γ線を用いるシングルフォトン・エミッションCT（SPECT）や陽電子放出核種（ポジトロン核種）を用いたポジトロン・エミッションCT（PET）がある。

5.3 超音波検査（エコー検査）

ヒトの耳に聞こえる音（可聴音）より高い周波数の音波を超音波という。超音波は，均一な物質の中を一定速度で伝わるが，異なる物質へ通過するときにその境界面で一部が反射する。超音波検査では，体表面から超音波を当て，体内臓器で反射されて戻ってくる反射波（エコー）の強さや時間を捉え，画像化する。他の画像検査と違って，非侵襲的で簡便に検査を行うことができ，また心臓の弁や子宮内の胎児など動いているものの様子をリアルタイムに観察できるという利点がある。肝臓，胆嚢，膵臓，腎臓，子宮，卵巣などの腹部臓器や心臓では，第一選択の画像検査法とされる。一方，骨や空気は超音波の進行を阻むため，頭蓋骨に囲まれた脳組織や肺には不適である。

5.4 核磁気共鳴検査

磁性を持つ陽子（プロトン）を磁場の中におき，その回転運動の周波数と同じ周波数（共鳴周波数）の電磁波を与えたときに，プロトンがエネルギーを吸収して励起（興奮）状態になることを核磁気共鳴（nuclear magnetic resonance：NMR）といい，この現象を利用して画像イメージを得る検査法を，磁気共鳴イメージング（magnetic resonance imaging：MRI）という。X線やCTのような放射線被曝がない，骨や空気の影響が少ない，任意の方向での撮像が可能などの長所がある反面，装置が大がかりで高価である，動きに弱い，ペースメーカーなど磁場の影響を受ける患者には適用できないなど

の欠点もある。

5.5　内視鏡検査

　ファイバースコープなどの**内視鏡**を用いて，病変を直接観察する検査法である。消化管や気管支などの管腔構造内部の観察，腹腔に挿入した内視鏡による腹部臓器の観察に有用で，特に胃腸疾患の検査法として汎用されている。モニターを介して病変の凹凸や色調を詳細に観察することができるほか，病理診断のための組織採取を行ったり，レーザー治療や腫瘍切除などの治療にも用いられる。

6. 尿　検　査

6.1　尿　　量

　尿量の計測は，腎機能，尿路系の閉塞，抗利尿ホルモン（ADH）分泌能などの評価に有用である（表16-5）。

表16-5　尿量の異常

	尿　　量	原　因　疾　患
多　　尿	3,000 mL/日以上	尿崩症，糖尿病など
乏　　尿	400〜500 mL/日以下	腎不全，脱水など
無　　尿	50〜100 mL/日以下	重症の腎炎，ショックなど
尿　　閉	なし	尿路の通過障害による排尿障害

6.2　尿pH

　尿pHの検査は，体内の酸-塩基平衡状態を知るのに役立つ。アシドーシス，脱水，飢餓では酸性になり，アルカローシス，尿路感染症ではアルカリ性になる。

6.3　尿たんぱく

　健常者でも運動後やストレスなどで陽性になることがあるが，持続して排泄される場合は腎疾患を疑う。たんぱく尿の多くは，糸球体の障害のため血液中のたんぱくが漏出するもので，血清**アルブミン**が主である。

6.4　尿　　糖

　尿糖が陽性になるのは，高血糖（糖尿病，膵炎，肝疾患，甲状腺機能亢進症など）あるいは腎性糖尿（腎臓での糖の排泄閾値が低い）が考えられる。尿糖検査は，糖尿病のスクリーニングに有用である。

6.5　血　　尿

　血色素尿と，肉眼的および顕微鏡的血尿に分けられる。血色素尿では沈渣に赤血球

を認めず，体内で溶血が起こっていることを示す。血尿は沈渣に赤血球を認め，尿路の炎症や腫瘍，尿路結石などの場合に生じる。

6.6　尿中ウロビリノーゲン

ウロビリノーゲンは，ビリルビンから腸管内細菌の作用によって生成される（図16－1, p.210）。尿中ウロビリノーゲンは，肝障害，溶血など，血中ビリルビンの産生亢進によって増加する。一方，**総胆管閉塞**あるいは肝細胞性黄疸の極期で，ビリルビンが腸管に出ない場合には，減少ないし消失する。

6.7　尿　沈　渣

尿を遠心分離して得られる沈殿成分を顕微鏡で観察するもので，血液細胞，上皮細胞，腫瘍細胞，細菌，尿から析出する各種結晶が含まれる。**腎・尿路系疾患の種別とその程度を知るうえで重要である。**

7. 便　検　査

7.1　色　　調

正常便の黄褐色に対し，閉塞性黄疸ではビリルビンの腸内排出障害による白色調，大腸より下部の消化管出血では鮮紅色ないし血液の付着，小腸より上部の消化管出血では**黒色便**や**タール便**，炎症性腸疾患では**粘血便**がみられる。

7.2　便　潜　血

便に混じった血液ヘモグロビンを特異的な抗体で検出するもので，消化管出血，特に大腸など下部消化管からの出血の検査に有用である。**大腸癌の早期発見のためのスクリーニング検査**として用いられている。

7.3　寄生虫検査

寄生虫症が疑われる場合，便中の虫卵や虫体を調べる。

8. その他の検査

8.1　病原微生物検査

喀痰や膿などをスライドグラスに塗抹し染色する。グラム染色は最も基本となる染色法で，染色性と形態に応じて，グラム陽性球菌，グラム陽性桿菌，グラム陰性球菌，グラム陰性桿菌に分類される。

8.2　脳脊髄液，腹水・胸水などの穿刺液

外観，たんぱく量，細胞数などを検査する。脳脊髄液は中枢神経系疾患の診断に有用である。

食塩含有量の多い食品

食品名	食塩相当量 （g/100 g）	常用量	
		目安量	食塩相当量(g)
うめ，梅干し，塩漬	18.2	1個 10 g	1.8
うすくちしょうゆ	16.0	大さじ1 18 g	2.9
こいくちしょうゆ	14.5	大さじ1 18 g	2.6
ザーサイ，漬物	13.7	20 g	2.7
米みそ，淡色辛みそ	12.4	みそ汁1杯 12 g	1.5
ウスターソース	8.5	大さじ1 16 g	1.4
こんぶ，つくだ煮	7.4	5 g	0.4
和風ドレッシングタイプ調味料	7.4	大さじ1 14 g	1.0
うに，練りうに	7.1	大さじ1 15 g	1.1
いか，塩辛	6.9	20 g	1.4
即席中華めん，油揚げ味付け	6.4	100 g	6.4
中華スタイル即席カップめん，油揚げ	6.3	80 g	5.0
うるめいわし，丸干し	5.8	2尾 40 g	2.3
きゅうり，ぬかみそ漬	5.3	3切れ 20 g	1.1
だいこん，福神漬	5.1	15 g	0.8
すじこ	4.8	30 g	1.4
たらこ，生	4.6	25 g	1.2
しらす干し，微乾燥品	4.2	30 g	1.3
だいこん，たくあん漬，塩押しだいこん漬	3.3	3切れ 20 g	0.7
ケチャップ	3.1	大さじ1 18 g	0.6
めざし，生	2.8	2尾 15 g	0.4
プロセスチーズ	2.8	1枚 20 g	0.6
蒸しかまぼこ	2.5	2枚 20 g	0.5
ハム，ロース	2.3	1枚 15 g	0.4
イクラ	2.3	20 g	0.5
はくさい，漬物，塩漬	2.1	40 g	0.8
コーンフレーク	2.1	40 g	0.8
焼き竹輪	2.1	1/2本 45 g	0.9
ベーコン	2.0	1枚 15 g	0.3
らっきょう，甘酢漬	1.9	20 g	0.4
さつま揚げ	1.9	1枚 65 g	1.2
ウインナー	1.9	3本 45 g	0.9
クラッカー，ソーダクラッカー	1.9	25 g	0.5
マヨネーズ，全卵型	1.9	大さじ1 14 g	0.3
しろさけ，塩ざけ，生	1.8	1切れ 80 g	1.4
塩さば	1.8	1切れ 80 g	1.4
まあじ，開き干し，生	1.7	1尾 80 g	1.4
ずわいがに，水煮缶詰	1.7	小1缶 80 g	1.4
米菓，あられ	1.7	20 g	0.3
はんぺん	1.5	1/2枚 50 g	0.8
ミートソース	1.5	1缶 150 g	2.3
うなぎ，かば焼き	1.3	1人前 80 g	1.0
食パン	1.2	7枚切1枚 60 g	0.7
ポテトチップス	1.0	25 g	0.3

出典）『日本食品標準成分表2020年版（八訂）』より算出

コレステロール含有量の多い食品

食 品 名	コレステロール (mg/100 g)	常 用 量 目 安 量	常 用 量 コレステロール(mg)
鶏卵，卵黄，生	1,200	1個 16.5 g	198
いか，するめ	980	15 g	147
あんこう，きも，生	560	30 g	168
すじこ	510	30 g	153
イクラ	480	20 g	96
うずら卵，全卵，生	470	1個 10 g	47
鶏卵，全卵，生	370	1個 50 g	185
しらす干し，半乾燥品	390	30 g	117
にわとり，肝臓，生	370	30 g	111
かずのこ，生	370	20 g	74
まだら，しらこ	360	30 g	108
するめいか，焼き	350	1/4 杯 55 g	193
たらこ，生	350	25 g	88
からふとししゃも，生干し，生	290	2尾 45 g	131
うに，生うに	290	30 g	87
いか，くん製	280	30 g	84
するめいか，生	250	1/4 杯 55 g	138
ぶた，肝臓，生	250	30 g	75
しらす干し，微乾燥品	250	30 g	75
うし，肝臓，生	240	30 g	72
ほたるいか，生	240	5尾 30 g	72
うなぎ，かば焼き	230	1人前 80 g	184
身欠きにしん	230	2/3 枚 60 g	138
ししゃも，生干し，生	230	2尾 40 g	90
シュークリーム	200	1個 40 g	80
くるまえび，養殖，生	170	2尾 40 g	68
カステラ	160	1切れ 40 g	64
ババロア	150	80 g	120
まだこ，生	150	1/2 本 40 g	60
子持ちがれい，生	120	80 g	96

出典）『日本食品標準成分表 2020 年版（八訂）』より算出

食品中の飽和脂肪酸，不飽和脂肪酸含有量

（可食部 100 g 当たり）

食 品 名		脂 肪 酸		
		飽和（g）	不 飽 和	
			一価（g）	多価（g）
豆 類	木綿豆腐	0.79	0.92	2.60
	油揚げ	3.89	12.44	13.56
	糸引き納豆	1.45	2.21	5.65
種実類	アーモンド，フライ，味付け	4.34	34.80	11.72
	ぎんなん，生	0.16	0.48	0.60
	くるみ，いり	6.87	10.26	50.28
	ごま，いり	7.58	19.12	22.64
	らっかせい，いり	9.00	24.54	14.83
魚介類	まあじ，生	1.10	1.05	1.22
	まいわし，生	2.55	1.86	2.53
	しらす干し，微乾燥品	0.34	0.14	0.60
	うなぎ，かば焼	5.32	9.85	3.39
	かつお，秋獲り，生	1.50	1.33	1.84
	イクラ	2.42	3.82	4.97
	まさば，生	4.57	5.03	2.66
	さんま，生	4.84	10.58	6.35
	たらこ，生	0.71	0.81	1.28
	ぶり，生	4.42	4.35	3.72
	くろまぐろ，赤身，生	0.25	0.29	0.19
	くろまぐろ，脂身，生	5.91	10.20	6.41
	まぐろ，缶詰，油漬，フレーク，ライト	3.37	4.86	12.16
肉 類	うし，和牛肉，かたロース，脂身つき	12.19	20.16	1.06
	うし，和牛肉，ヒレ	5.79	6.90	0.49
	うし，肝臓，生	0.93	0.48	0.64
	ぶた，大型種肉，かたロース，脂身つき	7.26	8.17	2.10
	ぶた，大型種肉，ヒレ	1.29	1.38	0.45
	ハム，ロース	5.35	5.94	1.61
	ベーコン	14.81	18.00	3.57
	にわとり，若鶏肉，もも，皮つき	4.37	6.71	1.85
	にわとり，若鶏肉，もも，皮なし	1.38	2.06	0.71
卵 類	うずら卵，全卵，生	3.87	4.73	1.61
	鶏卵，全卵，生	3.12	4.32	1.43
	鶏卵，卵黄，生	9.39	13.00	4.54
乳 類	普通牛乳	2.33	0.87	0.12
	加工乳，低脂肪	0.67	0.23	0.03
	プロセスチーズ	16.00	6.83	0.56
油脂類	オリーブ油	13.29	74.04	7.24
	ごま油	15.04	37.59	41.19
	サフラワー油（べにばな油）	7.36	73.24	13.62
	大豆油	14.87	22.12	55.78
	調合油	10.97	41.10	40.94
	なたね油	7.06	60.09	26.10
	ラード（豚脂）	39.29	43.56	9.81
	有塩バター	50.45	17.97	2.14
	マーガリン（家庭用）	23.04	39.32	12.98
調味料	マヨネーズ，全卵型	6.07	39.82	23.51
	米みそ，淡色辛みそ	0.97	1.11	3.61

出典）『日本食品標準成分表 2020 年版（八訂）』

| 血液生化学検査 ||
項　　目	基　準　範　囲
赤血球（RBC）	男 410 万〜530 万/μL　女 380 万〜480 万/μL
ヘモグロビン（Hb）	男 13.5〜17.6 g/dL　女 11.3〜15.2 g/dL
ヘマトクリット（Ht）	男 36〜48%　女 34〜43%
平均赤血球容積（MCV）	83〜93 fL
平均赤血球血色素量（MCH）	27〜32 pg
平均赤血球血色素濃度（MCHC）	32〜36%
白血球（WBC）	男 3,900〜9,800/μL　女 3,500〜9,100/μL
血小板（PLT）	男 13.1 万〜36.2 万/μL 女 13.0 万〜36.9 万/μL
赤血球沈降速度（赤沈，血沈）	男 2〜10 mm/時　女 3〜15 mm/時
血清総たんぱく質（TP）	6.7〜8.3 g/dL
血清アルブミン（ALB）	3.8〜5.3 g/dL
A/G 比	1.3〜2.0
血糖（BS）	空腹時 60〜100 mg/dL
75 g 糖負荷試験（75 g OGTT）	2 時間値 ＜140 mg/dL
ヘモグロビン A1c（HbA1c）	4.3〜5.8%（JDS 値）4.6〜6.2 %（NGSP 値）
インスリン（IRI）	空腹時 ＜10 μU/mL
C-ペプチド（CPR）	空腹時 1.0〜3.5 μg/dL
総コレステロール（T-Ch）	130〜220 mg/dL
トリグリセリド（TG）	30〜150 mg/dL
HDL コレステロール（HDL-Ch）	男 37〜67 mg/dL　女 40〜71 mg/dL
LDL コレステロール（LDL-Ch）	55〜130 mg/dL
AST（GOT）	7〜38 IU/L
ALT（GPT）	4〜44 IU/L
LDH	106〜220 IU/L
総ビリルビン（T-Bil）	0.2±1.0 mg/dL
ALP	106〜345 U/L
LAP	30〜70 U/L
γ-GTP	男 9〜40 U/L　女 9〜35 U/L
ChE	108〜424 U/L
Amy	48〜168 Somogyi 単位
リパーゼ	7〜120 U/L
血中尿素窒素（BUN）	8〜20 mg/dL
血清クレアチニン（Cre）	男 0.8〜1.2 mg/dL　女 0.6〜0.9 mg/dL
尿酸（UA）	男 4.0〜7.0 mg/dL　女 3.0〜5.5 mg/dL
クレアチニンクリアランス（Ccr）	70〜130 ml/分
Na	139〜146 mEq/L
K	3.7〜4.8 mEq/L
Cl	101〜109 mEq/L
Ca	8.5〜10.2 mg/dL
P	2.5〜4.5 mg/dL
Mg	1.33〜1.98 mEq/L
Fe	男 60〜200 μg/dL　女 50〜160 μg/dL
総鉄結合能（TIBC）	男 250〜380 μg/dL　女 250〜450 μg/dL
不飽和鉄結合能（UIBC）	男 170〜250 μg/dL　女 180〜270 μg/dL
トランスフェリン（Tf）	190〜320 mg/dL
フェリチン	男 15〜160 ng/dL　女 10〜60 ng/dL
Cu	男 70〜130 μg/dL　女 80〜150 μg/dL
Zn	66〜118 μg/dL
尿検査	
尿量：600〜1,600 mL/日（成人）　尿 pH：4.5〜7.5，尿比重：1.006〜1.030	
尿たんぱく：(−)〜(±) 尿糖：(−) 潜血：(−) ケトン体：(−) ビリルビン：(−) ウロビリノーゲン：0.5〜2.0 mg/dL	

出典）金井泉原著，金井正光編著：『臨床検査法提要　改訂第 31 版』，金原出版（1998）

参 考 文 献

医療情報科学研究所(編)：『病気が見える vol. 2，循環器 第 4 版』，メディックメディ
　ア，2017

竹中　優：人体の構造と機能および疾病の成り立ち．疾病の成因・病態・診断・治療
　(藤岡由夫)，『循環器疾患の成因・病態・診断・治療の概要』，p. 142-153，医歯薬出
　版，2007

日本糖尿病学会編：『糖尿病診療ガイドライン 2019』，南江堂，2019

日本糖尿病学会編：『糖尿病治療ガイド 2022−2023』，文光堂，2022

日本肥満学会編：『肥満症診療ガイドライン 2022』，ライフサイエンス出版，2022

日本動脈硬化学会(編)：『動脈硬化性疾患予防ガイドライン 2022 年版』，日本動脈硬
　化学会，2022

厚生労働省：『「日本人の食事摂取基準」策定検討会報告書』，2019

日本高血圧学会高血圧治療ガイドライン作成委員会(編)：『高血圧治療ガイドライン
　2019』，日本高血圧学会，2019

山元寅男(編著)：『臨床医学入門』，建帛社，2006

柴田茂男，南部征喜(編著)：『臨床栄養学』，建帛社，2008

日本消化器病学会(監)，『消化器病診療』編集委員会(編)：『消化器病診療　良きイン
　フォームド・コンセントに向けて』，医学書院，2004

矢崎義雄(総編)：『内科学 第 11 版』，朝倉書店，2017

福井次矢，黒川清(監訳)：『ハリソン内科学』，メディカルサイエンスインターナショ
　ナル，2003

小俣政男，千葉　勉(監)：『専門医のための消化器病学 第 2 版』，医学書院，2013

下瀬川　徹(編)：『膵疾患へのアプローチ』，中外医学社，2008

菱田　明，槇野博史(編)：『標準腎臓病学』，医学書院，2007

日本腎臓学会編：『CKD 診療ガイド 2012』，東京医学社，2012

日本腎臓学会編：『慢性腎臓病に対する食事療法基準 2014 年版』，東京医学社，2014

菱田　明(編)：『体液・電解質異常の臨床』，永井書店，1997

木村　弘，吉川雅則：慢性閉塞性肺疾患（COPD）：診断と治療の進歩．病因と病態．
　栄養障害とその対策．日本内科学会雑誌，97 巻（6 号），2008

桑原一郎(編著)：『COPD ハンドブック』，中外医学社，2008

青島正大：『呼吸器診療 step up マニュアル』，羊土社，2007

日本病態栄養学会(編)：『病態栄養専門師のための病態栄養ガイドブック』，メディカ
　ルレビュー社，2008

National Institute of Health National Heart, Lung, and Blood Institute : Global
　Initiative for Chronic Obstructive Lung Disease, Global strategy for the diagno-

sis, management, and prevention of chronic obstructive pulmonary disease NHLBI/WHO workshop report, excusive summary, 2006

日本呼吸器学会肺生理専門委員会(編)：『呼吸機能検査ガイドライン』，日本呼吸器学会，2004

日本呼吸器学会(編)：『COPD (慢性閉塞性肺疾患) 診断と治療のためのガイドライン第6版』，メディカルビュー社，2022

日本呼吸器学会肺生理専門委員会(編)；『スパイロメトリーハンドブック』メディカルビュー社，2004

伊藤正男，井村裕夫，高久史麿(総編)：『医学大辞典』，医学書院，2003

文部科学省：『日本食品標準成分表 2020 年版 (八訂)』，2020

金井 泉(原著)，金井正光(編著)：『臨床検査法提要 改訂 31 版』，金原出版，1998

後藤 稠(編集代表)：『最新医学大辞典』，医歯薬出版，1997

佐藤達夫，苫米地孝之助ほか：『解剖生理学』，医歯薬出版，2000

高久史麿，尾形悦郎，黒川 清ほか(監)：『新臨床内科学 第8版』，医学書院，2002

高橋 徹：『専門基礎講座 病理学』，金原出版，2006

中村丁次(編著)：『栄養食事療法必携』，医歯薬出版，1999

南江堂(編)：『内科』：Vol. 85, No. 6，南江堂，2000

日本アレルギー学会：第 34 回日本アレルギー学会専門医教育セミナー，2008

日本アレルギー学会 喘息ガイドライン専門部会：『喘息予防・管理ガイドライン 2018』，協和企画，2018

野々垣常正，瀬木和子：『病理学—疾病の成り立ち』，東京教学社，2003

向山徳子，西間三馨(監)：『食物アレルギー診療ガイドライン』，協和企画，2005

渡辺明治，福井富穂(編)：『今日の病態栄養療法 改訂第2版』，南江堂，2008

『日本人の新身体計測基準値 JARD 2001』栄養評価と治療，第 19 巻(増刊)，メディカルレビュー社，2002

竹内 優(編)：『疾病の成因・病態・診断・治療』，医歯薬出版，2008

井上義文，岩佐正人(監訳)：『Total Nutritional Therapy 第2版プログラムマニュアル』，Abbott Laboratories，2008

日本静脈経腸栄養学会(監)：『成人及び小児患者に対する静脈経腸栄養の施行に関するガイドライン』，大塚製薬，2002

大地陸男：『生理学テキスト』，文光堂，2007

奈良信雄：『臨床検査値の読み方考え方 Case Study』，医歯薬出版，2004

索 引

〔編著者〕　　　　　　　　　　　　　　　　　　　　　　　（執筆分担）

| 田中　明
たなか　あきら | 女子栄養大学名誉教授　医学博士 | 第1章，第9章，第11章 |
| 加藤　昌彦
かとう　まさひこ | 椙山女学園大学生活科学部教授　医学博士 | 第3章，第13章，第14章 |

〔著　者〕（50音順）

朝倉　徹 あさくら　とおる	仙台南病院院長　医学博士	第4章，第15章
熊谷　裕通 くまがい　ひろみち	静岡県立大学食品栄養科学部元教授　医学博士	第5章
佐藤　容子 さとう　ようこ	関東学院大学栄養学部教授　医学博士	第12章，第16章
藤岡　由夫 ふじおか　よしお	神戸学院大学栄養学部教授　医学博士	第2章，第6章
矢後　文子 やご　あやこ	大妻女子大学短期大学部名誉教授　博士(医学)	第7章，第8章，第10章

Nブックス

新版 臨床栄養学〔第5版〕

2002年(平成14年)10月1日	初版発行～第7刷
2009年(平成21年)3月25日	新版発行～第4刷
2013年(平成25年)1月15日	新版第2版発行～第3刷
2016年(平成28年)2月1日	新版第3版発行～第2刷
2018年(平成30年)1月25日	新版第4版発行～第5刷
2023年(令和5年)7月10日	新版第5版発行

編　著　者　　　田　中　　　明
　　　　　　　　加　藤　昌　彦

発　行　者　　　筑　紫　和　男

発　行　所　　株式会社　建　帛　社
　　　　　　　　　　KENPAKUSHA

112-0011　東京都文京区千石4丁目2番15号
　　　　　TEL　(03)3944-2611
　　　　　FAX　(03)3946-4377
　　　　　https://www.kenpakusha.co.jp/

ISBN 978-4-7679-0745-1　C3047　　　　あづま堂印刷／常川製本
©田中・加藤ほか，2009, 2023.　　　　　Printed in Japan.
（定価はカバーに表示してあります）